本草纲目

对症养生全书

主编 ■ 谭兴贵 吴剑坤

U0344640

江苏凤凰科学技术出版社
·南京·

既然是制作养生药膳，那么自然是以药材为主。这里，我们选取了一些最常见的药材，将其属性和功效一一罗列出来，学习这些知识对于制作药膳的实践活动有着积极的指导意义。

人 参	西洋参	党 参
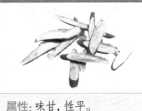	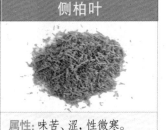	
属性: 味甘、微苦，性微温。	**属性:** 味甘、微苦，性凉。	**属性:** 味甘，性平。
功效: 大补元气、固脾生津、安神。可治劳伤虚损、食少、大便滑泻、虚咳喘息、尿频等症状，还可治妇女崩漏、小儿惊风、久虚不复等病症。	**功效:** 具有益肺阴、清虚火、生津止渴的功效。可治肺虚久嗽、失血过多、咽干口渴、虚热烦倦、大便干结等病症。	**功效:** 具有补中益气、健脾益肺的功效，可治疗气血不足、脾肺虚弱、劳倦乏力、气短心悸、食少便稀、血虚萎黄、便血、崩漏等病症。

白 芍	甘 草	侧柏叶
属性: 味苦、酸、甘，性微寒。	**属性:** 味甘，性平。	**属性:** 味苦、涩，性微寒。
功效: 具有养血柔肝、缓中止痛、敛阴收汗等功效。可治胸腹胁肋疼痛、泻痢腹痛、自汗盗汗、阴虚发热、月经不畅、崩漏、带下等症状。	**功效:** 能和中缓急、润肺解毒。炙用，可治脾胃虚弱、劳倦发热、心悸惊痫；生用，可治咽喉肿痛、消化性溃疡、解药毒及食物中毒。	**功效:** 凉血止血、生发乌发是侧柏叶的主要功效。它常常用来治疗吐血、咳血、便血、崩漏下血、血热脱发、须发早白等病症。

当 归	山药（山药）	白 术
	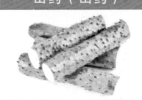	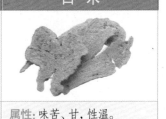
属性: 味甘、辛，性温。	**属性:** 性平，味甘，无毒。	**属性:** 味苦、甘，性温。
功效: 可补血活血、润肠通便。用于血虚萎黄、晕眩心悸、月经不畅、经闭痛经、虚寒腹痛、肠燥便秘、跌打损伤等。	**功效:** 山药具有补脾养胃、生津益肺、补肾涩精等功效。用于脾虚食少、久泻不止、肺虚喘咳、肾虚遗精、带下、尿频、虚热口渴等症状。	**功效:** 有补脾益胃、燥湿、和中之功。可治脾胃气弱、倦怠少气、虚胀腹泻、水肿、黄疸、小便不利、自汗、胎气不安等症状。

冬虫夏草	杜 仲	巴戟天
	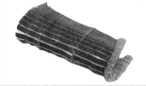	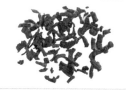
属性：味甘，性平。	属性：味甘，微辛，性温。	属性：味辛、甘，性温。
功效：有补虚损、益精气、止咳化痰之功。可治痰饮喘嗽、咳血、自汗盗汗、阳痿遗精、腰膝酸痛、病后久虚不复。	功效：有补肝肾、强筋骨、安胎之功。可治腰脊酸疼、足膝萎弱、小便余沥、阴下湿痒、胎漏欲堕、胎动不安、高血压等。	功效：具有补肾阳、壮筋骨、祛风湿的功效。可以治疗阳痿、小腹冷痛、小便不禁、子宫虚冷、风寒湿痹、腰膝酸痛等症状。

补骨脂	海 马	肉苁蓉
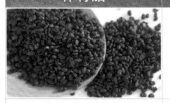	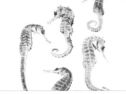	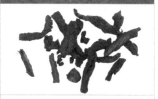
属性：味苦、辛，性温。	属性：味甘，性温。	属性：味甘、咸，性温。
功效：主要具有补肾助阳的功效。可治肾虚冷泻、遗尿、滑精、尿频、阳痿、腰膝冷痛、虚寒喘嗽等症状。外用可治白癜风。	功效：具有补肾壮阳、散节消肿的功效。可治阳痿、遗尿、虚喘、难产、症积、疔疮肿毒等症状。是男性不可多得的滋补药剂。	功效：具有补肾、益精、润燥、滑肠等功效。可治男子阳痿、女子不孕、带下、血崩、腰膝冷痛、血枯便秘等病症。是男性和女性滋补的佳品。

韭菜子	阿 胶	熟地黄
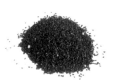	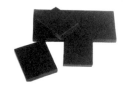	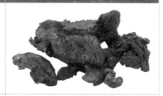
属性：味辛、甘，性温。	属性：味甘，性平。	属性：味甘，微温。
功效：具有补肝肾，暖腰膝，助阳固精的功效。多用于阳痿、遗精、遗尿、尿频、腰膝酸软冷痛、白带过多等病症。	功效：主要具有滋阴补血、安胎养气的功效。可以治疗血虚，虚劳咳嗽，吐血，衄血、便血，妇女月经不调，崩中，胎漏等女性疾病。	功效：有滋阴补血的功效。可以治疗阴虚血少、腰膝萎弱、失眠、骨蒸、遗精、崩漏、月经不畅、口渴、耳聋等症状，是男女性的滋补佳品。

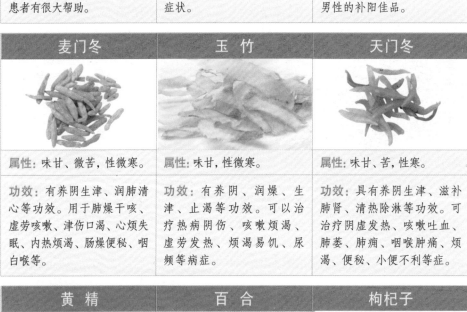

桑 葚	女贞子	菟丝子
属性:味甘、酸,性寒。	属性:味苦、甘,性凉。	属性:味甘,性温。
功效:具有补血滋阴、生津润燥等功效。可治疗肝肾阴亏、口渴、便秘、目暗、耳鸣、失眠、关节不利等病症。对风湿患者有很大帮助。	功效:具有补肝肾、强腰膝、明目乌发等功效。可治阴虚内热、头晕、眼花、耳鸣、腰膝酸软、须发早白等症状。	功效:有补肝肾、益精髓、明目等功效。可治腰膝酸痛、遗精、消渴、尿有余沥、目暗等症状,它是中年男性的补阳佳品。

麦门冬	玉竹	天门冬
属性:味甘、微苦,性微寒。	属性:味甘,性微寒。	属性:味甘、苦,性寒。
功效:有养阴生津、润肺清心等功效。用于肺燥干咳、虚劳咳嗽、津伤口渴、心烦失眠、内热烦渴、肠燥便秘、咽白喉等。	功效:有养阴、润燥、生津、止渴等功效。可以治疗热病阴伤、咳嗽烦渴、虚劳发热、烦渴易饥、尿频等病症。	功效:具有养阴生津、滋补肺肾、清热除淋等功效。可治疗阴虚发热、咳嗽吐血、肺萎、肺痈、咽喉肿痛、烦渴、便秘、小便不利等症。

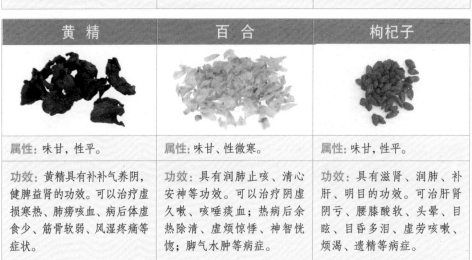

黄 精	百 合	枸杞子
属性:味甘,性平。	属性:味甘,性微寒。	属性:味甘,性平。
功效:黄精具有补补气养阴,健脾益肾的功效。可以治疗虚损寒热、肺痨咳血、病后体虚食少、筋骨软弱、风湿疼痛等症状。	功效:具有润肺止咳、清心安神等功效。可以治疗阴虚久嗽、咳唾痰血;热病后余热除清、虚烦惊悸、神智恍惚、脚气水肿等病症。	功效:具有滋肾、润肺、补肝、明目的功效。可治肝肾阴亏、腰膝酸软、头晕、目眩、目昏多泪、虚劳咳嗽、烦渴、遗精等病症。

菊 花	知 母	天花粉
属性：味甘、苦，性微寒。	属性：味苦、甘，性寒。	属性：味甘、苦，性微寒。
功效：菊花具有疏风、清热、消渴明目、解毒等功效。可治头痛、晕眩、目赤、心胸烦热、疔疮、肿毒等病症。	功效：有滋阴降火、润燥滑肠等功效。用于温热病、高热烦燥、口渴、脉象沉等肺胃实热之症及肺热喘咳、痰黄而稠。	功效：具有生津、止渴、降火、润燥、排脓、消肿的功效。可治热病口渴、烦渴、黄疸、肺燥咳血、痈肿、痔漏等症状。

金银花	土茯苓	牡丹皮
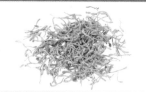		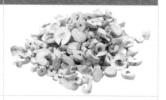
属性：味甘，性寒。	属性：味甘、淡，性平。	属性：味苦、辛，性微寒。
功效：具有清热、解毒功效。可治温病发热、热毒血痢、痈疡、肿毒、风热感冒、痔漏等病症。它是炎热夏日提神消暑的良饮。	功效：具有除湿解毒、通利关节的功效。主要用于湿热淋浊、带下、痈肿、疥癣、梅毒及汞中毒所导致的肢体痉挛、筋骨疼痛。	功效：牡丹皮具有清热、凉血、活血、消淤的功效。主要治疗夜热早凉、发斑、惊痫、叶血、便血、骨蒸劳热、经闭、痈疡、跌扑损伤等病症。

地骨皮	鱼腥草	山茱萸
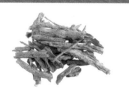	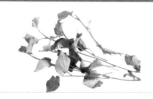	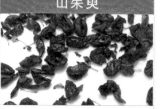
属性：味甘，性寒。	属性：味辛，性微寒。	属性：味酸、涩，微温。
功效：有清热、凉血之功。常用于肺热咳嗽、气喘，或痰中夹血等症。能清肺热，肺热除则肺气、喘咳等症状自可减除，常与桑白皮等同用。	功效：主要功效是清热解毒、消痈排脓、利尿通淋。常用于治疗痰热咳嗽、痰热咳喘、热痢、热淋、痈肿疮毒等病症。	功效：有补肝肾、涩精气、固虚脱等疗效。可治腰膝酸痛、晕眩耳鸣、阳痿遗精、尿频、虚汗不止，以及女性月经过多、老人尿频等。

桑螵蛸	海螵蛸	莲子
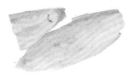	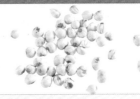	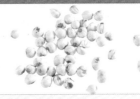
属性：味咸、甘，性平。	属性：味咸、涩，微温。	属性：甘涩，性平。
功效：具有补肾、固精的功效。能够治疗遗精、白浊、尿频、遗尿、赤白带下、阳痿、滑精等病症。它是女性、男性都适合的调理补品。	功效：具有涩精、制酸、止血、敛疮等功效。可治胃溃疡、吐血、呕血、便血、崩漏带下、血枯经闭、腹痛、体虚泻痢、阴蚀烂疮等症状。	功效：具有养心、益肾、补脾、涩精的功效。多治夜寐多梦、遗精、久痢、虚泻、妇人崩漏带下。莲子还能止呕、开胃，常食可使人心生欢喜。

淡豆豉	桑叶	生姜
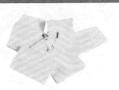	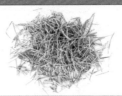	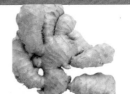
属性：味苦、辛，性凉。	属性：味苦、甘，性寒。	属性：味辛，性温。
功效：具有除烦、宣郁、解表等功效。适宜风寒感冒、怕冷发热、寒热头痛、腹痛吐泻之人食用；还适宜胸膈满闷、心中烦躁者食用。	功效：具有祛风清热、平肝明目等功效。用于外感风热、头痛、咳嗽等症状。对以上症状等患者，常与菊花、金银花、薄荷、桔梗等配合应用。	功效：具有散寒、止呕、开痰的功效。可以治疗感冒风寒、呕吐、痰饮、喘咳、胀满、腹泻；可解半夏、天南星及鱼蟹、鸟兽肉之毒。

葛根	麻黄	白芷
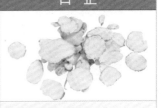	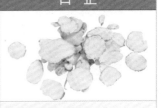	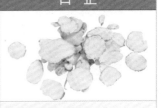
属性：味甘、辛，性平。	属性：味苦、辛，性温。	属性：味辛，性温。
功效：具有升阳解肌、透疹止泻、除烦止渴等功效。多用于治疗伤寒、温热头痛肢麻、烦热消渴、腹泻、痢疾、高血压、心绞痛、耳聋等症状。	功效：具有发汗、平喘、利水的功效。可治伤寒表实、发热恶寒无汗、头痛鼻塞、骨节疼痛、咳嗽气喘、水肿、小便不利等病症。	功效：具有散风、通窍、止痛、燥湿止带、消肿排脓等功效。且有止痛、通鼻窍等作用，主治风寒兼有头痛、鼻塞的病症。

防 风	羌 活	辛 夷
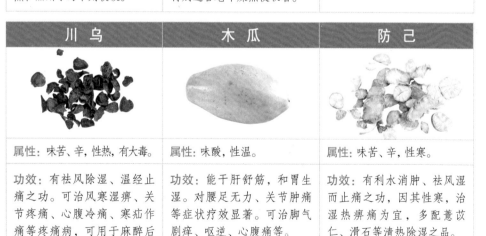		
属性：味辛、甘，性微温。	属性：味辛、苦，性温。	属性：味辛，性温。
功效：具有祛风、除湿、止痉痛的功效。可以治疗外感风寒、头痛、目眩、项强、风寒湿痹、骨节酸痛、四肢挛急、破伤风等病症。	功效：具有散寒、祛风、除湿、止痛等功效。可以治疗感冒风寒、头痛无汗、风寒湿痹、骨节酸疼、痈疽疮毒。外用治白癜风、斑秃等病症。	功效：具有祛风、通窍等功效。可以治疗头痛、明目、鼻塞不通、牙痛。中医临床上多用于治疗鼻多涕浊、不闻香臭的鼻渊症。

大 黄	郁李仁	独 活
属性：味苦，性寒。	属性：味苦、辛、甘，性平。	属性：味苦、辛，性微温。
功效：能泻热通肠、凉血解毒、祛淤通经。可治热毒、口舌生疮、牙龈肿痛等症。大黄生用于泻下，药力猛，不宜久煎；熟用于泻下则较缓。	功效：有润燥滑肠、下气、利水之功效。多用于津枯肠燥、食积气滞、腹胀便秘、水肿、脚气、小便不利等症状。特别适合老年燥热便秘者。	功效：有祛风除湿、通痹止痛之功。可治风寒湿痹、腰膝疼痛、少阳伏风头痛者，以及风湿、风寒头痛患者等。

川 乌	木 瓜	防 己
属性：味苦、辛，性热，有大毒。	属性：味酸，性温。	属性：味苦、辛，性寒。
功效：有祛风除湿、温经止痛之功。可治风寒湿痹、关节疼痛、心腹冷痛、寒疝作痛等疼痛病，可用于麻醉后的止痛药。	功效：能干肝舒筋，和胃生湿。对腰足无力、关节肿痛等症状疗效显著。可治脚气剧痒、呕逆、心腹痛等。	功效：有利水消肿、祛风湿而止痛之功，因其性寒，治湿热痹痛为宜，多配薏苡仁、滑石等清热除湿之品。

藿香	佩兰	白豆蔻
属性：味辛，性微温。	属性：味辛，性平。	属性：味辛，性温。
功效：有通气、和中、辟秽、祛湿等功效。多用于治疗感冒暑湿、寒热、头痛、呕吐腹泻、疟疾、痢疾、口臭、食欲不振等病症。	功效：具有降暑、辟秽、化湿、调经等功效。多用于治疗暑湿、寒热头痛、湿邪内蕴、脘痞不饥、口干苔腻、月经不畅等疾病。	功效：具有行气、暖胃、消食、宽中的功效。可治气滞、食滞、胸闷、腹胀、酒精中毒、吐逆、反胃、疟疾等病状。

苍术	厚朴	砂仁
属性：味苦、辛，性温。	属性：味苦、辛，性温。	属性：味辛，性温。
功效：具有燥胃健脾、祛风除湿、健胃、利尿、发汗、镇静、降血糖和强壮的作用。适于消化不良、胃脘满闷、食欲不振、患有夜盲症等。	功效：具有温中、下气、燥湿、消痰等功效。多用于治疗胸腹胀痛、反胃、呕吐、宿食不消、痰饮喘咳、寒湿泻痢等病症。	功效：温暖脾肾、下气止痛、宽胸脯、疏气滞、化宿食、除呕逆，主要用于治疗腹痛痞胀、呕吐、寒泻冷痢、妊娠胎动等症状。

草果	草豆蔻	薏苡仁
属性：味辛，性温。	属性：味辛，性温。	属性：味甘、淡，性凉。
功效：有燥湿除寒、消食化积等功效，可治疟疾、脘腹冷痛、反胃、呕吐、泻痢等。配砂仁，有化湿浊、温脾阳、和胃气的功效。	功效：有温中、祛寒、行气、燥湿之效。多用于治疗心腹冷痛、食滞反胃、寒湿吐泻、痰饮积聚等症状。阴虚血少、津液不足、无寒湿者忌服。	功效：有健脾、补肺、清热、利湿的功效。多用于治疗腹泻、湿痹、筋脉痉挛、屈伸不利、水肿、脚气、肺痈、肠痈、白带等症状。

茯苓	泽泻	玉米须
		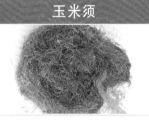
属性：味甘、淡，性平。	属性：味甘，性寒。	属性：味甘，性平。
功效：有渗湿利水、益脾和胃、宁心安神等功效。多用于治疗小便不利、水肿胀满、痰饮咳逆、腹泻、遗精、淋浊、惊悸、健忘等症状。	功效：有利水渗湿、泻热等功效。可治小便不利、水肿胀满、呕吐、泻痢、脚气、淋病、尿血等。对水湿偏热者尤为适宜。	功效：有利水消肿、退黄利尿、降压、利胆、止血、降糖等功效。用于水肿、高血压、慢性胆囊炎及糖尿病患者的辅助治疗。

车前子	通草	瞿麦
属性：味甘，性寒。	属性：味甘、淡，性凉。	属性：味苦，性寒。
功效：具有利水、清热、化痰之效。可治小便不通、淋浊、带下、尿血、暑湿泻痢、咳嗽多痰、湿痹等疾病。	功效：有清肺，利尿，下乳等功效。可治小便不利、淋病、水肿，以及产妇乳汁不通、目昏、鼻塞等症状。它是产后妇女的通乳良剂。	功效：有利尿通淋、破血通经之效。多用于治疗热淋、血淋、石淋、小便不通、淋沥涩痛等病症。需要注意的是，孕妇要慎用此药。

石韦	茵陈蒿	金钱草
属性：味苦、甘，性凉。	属性：味苦，性微寒。	属性：味苦、辛，性凉。
功效：有利水通淋、清肺泻热之效。主治淋痛、尿血、尿路结石、肾炎、崩漏、痢疾、肺热咳嗽、慢性气管炎、金疮、痈疽等病症。	功效：具有清热、利胆、抗菌、抗病毒、降脂等功效。主要治疗湿热黄疸、肝炎、小便不利、风痒疥疮等病症。但脾胃虚寒者不可食之过量。	功效：能清热、利尿、镇咳、消肿、解毒。可治黄疸、水肿、膀胱结石、疟疾、肺痈、吐血、淋浊、带下、风湿、小儿疳积、湿疹等。

虎杖(川七)	半枝莲	乌 梅
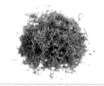	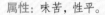	
属性：味苦，性平。	属性：味甘、凉，性凉。	属性：味酸，性温。
功效：能祛风、利湿、破淤、通经。可治风湿筋骨疼痛、湿热黄疸、淋浊带下、妇女经闭、产后恶露不下、痔漏下血、跌打损伤、烫伤等。	功效：清利湿热、解毒、消肿。多用于治疗咽喉肿痛、肝炎、热淋、痈肿，还可治水火烫伤、蛇虫咬伤等突发损伤。	功效：有收敛生津、安蛔驱虫的功效。可治久咳、虚热烦渴、久疟、久泻、痢疾、便血、尿血、血崩、蛔厥腹痛、呕吐、钩虫病、牛皮癣等症。

灯心草	附 子	仙 茅
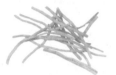	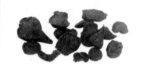	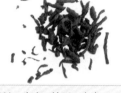
属性：味甘、淡，性寒。	属性：味辛、甘，性热，有毒。	属性：味辛，性温，有毒。
功效：清心降火、利尿通淋。可治淋病、水肿、小便不利、湿热黄疸、心烦不寐、小儿夜啼等病症。	功效：有补火助阳、散寒除湿的功效。可治阴盛格阳、吐利厥逆、心腹冷痛、脾泄冷痢、脚气水肿、风寒湿痹、阳痿、子宫冷阴等病症。	功效：能温肾阳、壮筋骨。可治阳痿精冷、小便失禁、崩漏、心腹冷痛、腰脚冷痹、痈疽、瘰疬、阳虚冷泻等症。

干 姜	肉 桂	玄 参
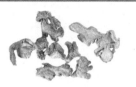	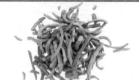	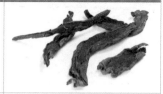
属性：味辛，性热。	属性：味辛、甘，性热。	属性：味甘、苦，性寒。
功效：本品具有温中祛寒、回阳通脉等疗效。可治心腹冷痛、吐泻、肢冷脉微、风寒湿痹、阳虚、吐血、便血等症状。	功效：有补元阳、暖脾胃、除积冷、通血脉的功效。主要用于治疗肢冷脉微、腹痛、腹泻、腰膝冷痛、经闭、阴疽，以及虚阳浮越、上热下寒等。	功效：凉血滋阴、泻火解毒。主要用于治疗热病伤阴、舌绛烦渴、温毒发斑、津伤便秘、骨蒸老嗽、目赤、咽痛、白喉、痈肿疮毒。

丁香	陈皮	青皮
属性：味辛，性温。	属性：味辛、苦，性温。	属性：味苦、辛，性微温。
功效：有温中暖肾、降逆等疗效。可治呃逆、呕吐、反胃、泻痢、心腹冷痛、口臭、疝气、癖疾等疾病。需要注意热病及阴虚内热者忌服。	功效：本品具有理气、调中、燥湿、化痰等功效。多用于治疗胸腹胀满、不思饮食、呕吐哕逆、咳嗽痰多等症状。亦有解鱼、蟹之毒的功效。	功效：有疏肝破气、散结消痰等功效。多用于治疗胸胁胃脘疼痛、疝气、食积、乳肿、乳核、久疟痞块等疾病。可炒来吃，亦可泡水当茶饮。

木香	沉香	香附
属性：味辛、苦，性温。	属性：味辛、苦，性温。	属性：味辛、微苦，性平。
功效：有行气止痛、健脾消食等功效。多用于治疗胸脘胀痛、泻痢后重、食积不消、不思饮食等肠胃疾病。肠胃不适者可遵医嘱，适量服用。	功效：有降气温中、暖肾纳气等功效。可用于治疗气逆喘息、呕吐呃逆、脘腹胀痛、腰膝虚冷、大肠虚秘、小便气淋、男了精冷等病症。	功效：具有行气解郁、调经止痛等功效。多用于治疗肝气郁滞、胸冈胁痛、胃痛、腹痛、月经不畅、乳胀胁痛等症状。

荔枝核	乌药	佛手
属性：味甘、涩，性温。	属性：味辛，性温。	属性：味苦、辛，性温。
功效：有温中、理气、止痛之效。多用来治疗胃脘痛、疝气痛、妇女血气刺痛等疼痛疾病。还可治疗寒疝腹痛、睾丸肿痛。	功效：能顺气、开郁、散寒、止痛、增加肠胃蠕动、加速血液循环等。用以治中风、膀胱厥冷、尿频等。	功效：有疏肝解郁、和气理中、燥湿化痰之效。可治疗胃痛、胁胀、呕吐、呃逆、痰饮、咳端等疾病，并有解酒之功效。

山楂	神曲	莱菔子
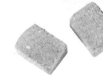		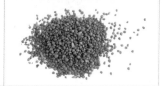
属性：味酸、甘，性微温。	**属性**：味甘、辛，性温。	**属性**：味辛、甘，性平。
功效：有消食积、散淤血、驱绦虫等功效。可以治疗肉积、便秘、经闭、疝气、泻痢、肠风、腰痛、恶露不尽等症状。	**功效**：有健脾和胃、消食和中等功效。可治疗食滞、胸痞腹胀、呕吐泻痢、产后淤血腹痛、感冒头痛、小儿伤饥失饱等症状。	**功效**：主要的功效是消食除胀、降气化痰。临床上常常用于治疗饮食停滞、脘腹胀痛、大便秘结、积滞泻痢、痰壅喘咳等病症。

谷芽	鸡内金	使君子
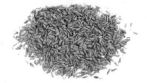	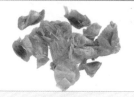	
属性：味甘，性温。	**属性**：味甘，性平。	**属性**：味甘，性温，有毒。
功效：含有淀粉分解酶、蛋白质分解酶等多种元素，能健脾开胃、和中消食。多用来治疗宿食不化、腹泻、不思饮食等脾胃虚弱病症。	**功效**：具有消积滞、健脾胃等症状。常用于治疗食积胀满、呕吐反胃、泻痢、疳积、烦渴、遗尿、尿血、牙疳口疮等疾病。	**功效**：能杀虫、消积、健脾。多用于治疗蛔虫腹痛、小儿疳积、乳食停滞、腹胀、泻痢等病症。适合于小儿因蛔虫而引起的腹绞疼痛等。

槟榔	南瓜子	白茅根
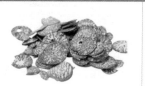		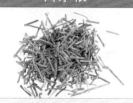
属性：苦辛，性温。	**属性**：味甘，性平。	**属性**：味甘，性寒。
功效：具有杀虫、破积、下气、行水等功效。常用于治疗虫积、食滞、脘腹胀痛、泻痢后重、疟疾、水肿、脚气、痰癖、便结。	**功效**：治绦虫、蛔虫、产后手足水肿、百日咳、痔疮、糖尿病、营养不良。	**功效**：具有凉血、止血、清热、利尿等功效。常用于治疗热病烦渴、吐血、衄血、肺热喘急、淋病、小便不利、水肿、黄疸等疾病。

白芨	三七	槐花
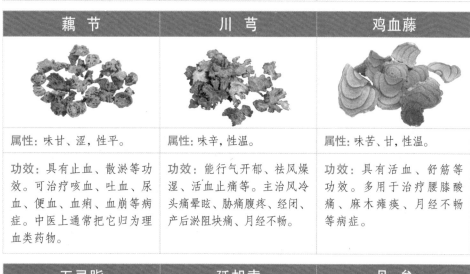		
属性：味苦、甘，性凉。	属性：味甘、微苦，性温。	属性：味苦，性微寒。
功效：有补肺、止血、消肿、生肌、敛疮等功效。主治肺伤咳血、衄血、金疮出血、痈疽肿毒、溃疡疼痛、汤火灼伤、手足皲裂等症状。	功效：具有止血、散淤、消肿等功效。多用于治疗吐血、咳血、衄血、便血、崩漏，以及产后血晕、恶露不下、外伤出血、痈肿疼痛等症状。	功效：凉血止血、清肝泻火。可治痔疮出血、高血压、失音及喉痹。

藕节	川芎	鸡血藤
属性：味甘、涩，性平。	属性：味辛，性温。	属性：味苦、甘，性温。
功效：具有止血、散淤等功效。可治疗咳血、吐血、尿血、便血、血痢、血崩等病症。中医上通常把它归为理血类药物。	功效：能行气开郁、祛风燥湿、活血止痛等。主治风冷头痛晕眩、胁痛腹疼、经闭、产后淤阻块痛、月经不畅。	功效：具有活血、舒筋等功效。多用于治疗腰膝酸痛、麻木瘫痪、月经不畅等病症。

五灵脂	延胡索	丹参
属性：味苦、甘，性温。	属性：味苦、辛，性温。	属性：味苦，性微寒。
功效：本品生用可行血止痛。多用于治疗心腹血气诸痛、妇女经闭、产后淤血作痛；外治蛇、蝎、蜈蚣咬伤，也可治妇女血崩、赤带不绝等。	功效：具有活血、散淤、理气、止痛等功效。常常用于治疗心腹腰膝诸痛、月经不畅、痕症、崩中、产后血晕、恶露不净、跌打损伤等病症。	功效：能活血祛淤、安神宁心、排脓、止痛等。主治心绞痛、月经不畅、血崩带下、淤血腹痛、骨节疼痛、惊悸不眠、恶疮肿毒等症状。

红花	前胡	牛膝

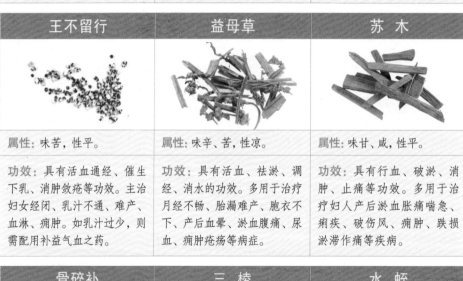

属性：味辛，性温。	属性：味苦，性凉。	属性：味苦、酸，性平。
功效：有活血通经、去淤止痛之效。多用于治疗经闭、难产、死胎、产后恶露不已等女性疾病，还可治疗淤血作痛、痈肿、跌打损伤等症状。	功效：具有宣散风热、下气、消痰等功效。常用于治疗风热头痛、痰热咳喘、呕逆、胸膈满闷等各种感冒病症。它是一种感冒的必备药剂。	功效：本品生用具有散淤血、消痈肿的疗效。常用于治疗淋病、尿血、经闭、癥症、难产、胞衣不下、产后淤血腹痛、喉痹、痈肿等病症。

王不留行	益母草	苏木

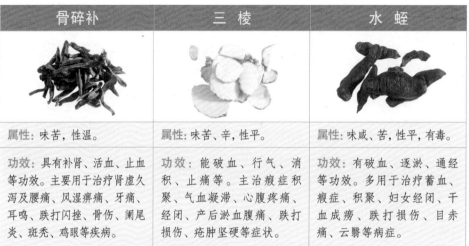

属性：味苦，性平。	属性：味辛、苦，性凉。	属性：味甘、咸，性平。
功效：具有活血通经、催生下乳、消肿敛疮等功效。主治妇女经闭、乳汁不通、难产、血淋、痈肿。如乳汁过少，则需配用补益气血之药。	功效：具有活血、祛淤、调经、消水的功效。多用于治疗月经不畅、胎漏难产、胞衣不下、产后血晕、淤血腹痛、尿血、痈肿疮疡等病症。	功效：具有行血、破淤、消肿、止痛等功效。多用于治疗妇人产后淤血胀痛喘急、痢疾、破伤风、痈肿、跌损淤滞作痛等疾病。

骨碎补	三棱	水蛭

属性：味苦，性温。	属性：味苦、辛，性平。	属性：味咸、苦，性平，有毒。
功效：具有补肾、活血、止血等功效。主要用于治疗肾虚久泻及腰痛、风湿痹痛、牙痛、耳鸣、跌打闪挫、骨伤、阑尾炎、斑秃、鸡眼等疾病。	功效：能破血、行气、消积、止痛等。主治癥症积聚、气血凝滞、心腹疼痛、经闭、产后淤血腹痛、跌打损伤、疮肿坚硬等症状。	功效：有破血、逐淤、通经等功效。多用于治疗蓄血、癥症、积聚、妇女经闭、干血成痨、跌打损伤、目赤痛、云翳等病症。

泽 兰	穿山甲	川牛膝
属性:味苦、辛,微温。	属性:味咸,性凉。	属性:味平、甘,性微苦,无毒。
功效:主要具有活血、行水的功效。常用于治疗经闭、瘕症、水肿、产后淤滞腹痛、跌打损伤、金疮、痈肿等病症。	功效:主要具有消肿溃痈、祛风活络、通经下乳等多种疗效。常用于治疗痈疽疮肿、风寒湿痹、月经停闭、乳汁不通等症。外用亦可止血。	功效:具有祛风、利湿、通经、活血等疗效。主治风湿腰膝疼痛、血淋、尿血、妇女经闭。多用于关节痹痛、足萎痉挛、跌打损伤。

半 夏	天南星	旋覆花
属性:味辛,性温,有毒。	属性:味苦、辛,性温,有毒。	属性:味苦、辛、咸,性微温。
功效:有燥湿化痰、降逆止呕、消痞散结等疗效。主治咳喘痰多、胸膈胀满、头晕失眠、呕吐反胃、胸脘痞闷等症状;生用可外治痈肿。	功效:能燥湿化痰、祛风止痉、散结消肿。主治中风、口眼歪斜、半身不遂、手足麻痹、晕眩、癫痫、破伤风、痈肿、毒蛇咬伤等症状。	功效:又称金沸草(全草)、六月菊等,有降气、消痰、行水、止呕等多种疗效。日常用于治疗风寒咳嗽、胸膈痞满、呕吐、噫气等病症。

白 前	桔 梗	川贝母
属性:味辛、苦,性微温。	属性:味苦、辛,性平。	属性:味甘、苦,微寒。
功效:具有清肺降气、祛痰止咳等疗效。常用于治疗肺实喘满、咳嗽、痰多、气逆喘促、胃脘疼痛等症状。无论偏寒、偏热,随症配药均可。	功效:又名"铃铛"、白药等,能开宣肺气、祛痰排脓等功效。多用于治疗外感咳嗽、咽喉肿痛、肺痈吐脓、胸满胁痛、痢疾腹痛等。	功效:川贝母是一味具有润肺散结、止嗽化痰等功效的药品。其主要功用适用于外感风热咳嗽、肺虚久咳、痰少咽燥等症状。

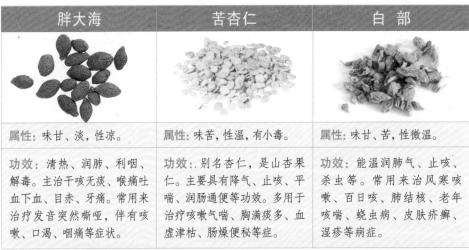

合欢皮	竹茹	昆布
属性：味甘，性平。	属性：味甘，性微寒。	属性：味咸，性寒。
功效：有解郁、和血、宁心、消肿等功效。主治心神不安、忧郁失眠、肺痈、瘰疬、筋骨损伤等。	功效：有清热化痰、除烦止呕之功效。多用于痰热咳嗽、胃热呕呃、惊悸失眠等症状。适于咽干口苦、舌红苔黄、胃无大热、服胃散太过者。	功效：软坚散结、消痰、利水。常与海藻等药搭配同用。此外，本品与海藻配合其他利水消肿药，又可用以治疗水肿或脚气等病症。

胖大海	苦杏仁	白部
属性：味甘、淡，性凉。	属性：味苦，性温，有小毒。	属性：味甘、苦，性微温。
功效：清热、润肺、利咽、解毒。主治干咳无痰、喉痛吐血下血、目赤、牙痛。常用来治疗发音突然嘶哑，伴有咳嗽、口渴、咽痛等症状。	功效：别名杏仁，是山杏果仁。主要具有降气、止咳、平喘、润肠通便等功效。多用于治疗咳嗽气喘、胸满痰多、血虚津枯、肠燥便秘等症。	功效：能温润肺气、止咳、杀虫等。常用来治风寒咳嗽、百日咳、肺结核、老年咳喘、蛲虫病、皮肤疥癣、湿疹等病症。

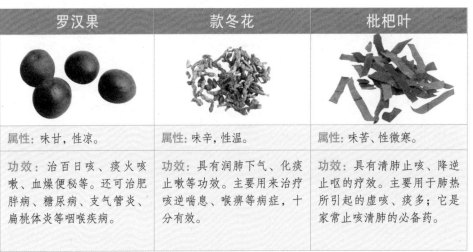

罗汉果	款冬花	枇杷叶
属性：味甘，性凉。	属性：味辛，性温。	属性：味苦、性微寒。
功效：治百日咳、痰火咳嗽、血燥便秘等。还可治肥胖病、糖尿病、支气管炎、扁桃体炎等咽喉疾病。	功效：具有润肺下气、化痰止嗽等功效。主要用来治疗咳逆喘息、喉痹等病症，十分有效。	功效：具有清肺止咳、降逆止呕的疗效。主要用于肺热所引起的虚咳、痰多；它是家常止咳清肺的必备药。

本草引领健康生活

中医学流传了几千年经久不衰，必有它的价值及珍贵之处。在林林总总的养生术中，本草养生因其治标兼治本、副作用较低、简便易行而被广泛应用，并被推为养生的首选。如黄芪补气升阳，当归补血调经，桔梗宣肺利咽，黄连清热燥湿……这些常见常用的中药大家都耳熟能详了，也已被广大家庭灵活应用于治病养生中，可见中药健康养生之术十分流行。

其实本草养生早已进入我们的生活，那些我们的祖先千百年来用自己的身体试验过的本草方，安全、有效、便于制作，是我们健康养生不可或缺的一部分。

古有神农氏尝百草，开启了中药学源远流长的大河。明代李时珍耗费了大量的时间与精力，考证诸家本草，增补疏漏，甚至亲自走访考察，深入旷野山林，观察、收集药物，寻访名医平民，遍寻验方，终于著成《本草纲目》一书，承前启后，成为中医学重要的参考经典。

同时，《本草纲目》的理论也给中医食疗提供了丰富的资料，仅谷、菜、果就收有上百种药膳。这一时期，提倡素食的思想得到进一步的发展，这对于食疗、养生学的发展都大有益处。有的学者统计，自汉初到明末，有关药膳的著作就有300多部。

药膳发源于我国传统的饮食和中医食疗文化，是在中医学、烹饪学和营养学理论指导下，严格按照药膳配方，将中药与某些具有药用价值的食物相配伍，采用我国独特的饮食烹调技术和现代科学方法制作而成的具有一定色、香、味、形的美味食品。它是中国传统中医知识与烹调经验相结合的产物。它将药物作为食物，又将食物赋以药用，药借食力，食助药威，二者相得益彰，既具有较高的营养价值，又可防病治病、保健强身、延年益寿。

本书以《本草纲目》为底本，分上中下三篇。

上篇简单介绍了最基础的中药、药膳、四季养生和体质调理的相关知识，深入浅出地讲解了传统中药理论，为读者打开了中药世界的大门，让读者对于中药有一个大致的了解，为深入学习中篇和下篇知识奠定一个良好的开端。

中篇精选了77种日常生活最常用的中药药材，再根据中药主治应用类型，将其分为补中益气、清热泻火、行气理血、止咳化痰、祛风散寒、利湿化湿、解表泻下和固涩开窍药九章内容。每种草药都附上精美的手绘插图，以牵线的方式图解中药各部位的性味和主治，同时精选出了200多种常见的药方，并且以方解的形式，将药方的药材、煎药方法、服药方法、主治和功效进行全方位立体式的图解，让《本草纲目》药方不再是"无字天书"，适合所有想以更温和的方法预防和治疗疾病的现代人。

下篇参照《本草纲目》中记载的上百种食疗药物将药膳同病症相结合，从治疗疾病、保健益寿、滋补强身等多角度进行了详尽的诠释和延伸。按药膳的不同功效分别介绍了美容养颜、养生固本、调养五脏、对症祛病等药膳。并详细地讲述了各个药膳的食材、药材、做法、具体功效等，以品种丰富、形式多样的特点把各个药膳展现给广大大众，使不同需要的人群都可以在这里找到令自己满意的美味佳肴和养生良方，让大众更直观地感受到药膳和自身生活的密切关系。

不可否认本书是一本诊疗与养生相得益彰的实用宝典，是大众居家生活的好帮手，也是馈赠亲朋好友的好礼品。愿我们的这本养生全书可以对所有的读者朋友起到普及中医药文化、药膳知识的作用，并对自身健康有所帮助。

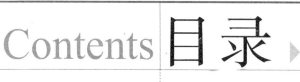

Contents 目录 ▶

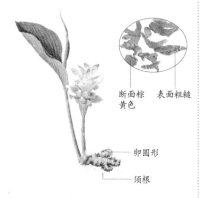

断面棕黄色　表面粗糙　卵圆形　须根

姜黄的鉴别

　　根茎不规则卵圆形、圆柱形，常弯曲，长2～7厘米，直径1～3厘米，表面棕黄色，粗糙，有皱缩纹理和明显环节，并有须根，质坚实，断面棕黄色或金黄色。

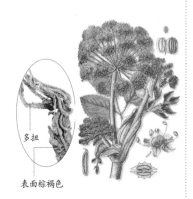

多扭　表面棕褐色

当归的鉴别

　　外皮细密，表面黄棕色至棕褐色，具纵皱纹及横长皮孔。根头具环纹，上端圆钝，上粗下细，多扭，有少数须根痕。

本草纲目对症养生全书

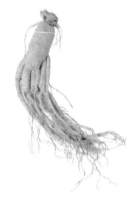

人参

人参的挑选：人参一般以干燥、质地坚实紧密，参体粗短，没有歧根者为佳。长腰、短脖、粗质纹、干枯者，质量次之。

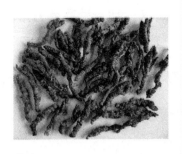

黄连

黄连以表面呈灰黄色或黄褐色，质硬，呈放射状排列，气微，干燥，味极苦为佳。置阴凉干燥处，防蛀。

中篇：
77味常见调理养生中药
——只有了解每一味中药后方能用之

第一章　补中益气药

第二章　清热泻火药

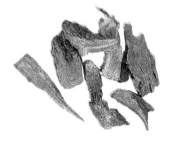

木香

　　木香以表面呈黄棕色至灰褐色，质坚，不易折断，有放射状纹理及散在的褐色点状油室，且气香特异，味微苦者为佳。

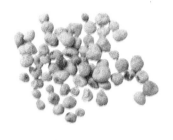

半夏

　　制半夏类圆形或肾形片。明矾制半夏表面乳白色，周边黄棕色，中间隐现黄白色筋脉点。姜制半夏表面有光泽，透明，片面灰黄色或淡黄色，角质样，质脆。

本草纲目对症养生全书

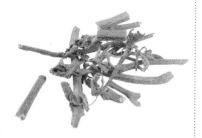

藿香

本品以茎略呈方柱形，多分枝，枝条稍曲折，表面被柔毛，质脆，易折断，断面中部有髓，叶两面均被灰白色茸毛，气香特异，味微苦者为佳。

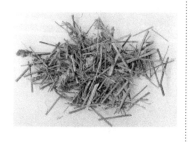

香薷

本品以基部紫红色，上部黄绿色或淡黄色，全体密被白色茸毛，节明显，质脆，易折断，气清香而浓，味微辛而凉者为佳。

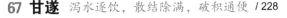

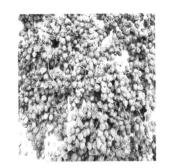

五味子

五味子以紫红色、粒大、肉厚、有油性及光泽者为佳。

下篇：
养生保健与对症药膳
——用千年的中医智慧来守护
生命健康

第一章 美容养颜精致药膳

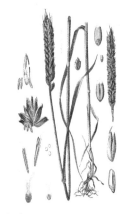

浮小麦

干瘪颖果呈长圆形，两端略尖。表面黄白色，皱缩。腹面有一深陷的纵沟，顶端钝形，带有浅黄棕色柔毛，另一端成斜尖形，有脐。质硬而脆，易断，断面白色，粉性差。

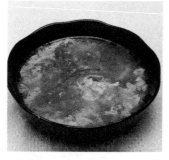

芦荟西红柿汤

此汤可以清热降火、祛油减脂、调理肠胃，使肤质变好，并减轻皮肤的色素沉着，让皮肤更加光滑白嫩。这是因为芦荟具有清热、通便、杀虫的功效，可治热结便秘、闭经、小儿惊厥等疾病。西红柿清热生津、养阴凉血、健胃消食，适用于高血压、眼底出血等症。

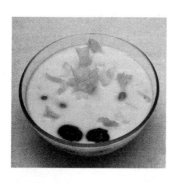

牛奶炖花生

牛奶含有丰富的蛋白质，常饮有丰胸美白的效果，睡前饮用，尚有促进睡眠的作用。花生有补血养血的功效，且能丰胸下乳。二者结合，有很好的丰胸养颜效果。

第二章 养生固本强身药膳

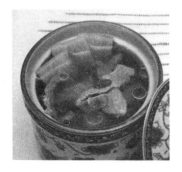

枸杞子山药牛肉汤

本道菜可以促进消化、补益气血、强壮筋骨。牛肉含有丰富的蛋白质，能提高人体抗病能力，具有补中益气、滋养脾胃、强健筋骨等功效。另外，山药还具有降血糖、调节免疫功能的作用。

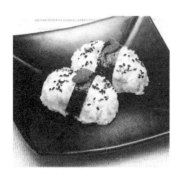

益气鲜饭团

本品能健脾益气、滋补肝肾、养肝明目。其中的黄芪具有升阳举陷、补中益气的作用，与党参搭配，益气补虚的功效明显增强。适合体虚乏力、精神不振、免疫力低下的人食用。

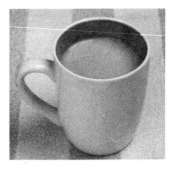

养生黑豆奶

　　本道药膳中的黑豆是一种有效的补肾食品，主治肾虚之症，具有健脾胃、消水肿、滋肾阴的功效。此外，本品还搭配了生地黄、玄参及麦门冬等滋阴之药，对于肾阴虚者有很好的补益作用。

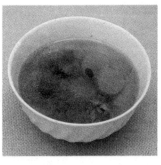

桑杏菊花甜汤

　　桑叶具有发散风热、平肝明目之效；菊花则具有清热解毒、清肝明目之效。二者搭配使用，更能增强明目的作用，特别适合经常用眼的上班族、学生族饮用。

第四章 对症祛病美味药膳

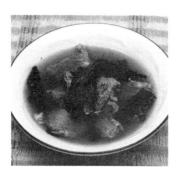

三味羊肉汤

    杜仲具有补肝肾、强筋骨的作用；附子能温补肾阳；熟地黄则能补肾益精，搭配羊肉，温肾之功更为明显。本品尤为适合肾阳不足所致的腰酸冷痛、腹冷痛、筋骨无力等患者食用。

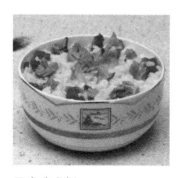

天麻鸡肉饭

    本药膳有健脑强身、镇静安眠的功效，可治疗顽固性失眠、头晕眼花、失眠多梦等病症。天麻可治眩晕眼黑、头风头痛、肢体麻木、半身不遂、语言蹇涩、小儿惊风等症。

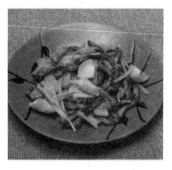

鸡丝炒百合金针菇

　　这道菜可以增强人体抵抗力，改善精神紧张、焦虑的症状，还能够维持神经系统功能的正常运作，有效缓解偏头痛、心悸等。

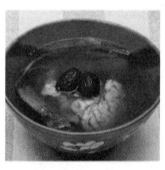

何首乌猪脑汤

　　这道菜具有滋养肝肾、补益精血、安神益智的功效，对失眠、眩晕、贫血、腰肌劳损等症十分有效。何首乌具有治疗脱发的功效；猪脑则可以滋肾补脑。本菜同样适合于肾虚脱发者长期食用，直至新发长出为止。

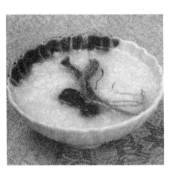

人参红枣粥

　　本药膳的功效是健脾胃、补气血。人参可治劳伤虚损、食少倦怠、反胃吐食、大便滑泄、虚咳喘促及久虚不复等一切气血津液不足之症。红枣主治脾虚腹泻、气虚乏力等症。

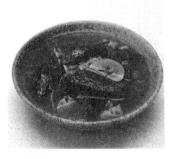

花旗参炖乌鸡

　　花旗参能补气养阴、清热生津。乌鸡含有人体不可缺少的赖氨酸、蛋氨酸和组氨酸，有相当高的滋补药用价值，有滋阴、养血、补虚和抗衰老的作用。

● 阅读导航

我们在此特别设置了阅读导航这一单元，对内文中各个部分的功能、特点等做一说明，这必然会大大地提高读者在阅读本书时的效率。

标题

从这里开始你的阅读旅程。

歌诀

介绍经典药方的背诵歌诀，让你轻松掌握。

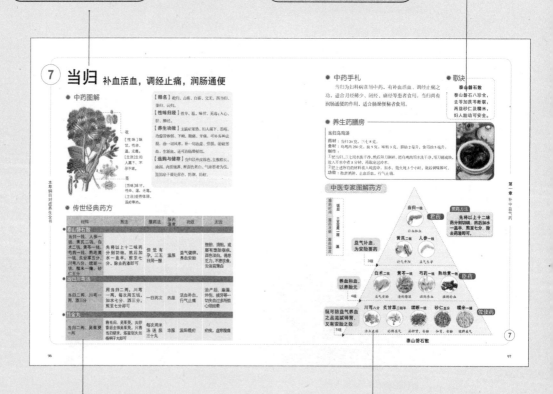

传世经典药方

为你介绍最经典的传世药方，及其材料、煎法、服法等。

图解药方

中医专家为你图解经典药方，让你一目了然，一看就懂。

概述

　　为你讲述本节主要内容，让你对本节内容有一个大致的了解。

推荐药膳

　　选用每种体质或患者适宜的食材，配以简单明确的制作方法，让你在家里就能烹饪出有益健康的佳肴。

---

③ 抗皱防衰老

随着年龄的增加，皮肤中胶原与弹原之间的纤维也逐渐减少，令皮肤失去弹性，皮下脂肪流失，容易令皮肤失去丰满而变得松弛。人总是抵不过岁月的冲逝，但衰老这一自然的现象，也能延迟并开展了。

推荐药膳

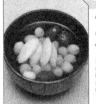

参药莲子红枣汤

● 功效：
补脑益智、延缓衰老、增强免疫、养心安神、健脾益气。

● 功效详述：
人参能大补元气，增强人体免疫力；山药能健脾益气；莲子能养心安神；红枣能养血补血。四者合用，对女性色斑、皱纹、皮肤黯淡等衰老现象，有很好的缓解作用。

药材：莲子40克，人参片10克，山药片20克，红枣10克。

食材：冰糖10克。

制作：
① 红枣洗净，去核，用水泡发30分钟；莲子泡净，泡发备用。
② 莲子、红枣、人参片、山药片入锅内，加入清水适量；
③ 隔水炖，加入冰糖（冰糖水亦可）煨盖30分钟，取出即可食用。

何首乌核桃粥

药材：制何首乌30克。

食材：核桃20克，大米20克，枣6克。

制作：
① 何首乌加清水冲洗净，加入800毫升水热水浸泡约，以文火煮烂，弃渣取汁备用；
② 大米淘洗干净，放入锅中，核桃剥壳取仁备用；
③ 将核桃、大米放入锅内，何首乌汁入锅煮熟成粥即可食用。

● 功效：
养血补气、补益肝肾、填精益髓、润肠通便、乌发、降血脂。

● 功效详述：
核桃是滋补佳品，具有养血补气、补肾填精、止咳平喘、润肠通便等功效，用来煮粥食用还可治肠道便秘、血虚、阴虚、健忘、耳鸣、尿频等病症。制何首乌则具有养血益肝、固精益精、降低血脂、乌发黑发、防脱发等功效。两者相搭配可以起到延缓衰老、增强抵抗力的作用。

滋养灵芝鸡

药材：灵芝20克，枸杞10颗。

食材：酱油10克，鸡半只，盐适量。

制作：
① 灵芝、枸杞、米酒，灵芝用温水冲净，香菇洗净后切条备用；
② 鸡洗净后切块，放入沸水焯烫；
③ 将锅材料放入锅中，加水适量，大火煮开后改中火；
④ 最后加入米酒、盐调味，快速翻炒加盐酱调味即可食用。

● 功效：
益气养血、补肾益精、养心安神。

● 功效详述：
这道菜是补益的佳品，特别适合想要增强免疫力的人，提高免疫力的人。这道菜将灵芝的补气助力功效与黑枣的滋补肝肾功效完美结合。这道菜不但适合男性食用，女性常食亦可以有补血养颜、延缓衰老的作用，是难得的美容食品。

◇◇◇◇◇◇◇◇◇◇◇ **古今中药用量常用换算表** ◇◇◇◇◇◇◇◇◇◇◇◇

● **重量单位剂量换算**

一厘：约等于0.03125克。

一分：约等于十厘（0.3125克）。

一钱：约等于十分（3.125克）。

一两：约等于十钱（31.25克）。

一斤：约等于十六两（500克）。

● **用药剂量换算**

一方寸匕：约等于2.74毫升，相当于金石类药末约2克，草木类药末约1克。

一钱匕：约等于5分6厘，或约2克。

一刀圭：约等于0.274毫升。

一撮：约等于四圭（1.096毫升）。

一勺：约等于十撮。

一合：约等于十勺。

一升：约等于十合。

一斗：约等于十升。

一斛：约等于五斗。

一石：约等于二斛或十斗。

一碗：约等于240毫升。

一小匙：约等于5毫升。

上 篇

迈入神奇的
中药本草世界

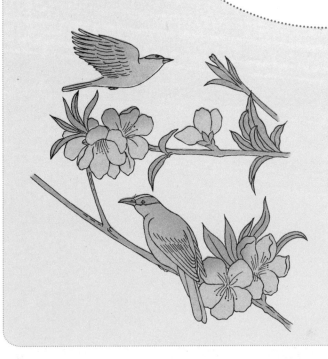

破解中药调补养生的密码

　　中医药是我国传统的智慧结晶，也是中华民族最高的哲学智慧，它以人体为中心，结合其阴阳五行互生互长的道理，利用天然的植物的成分、性味、归经、功效等，搭配成保养人体的养生方法。

　　如何去认识中药，运用好中药的功效？这是每个家庭都想要知道的。下面我们用较为通俗且科学的方式来为你重现中药的神奇药效，让你认识中药的"真面目"，带你了解中药的天然成分和作用，借此，让你更亲近天然的草药之美。

　　跟着我们一起去破解中药养生的密码吧！

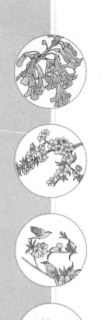

本章看点

- 中药的鉴别
- 中药有五味，五味入五脏
- 中药有四性，依性而施用
- 药方的七种分类
- 药方的十种剂型
- 药方的组成变化
- 中药的煎煮与服用

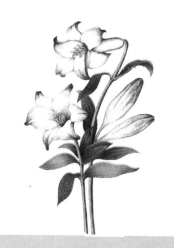

第一章

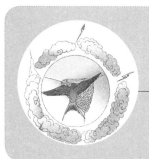

不可不知的中药知识

对中药的初步认识，莫过于认识其鉴别、四性五味、分类及剂型、组成变化、煎煮与服用等特点。要灵活运用中药治病防病，应先认识和了解上述理论。下面我们将为你详细讲述中药的基本知识，带你去感受你不可不知的中药之美。

① 中药的鉴别

药材的真假、质量的好坏，会直接影响临床应用的效果和患者的生命安全，所以中药的鉴别有着十分重要的意义。

下面为你介绍几种简单的经验鉴别方法。

● 眼观

看表面。不同种类的药材由于用药部位的不同，其外形特征会有所差异。如根类药材多为圆柱形或纺锤形，皮类药材则多为卷筒状。

看颜色。我们可以通过对药材外表颜色的观察，分辨出药材的品种、产地和质量的好坏。如黄连色要黄，丹参色要红，玄参色偏黑等。

看断面。很多药材的断面都具有明显的特征。如黄芪的折断面纹理呈菊花心样，杜仲在折断时有胶状的细丝相连等。

● 手摸

手摸法。用手感受药材的软硬，如盐附子质软，而黑附子则质地坚硬。

手捏法。用手感受药材的干湿度、黏性，如天仙子手捏有黏性。

手掂法。用手感受药材的轻重，疏松还是致密，如黑三棱质坚体重，而荆三棱则体轻。

● 鼻闻

直接鼻嗅法。将中药靠近鼻子，闻它的气味，如薄荷的香、阿魏的臭等。

蒸汽鼻嗅法。将中药放入热水中浸泡，如犀角有清香而不腥，水牛角略有腥气。

揉搓鼻嗅法。因有些草药的气味微弱，我们可以将它揉搓后再闻味，如鱼腥草的腥味、细辛的清香味等。

● 口尝

鉴别药材的意义不仅在于味道还包括"味感"，味分为辛、甘、酸、苦、咸五味，如山楂的酸、黄连的苦、甘草的甜等。

● 水试和火试

有些药材放在水中，或用火烧一下会产生特殊的现象。如熊胆的粉末放在水中，会先在水面上旋转，然后成黄线下沉而不会扩散；麝香燃烧时，会产生浓郁的香气，燃尽后留下白色的灰末。

中药材的经验鉴别是非常实用的好方法，但要能正确鉴别药材的真伪优劣，还需要不断积累经验，需要不断充实中药知识，才能准确认药。

常见中药的鉴别

姜黄的鉴别

根茎呈不规则卵圆形、圆柱形，常弯曲，长2～7厘米，直径1～3厘米，表面棕黄色，粗糙，有皱缩纹理和明显环节，并有须根，质坚实，断面棕黄色或金黄色。

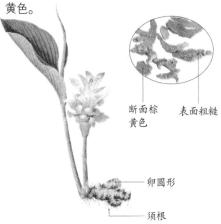

断面棕黄色　　表面粗糙

卵圆形

须根

枸杞子的鉴别

枸杞子呈类纺锤形，略扁，表面鲜红色或暗红色。果皮柔韧、皱缩，果肉厚，柔润而有黏性，种子多于20粒，味甜微酸。

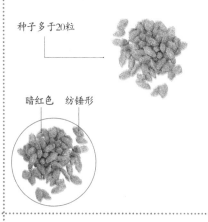

种子多于20粒

暗红色　　纺锤形

百合的鉴别

多年生草本植物。地下鳞茎阔卵形或披针形，白色或淡黄色，直径6~8厘米，出肉质鳞片抱合成球形，外有膜质层，多数须根生于球基部。

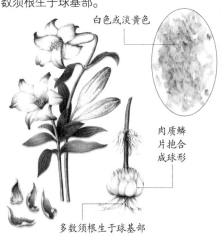

白色或淡黄色

肉质鳞片抱合成球形

多数须根生于球基部

当归的鉴别

外皮细密，表面黄棕色至棕褐色，具纵皱纹及横长皮孔。根头具环纹，上端圆钝，上粗下细，多扭，有少数须根痕。

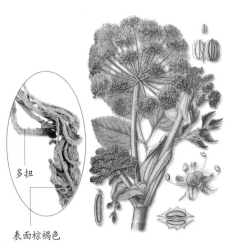

多扭

表面棕褐色

中药有五味，五味入五脏

2

五味的本义是指药物的真实滋味。由于药物"入口则知味，入腹则知性"，因此，古人将药物的滋味与作用联系起来，并用滋味来解释药物的作用，形成了五味理论。药物的五味，是指药物有辛、苦、甘、酸、咸五种不同的味道，因而具有不同的治疗作用。有些药物还具有淡味或涩味，因而实际上不止五种。但是，五味是最基本的五种滋味，所以仍然称为五味。

● 辛味药

辛，能散、能行，即具有发散、行气、行血的作用。一般来讲，解表药、行气药、活血药多

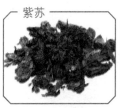
紫苏

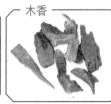
木香

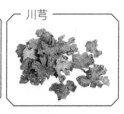
川芎

具辛味。因此，辛味药多用治表证及气血阻滞之证。如苏叶发散风寒、木香行气除胀、川芎活血化淤等。具有芳香气味的辛味药，除有能散、能行的特点之外，还分别具有芳香辟秽、芳香化湿、醒脾开胃、芳香开窍等作用。

● 苦味药

苦，能泄、能燥、能坚，即具有清泄火热、泄降气逆、通泄大便、燥湿、坚阴（泻火存阴）等作用。一般来讲，清热泻火、下气平喘、降逆止呕、通利大便、清热燥湿、苦温燥湿、泻火存阴的药物多具有苦味。苦味药多用于治热证、火证、喘咳、呕恶、便秘、湿证、阴虚火旺等证。如黄芩、栀子清热泻火，杏仁、葶苈子降气平喘，半夏、陈皮降逆止呕，大黄、枳实泻热通便，龙胆草、黄连清热燥湿，苍术、厚朴苦温燥湿，知母、黄柏泻火存阴等。

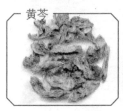
黄芩

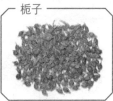
栀子

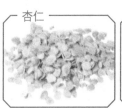
杏仁

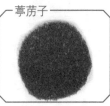
葶苈子

● 酸味药

酸，能收、能涩，即具有收敛、固涩的作用。一般固表止汗、敛肺止咳、

涩肠止泻、固精缩尿、固崩止带的药物多具有酸味。酸味药多用于治体虚多汗、肺虚久咳、久泻肠滑、遗精滑精、遗尿尿频、崩带不止等证。如五味子固表止汗，乌梅敛肺止咳，五倍子涩肠止泻，山茱萸涩精止遗以及赤石脂固崩止带等。

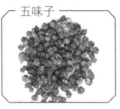
五味子

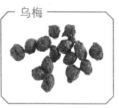
乌梅

● 甘味药

甘，能补、能和、能缓，即具有补益、和中、调和药性和缓急止痛的作用。一般来讲，滋养补

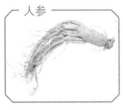
人参

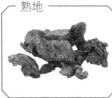
熟地

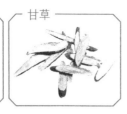
甘草

虚、调和药性及制止疼痛的药物多具有甘味。甘味药多用于治正气虚弱、身体诸痛及调和药性、解毒等几个方面。如人参大补元气，熟地滋补精血，饴糖缓急止痛，甘草调和药性并解药食中毒等。

● 咸味药

咸，能下、能软，即具有泻下通便、软坚散结的作用。一般来讲，泻下或润下通便及软化坚

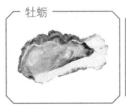
牡蛎

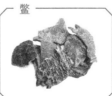
鳖

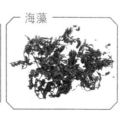
海藻

积、消散结块的药物多具有咸味。咸味药多用于治大便燥结、瘰疬痰核、瘿瘤、痞块等证。如芒硝泻热通便，海藻、牡蛎消瘰散瘿，鳖甲软坚散结等。

淡，能渗、能利，即具有渗湿利水的作用，故不少利水渗湿的药物都具有淡味。淡味药多用治水肿、脚气、小便不利之症。如薏苡仁、通草、灯心草、茯苓、猪苓、泽泻等。

涩，与酸味药的作用相似，多用治虚汗、泄泻、尿频、遗精、滑精、出血等证。如莲子固精止带，乌梅敛肺涩肠等。药物的味往往单味者少，多数药物同时具有几种味。此外，每种药物都同时具有性和味，因此必须将两者综合起来，才能准确地辨别药物的作用，从而正确用药。

2

③ 中药有四性，依性而施用

四气，即指药物具有寒、热、温、凉四种不同的药性，也称中药的四性。药性是通过调节机体寒热变化来纠正人体阴阳盛衰。因此，性质不同的中药其效用各不相同。

● 中药的四气药性

四气可大致分为温热与寒凉两大类不同的性质。温热属阳，寒凉属阴。温次于热，凉次于寒，即在共同性质中又有程度上的差异。对于有些药物，通常还以大热、大寒、微温、微寒等加以区别。这是对中药四气程度不同的进一步区分，以便斟酌使用。

四性以外还有一类平性药，是寒热之性不明显、药性平和、作用较缓和的一类药。平性药的寒热偏性不明显，实际上也有偏温偏凉的不同，称其性平是相对而言的，仍未超出四性的范围。一般平性药物的功效主要通过五味和其他药性反映出来。

药性的寒、热、温、凉，是由药物作用于人体所产生的不同反应和所获得的不同疗效总结而来，这与所治疗疾病的性质是相对而言的。

如患者表现为高热烦渴、面红目赤、咽喉肿痛、脉洪数，这属于阳热证。用石膏、知母、栀子等药物治疗后，上述症状得以缓解或消除，说明它们的药性是寒凉的。反之，如患者表现为四肢厥冷、面色苍白、脘腹冷痛、脉微欲绝，这属于阴寒证。用附子、肉桂、干姜等药物治疗后，上述症状得以缓解或消除，说明它们的药性是温热的。

● 四气药性的作用

1. 温热性质的中药

此类药具有温里散寒、暖肝散结、补火助阳、温阳利水、温经通络、引火归源、回阳救逆等作用，主要用于寒证或功能减退的症候。

如干姜、当归、何首乌、地黄、红枣、桂圆肉、鹿茸、海马等为温热性质的中药。

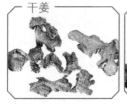
干姜

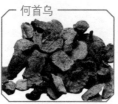
何首乌

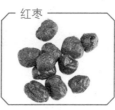
红枣

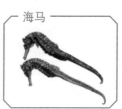
海马

本草纲目对症养生全书

2. 寒凉性质的中药

此类药具有清热泻火、凉血解毒、滋阴除蒸、泻热通便、清热利水、清热化痰、清心开窍、凉肝熄风等作用，主要用于热证或功能亢进的疾病。

如桑叶、葛根、金银花、绿豆、栀子、蒲公英、板蓝根等为寒凉性质的中药。

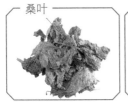
桑叶

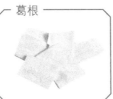
葛根

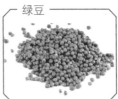
绿豆

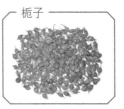
栀子

3. 平性的中药

药性平和，多为滋补药，用于体质衰弱或对寒凉、温热性质中药不适者。

如党参、太子参、灵芝、蜂蜜、阿胶、甘草、枸杞子等。

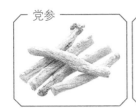
党参

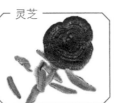
灵芝

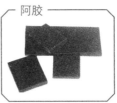
阿胶

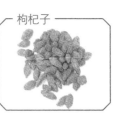
枸杞子

● 热则寒之，寒则热之

《素问·至真要大论》说："寒者热之，热者寒之。"即寒凉药用来治阳盛热证，温热药用来治阴盛寒证，简洁地指出了不同药性所适用的症状和体质。

由于寒与凉、热与温之间具有程序上的差异，因而在用药时要注意。如当用热药而用温药、当用寒药而用凉药，则病重药轻达不到治愈疾病的目的；反之，当用温药而用热药则反伤其阴，当用凉药而用寒药则易损其阳。寒、热错杂的病证，需寒、热药并用，使寒、热并调。尤其要辨清寒、热的真假，切不可混淆。

另外，由于每种药同时具备性味，所以四性也要与五味（辛、苦、甘、酸、咸）相配，才能最好地发挥药效。

3

④ 药方的七种分类

《黄帝内经·素问》中记载，气有多少，形有盛衰，治疗有缓急，药方有大小。又说，病有远近，证候有中外，治疗有轻重。病情近的用奇方，远的用偶方。发汗不用奇方，下泻不用偶方。补上治上用缓方，补下治下用急方。

刘完素说：病情的传变在于疾病，疾病的治疗在于药方，药方的配制在于医生。药方有七类：大、小、缓、急、奇、偶、复。配制药方，气味是根本。寒、热、温、凉，四气生于天；酸、苦、辛、咸、甘、淡，六味成于地。所以有形为味，无形为气。气为阳，味为阴。辛甘发散为阳，酸苦涌泄为阴；咸味涌泄为阴，淡味渗泄为阳。或收或散，或缓或急，或燥或润，或软或坚，各随脏腑的病症，而采用不同品味的药物，于是七方可成。所以，奇、偶、复方，是三种药方的形式；大、小、缓、急，是四种配制方法。所以说：治有缓急，方有大小。

● 大方

岐伯说：君药一味，臣药二味，佐药九味，为大方。君药一味，臣药三味，佐药五味，为中方。君药一味，臣药二味，为小方。

刘完素说：体表为远，里为近。大小，是配制奇、偶方的方法。例如小承气汤、调胃承气汤，是奇方中的小方；大承气汤、抵当汤，是奇方中的大方，因为要用它治疗肝脏的疾病。桂枝汤、麻黄汤，是偶方中的小方；葛根汤、青龙汤，是偶方中的大方，因为要用它来发汗。

● 小方

张从正说，小方有两种：有君药一味、臣药二味的小方，用来治疗单一邪气的疾病；有分成两部分而少量多次服用的小方，适用于心、肺及上焦诸病。

● 缓方

岐伯说：补上治上用缓方，补下治下用急方，急则气味厚，缓则气味薄，这要根据疾病部位来选用。

张从正说，缓方有五种：有用甘甜的缓方，如甘草、糖、蜜之类，病在胸膈，取其黏腻；有用药丸的缓方，因药丸的药效比汤、散剂要慢；有药味众多的缓方，药物众多则相互拘制，不得完全发挥其药性；有无毒治病的缓方，无毒则性纯功缓；有气味俱薄的缓方，气味薄则长于补上治上，等其蔓延到下时，药力已衰。

◉ 急方

王好古说：治主病宜用缓方，缓则治其本；治从病宜用急方，急则治其标。表、里、汗、下，皆有所当缓、当急。

张从正说，急方有四种：有急病急攻的急方，例如中风、关格之类的疾病；有汤散荡涤的急方，下咽易散而行速；有毒药的急方，毒性能上涌下泄以减弱病势；有气味俱厚的急方，气味俱厚，直趋于下而力不衰。

◉ 奇方

张从正说，奇方有两种：有单独用一味药物的奇方，适宜于病在上而近的；有药物数目合阳数一、三、五、七、九的奇方，宜下泄，不宜发汗。

◉ 偶方

张从正说，偶方有三种：有两味相配的偶方；有将两个古方相合的偶方，古谓之复方，都适宜用于病在下而远的；有药物之数合阴数二、四、六、八、十的偶方，宜发汗不宜下泄。

◉ 复方

王好古说：奇之不去复以偶，偶之不去复以奇，所以称为复方。复者，再、重的意思。所谓十补一泄，数泄一补也。另外，伤寒见风脉，伤风得寒脉，为脉证不相应，适宜用复方。

张从正说，复方有三种：有二方、三方或数方相合的复方，如桂枝二越婢一汤、五积散之类；有本方之外另加其他药物的复方，如调胃承气加连翘、薄荷、黄芩、栀子为凉膈散之类；有两份均等的复方，如胃风汤各等份之类。

药方的七种分类图

■	大方 →	◎君药一味，臣药二味，佐药九味
▲	小方 →	◎君药一味，臣药二味 ◎分成两部分而少量多次服用
〰	缓方 →	◎甘甜的 ◎药丸的 ◎药味众多的 ◎无毒治病的 ◎气味俱薄的
〰〰	急方 →	◎急病急攻 ◎汤散荡涤 ◎毒药 ◎气味俱厚
▮	奇方 →	◎单独用一味药物 ◎药物数目为奇数
▮▮	偶方 →	◎两味相配 ◎两个古方相合 ◎药目数为偶数
⬒	复方 →	◎二方、三方或数方相合 ◎本方之外另加其他药物 ◎两份均等

药方的十种剂型

药有宣、通、补、泄、轻、重、涩、滑、燥、湿十种，是药之大体。

◉ 宣剂

郁塞导致的疾病，不升不降，传化失常。或郁久而生病，或病久而生郁，必须用药物去发散，就好像承流宣化一样，不单单是涌越为宣。所以，气郁有余，就用香附、抚芎之类的药物去开解，不足则补中益气，以使气运行。火郁轻微的用山栀、青黛发散，严重的则升阳解肌发汗。湿郁轻微的用苍术、白芷这类药物燥解，严重的则用风药偏胜。食郁轻微的用山楂、神曲消食，严重的则用上涌下利的办法消除食积。这些都是宣剂。

◉ 涩剂

脱，有气脱、血脱、精脱、神脱。脱则散而不收，所以用酸涩温平的药物，以敛其耗散。汗出亡阳，精滑不禁，泻痢不止，大便不固，小便自遗，久嗽亡津，都为气脱。下血不已，崩中暴下，诸大亡血，都为血脱。牡蛎、龙骨、海螵蛸、五倍子、五味子、乌梅、石榴皮、诃子、罂粟壳、莲房、棕灰、赤石脂、麻黄根这类药物，都是涩药。气脱兼以气药，血脱兼以血药和气药，因为气为血的统帅。"脱阳者见鬼，脱阴者目盲"，这两者为神脱，是涩药收不了的。

◉ 重剂

重剂有四。有惊则气乱，而魂气飞扬，如丧神守的；有怒则气逆，而肝火激烈，病狂善怒的，这两种都可以用铁粉、雄黄之类的药物平其肝；有神不守舍，而多惊健忘，迷惑不宁的，适宜用朱砂、紫石英之类的药物镇其心；有恐则气下，精志失守而畏惧，仿佛有人要逮他的，适宜用磁石、沉香之类的药物安其肾。大多数的重剂压浮火而坠痰涎，不单是治疗胆怯。所以诸风掉眩及惊痫痰喘，吐逆不止及反胃之类的病，都是由浮火痰涎所导致的，都适宜用重剂坠之。

◉ 燥剂

湿有外感、内伤。外感之湿，为雨露、岚雾、地气、水湿，袭于人体皮肉筋骨经络之间；内伤之湿，为水饮、酒食及脾弱肾强所致，所以不能一概而论。故风药可以胜湿，燥药可以除湿，淡药可以渗湿；泄小便可以引湿，利大便可以逐湿，吐痰涎可以祛湿。湿而有热，用苦寒之剂燥之；湿而有寒，用辛热之剂燥之，如花椒、胡椒、茴香之类。湿去则燥，所以称之为燥剂。

轻剂

轻剂可解除闭塞，有表闭、里闭、上闭、下闭之分。表闭者，风寒伤营，腠理闭密，阳气郁积，不能外出，出现发热、恶寒、头痛、脊强等症状，适宜用轻扬之剂发汗，而表自解。里闭者，火热郁抑，津液不行，皮肤干闭，出现肌热、烦热、头痛、目肿、头昏、疮疡等症状，适宜用轻扬之剂解其肌，而火自散。

通剂

湿热之邪留于气分，从而形成痛痹癃闭的，宜用淡味药物上助肺气下降，通其小便，以泄气中之滞，如木通、猪苓之类。湿热之邪留于血分，从而形成痹痛肿注、二便不通的，宜用苦寒药物下引，通其前后，以泄血中之滞，如防己之类。

湿剂

湿剂当作润剂。枯者燥也，阳明燥金之化，秋令也，风热忿郁，血液枯涸而为燥病。上燥则渴，下燥则结，筋燥则强，皮燥则揭，肉燥则裂，骨燥则枯，肺燥则痿，肾燥则消。凡麻仁、阿胶、膏润之类的药物，都为润剂。养血用当归、地黄之类的药物，生津用麦门冬、瓜蒌根之类的药物，益精则用肉苁蓉、枸杞子之类的药物。

补剂

虚则补其母。生姜之辛补肝，炒盐之咸补心，甘草之甘补脾，五味子之酸补肺，黄柏之苦补肾。又如，茯神之补心气，生地黄之补心血；人参之补脾气，白芍之补脾血；黄芪之补肺气，阿胶之补肺血；杜仲之补肾气，熟地黄之补肾血；川芎之补肝气，当归之补肝血之类。

泄剂

去闭也就是去实。五脏五味皆有泄。肝实泻以芍药之酸，心实泄以甘草之甘，脾实则泄以黄连之苦，肺实泄以石膏之辛，肾实泻以泽泄之咸。

滑剂

小便浊滞、痰涎、胞胎、痈肿之类的疾病，适宜用滑药以引去留着之物。这与木通、猪苓通以去滞相类似，但是并不一样。木通、猪苓，为淡泄的药物，去湿热无形之邪；葵花子、榆皮，为甘滑的药物，去湿热有形之邪。

药方的组成变化

　　方剂的组成在遵循君、臣、佐、使的原则下，还要结合患者的实际情况，如患者的性别、年龄、体质、病情、气候等，所以组方在遵循固有原则的前提下还要有极大的灵活性。在组方时，根据患者的实际情况，做到"师其法而不泥其方"，必须十分重视剂型增减变化、药量增减变化和药味增减变化，只有这样才能让方剂的功用发挥到最佳的效果。

● 剂型增减变化

　　剂型增减变化是指根据病情的轻重缓急，在药味和药量不变的前提下，通过更换剂型来使药性得到进一步发挥的一种变化形式。原方的功效、主治不会发生很大的改变。例如人参汤与理中丸，两方组成、用量完全相同，前者煎制为汤剂，主治胸痹，心胸痞闷，气从胁下上逆抢心，虚寒较重，病情急，汤剂可以把药效发挥得更快；后者用蜜调制成如鸡子大小的药丸，主治虚寒，脘腹疼痛，病后喜唾，病势较缓，服用药丸后，疾病可以慢慢治愈。

● 药量增减变化

　　药量增减变化是指药味不变，由于药量变化，其药力有大小之分，配伍关系有君臣佐使之变，功用、主治各有所异。它的表现形式有两种：一种是指药量的增减变化，没有改变原方的配伍关系，其功用、主治与原方保持不变；另一种是指药量的增减变化，改变原方的配伍关系，其功用、主治与原方发生变化。例如厚朴三物汤和小承气汤，二者都是由厚朴、大黄、枳实三味药组成的，但厚朴三物汤则以厚朴八两为君，枳实五枚为臣，大黄四两为佐使，其功用为行气消满，主治气滞腹满，大便不通；而小承气汤以大黄四两为君，枳实三枚为臣，厚朴二两为佐使，其功用则为攻下热结，主治阳明里热，结实证的潮热，大便秘结，胸腹痞满，舌苔老黄。

● 药味增减变化

　　方剂是由药物组成的，药物是决定方剂功用的主要因素。故方剂中药味的增减，必然使方剂的功效发生变化。药味增减变化可分为两种形式：佐使药的加减，功效基本不变，主治与原方基本相同；臣药的加减，会使方剂功效、主治发生根本变化。这方面的例子有很多，就不在此一一列举。

药方的组成变化图

剂型变化对比

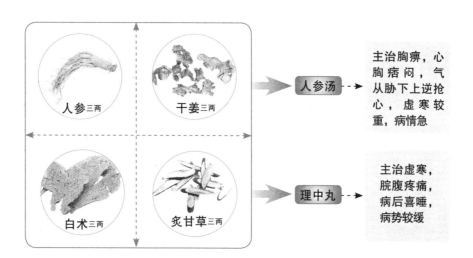

人参三两　　干姜三两
白术三两　　炙甘草三两

人参汤 → 主治胸痹，心胸痞闷，气从胁下上逆抢心，虚寒较重，病情急

理中丸 → 主治虚寒，脘腹疼痛，病后喜睡，病势较缓

药量变化对比

方剂名称	药物用量与伍配			功用	主治
	君	臣	佐使		
小承气汤	大黄四两	枳实三枚	厚朴二两	攻下热结	主治阳明里热，结实证的潮热，大便秘结，胸腹痞满，舌苔老黄
厚朴三物汤	厚朴八两	枳实五枚	大黄四两	行气消满	主治气滞腹满，大便不通

6

⑦ 中药的煎煮与服用

煎药给药法已有2000多年的历史。汤剂是中医临床上应用最早、最广泛的剂型。煎药的目的，是把药物里的有效成分，经过物理、化学作用（如溶解、扩散、渗透等），转入到汤液里去。一般说来，需要注意下面几个方面。

● 用具

中药汤剂的质量与选用的煎药器具有密切的关系。现在仍是以砂锅为好，因为砂锅的材质稳定，不会与药物成分发生化学反应。此外，也可选用搪瓷锅、不锈钢锅和玻璃容器。

● 用水

现在大都是用自来水、井水、泉水来熬药，只要水质洁净即可。自来水只要符合国家规定的饮用标准就可以了，如果担心残余氯的问题，可将自来水在容器内放置数小时再用来煎药，即可明显减少氯的含量。

● 温度

温度是煎药时使中草药有效成分析出的重要因素。最好是在煎药前，先用冷水将中草药浸泡15分钟，再用小火煎药，可使蛋白质慢慢析出，这样药性可不被破坏，水分也不会很快被煎干。

● 时间

时间因药性不同而长短不一，一般以30分钟左右为宜。但发汗药、挥发性药只要20分钟（在水沸后再煮5分钟左右）就够了。

● 次数

中草药汤剂，每剂一般需煎两次（第一次的药液叫"头汁"，第二次的叫"二汁"）。头汁的加水量以盖过药面为宜；二汁的加水量可适当减少一些。对一些较难煎出有效成分的药材则需煎三次。

● 服药方法有讲究

中药服用方法是否正确，直接影响着药物的治疗效果，因此服用中药应当注意以下几个方面的事项：一是要按照不同的剂型选择不同的服药时间，二是服药次数要遵循医嘱，三是服药冷热要讲究。

以上列举的只是一般情况下的注意事项，平时在看病拿药之后还应询问医生，按照医嘱煎药服用，不要因为煎药不慎或者服药时间不当而影响疗效。

中药的煎煮及服用方法

煎煮中药

平时在看病拿药之后还应询问医生，按照医嘱煎药服用，不要因为煎药不慎或者服药时间不当而影响疗效。

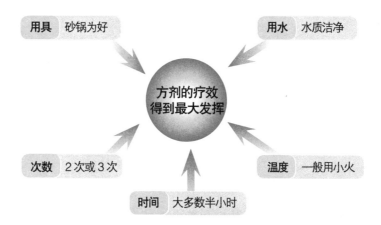

用具 砂锅为好

用水 水质洁净

方剂的疗效得到最大发挥

次数 2次或3次

温度 一般用小火

时间 大多数半小时

服药方法有讲究

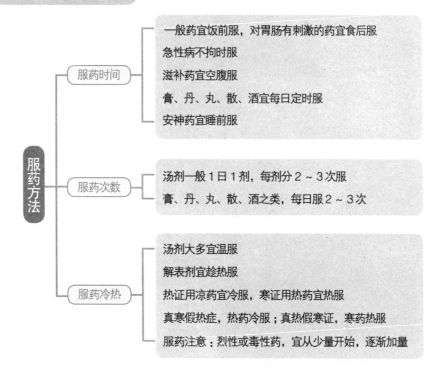

服药方法

服药时间
- 一般药宜饭前服，对胃肠有刺激的药宜食后服
- 急性病不拘时服
- 滋补药宜空腹服
- 膏、丹、丸、散、酒宜每日定时服
- 安神药宜睡前服

服药次数
- 汤剂一般1日1剂，每剂分2~3次服
- 膏、丹、丸、散、酒之类，每日服2~3次

服药冷热
- 汤剂大多宜温服
- 解表剂宜趁热服
- 热证用凉药宜冷服，寒证用热药宜热服
- 真寒假热症，热药冷服；真热假寒证，寒药热服
- 服药注意：烈性或毒性药，宜从少量开始，逐渐加量

本章看点

● 中医的药膳养生观念

● 药膳的特点、功效及注意事项

● 制作药膳的六大窍门和十种烹调方法

● 药膳材料的选购与保存

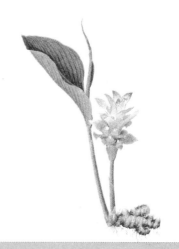

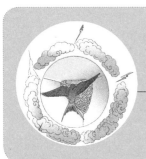

第二章
制作养生药膳的基本知识

　　对制作养生药膳的初步认识，莫过于认识药膳的养生观念、药膳的特点及功效、制作药膳的窍门和烹法、药膳材料的选购等。要灵活运用药膳来调理身体、祛病延年，应先认识和了解上述基本理论。下面我们将为你详细讲述药膳制作的基本知识，带你去感受中医药膳的养生之美。

中医的药膳养生观念

中医学认为所有食物各具功效。药膳养生正是利用食物各自的功效，达到平衡气、血、津液，强身健体的目的。食物无副作用且好吃，所以说药补不如食补。中国有"药食同源"的说法，而"药补不如食补"的思想更是深入人心。

● 已病与未病

中医与现代医学的区别之一：中医将人体状态分为健康、未病、已病三种，并提出"上工治未病，中工治已病""圣人不治已病，治未病"的观点；而现代医学则认为生病时才治疗，健康与生病是两个完全不相容的阶段。在药膳养生上，这一观点依然得到了体现。因此，中医将药膳分为保健药膳和食疗药膳两种。 保健药膳是针对个人体质进行饮食调理，达到增强人体免疫力、健体强身，从而有效避免疾病的目的；食疗药膳则是针对已病症状的轻重，予以调理、治疗。总之，药膳就是传承了中国传统"药食同源，药食并用"的理论，在防病或治病过程中发挥功效的一种自然疗法。

● 药膳调理人体气、血、津液三者平衡

传统中医认为，气、血、津液是组成并维持人体正常功能的三大要素。气，又称精气、元气，是指人体内看不见的生命的基本能量，是运行周身功能的最根本之力。血，是指人体内为整个身体运送氧气、营养、激素的物质载体，与现代医学所讲的"血液"概念相似，但又不完全相同。津液是为体内细胞、组织降燥滋润的水分的总称。气、血、津液三者的平衡以及通畅运行，是健康之根本。而"邪"会导致三者运行失调从而影响身体健康。"邪"是指风、寒、暑、湿、燥、火等六种因素，又称六淫，其入侵可以诱发各种身体疾病。中医药膳养生的思想核心就是通过调节人们平时的饮食搭配，发挥药材和食材的各种不同功效，对人体内的气、血、津液三者进行调理，以使之达到平衡状态，从而增强人体免疫力，远离"邪"这个致病根源。

年龄与气、血、津液的关系

中医认为,人体年轻时的气、血、津液充实且运行通畅。但随着年龄的增长,人体会逐渐感到气、血、津液的不足,于是易疲劳、性功能衰退、衰老和各种疾病问题便接踵而来。为尽量延缓疾病的到来和衰老,就应该很好地了解随年龄增大而发生的身体变化,并据此进行适宜的药膳食物养生。

	男性			女性		
年龄段	40~55岁	56~69岁	70岁以后	35~45岁	46~59岁	60岁以后
身体状态	气血两虚	肾虚、气滞、血淤、气虚	脾胃气虚、血淤、痰湿	气血两虚	阴虚、阴血两虚、气滞、血淤	脾肾气虚、血淤、痰湿
诱因或易发疾病	开始老化;易患高血压、糖尿病、癌症等疾病	到了衰老的年龄,生活上面临退休等一系列变化;腰膝疼痛、前列腺增生、阳痿等疾病增多	衰老迹象明显;易患感冒、肺炎等传染性疾病	生育及工作等造成的体力消耗和精神压力而导致体内激素分泌失调,女性开始逐步老化	雌性激素减少	人体"脾"、"肾"的"气"运行功能衰弱,"血"与"水"运行不畅而导致气血淤滞,"无形之痰"堆积在体内等
症状表现	体力、精力下降,气血少,易疲劳,性功能衰退,脱发、白发现象明显	精神不安,易出现抑郁症等"阴"性病症;焦躁易怒等"阳"性症状,肝功能下降	内脏功能衰退,视力、听力、记忆力下降,消化功能减退,食量小而导致营养不良,体力、抵抗力弱	彻夜难眠、疲劳难耐和四肢发冷	面部燥红、下半身发冷、焦躁不安、头痛、腰痛等各种更年期特有的症状	老化现象明显。如皮肤上的皱纹、老年斑明显增多,骨质变脆,腰膝疼痛,易尿频或夜间多尿,记忆力低下等

⑧

53

9 药膳的特点、功效及注意事项

　　药膳是一种兼有食品美味和药物功效的特殊膳食，食用者在身体得到滋补、疾病得到治疗的同时，更能得到色香味俱全的美食享受。在此，我们就对药膳的特点、功效和注意事项作一系统性的阐述和总结。

● 药膳的特点

　　中华传统药膳的应用和制作的过程，不仅是一门科学，更是一项生活艺术。总的来说，药膳共有以下三个特点：

　　1. 防治皆宜，注重未病。药膳讲究通过饮食调整人体功能，并提升人体免疫力。同时，药膳所使用的原料，大多是常见的食用药材，性味平和却能在食物中充分发挥其防治疾病和健康养生的显著效果。因此，药膳通过特定的配方不仅可以达到治病之功效，更可以通过调和阴阳、增补亏损等方式，来提升人体免疫力，以达到预防疾病的作用。

　　2. 辨证施膳，高屋建瓴。在进行膳食搭配时，要根据患者的体质、健康状况、疾病性质、季节时令、地理环境等多种因素，来确定相应的食疗原则。

　　3. 美味可口，花样繁多。药膳在传统中医学的基础上，又吸取了现代营养学及烹饪学的精华，即"药借食味，食助药性"，满足了人们"厌于药，喜于食"的天性。且各类食材及药材种类繁多，可任意煎、炸、炒、炖、蒸，以满足人们各种不同的口味及要求。

● 药膳的功效

　　"现代医学治标，中医治本"，现代医学多以止痛方式来减轻患者痛苦，但这也蒙蔽了医生的诊断，使很多疾病无法作进一步的治疗。然而药膳却是通过祛除人体的"邪"气，进而达到标本兼治的疗效。简而言之，药膳主要有养生保健、治疗疾病、丰富饮食文化三种作用。

　　1. 养生保健。药膳遵循"毒药攻邪，五谷为养，五果为助，五畜为益，五菜为充，五味合而服之，以补精益气"的膳食配制原则，既能满足人们的日常饮食需求，又可以满足营养与保健的要求，具有治病、强身、抗衰老的作用。因此，使用药膳养生抗衰明显要好于一般的用药。

2. 治疗疾病。在很多疾病发生时或者在发病的某个阶段，用药膳或食物为主加以治疗具有显著的效果，膳食疗法是临床综合疗法中一种重要的不可或缺的内容。传统中医认为食物的四气、五味、归经、阴阳属性等与人体的生理密切相关，我们可针对患者的症候，根据"五味相调，性味相连"的原则，以及"寒者热之，热者寒之，虚者补之，实者泻之"的法则，应用相关的食物和药膳治疗调养患者，以达到治病康复的目的。

3. 丰富饮食文化。在人们的日常饮食中加入既营养健康又养生防病的美味膳食，是一种备受推崇的饮食方式。养生药膳历史久远，具有浓郁的中华特色和悠久的饮食文化内涵。所以，在居家、休闲、宴饮、社交、旅游、疗养等活动中，药膳也作为一种独特的文化活动，对丰富饮食生活、改善烹调技术、弘扬饮食文化等诸多方面有着良好而深远的影响。

● 药膳养生的注意事项

严格遵守药膳养生的原则有利于人体疾病的防治和健康养生。反之，若不遵守原则就不能实现预期目的，甚至有害人体健康。现将有关注意事项分述如下：

配伍适宜。一些中药与食物搭配会产生毒素，引起人体不同程度的不适，如猪肉与苍术食，令人动风；与荞麦食，令人落毛发，患风病；与鸽肉、鲫鱼、黄豆食，令人滞气。又如羊肉忌醋、狗肉忌蒜等，都是一些药材和食材、食材和食材之间的宜忌原则和知识。因此，我们在烹饪药膳时，必须要注意这些前人所总结出来的经验，以免"补错方向"，甚至"死于无知"。

明辨宜忌。在进行食疗的过程中，辨清药材、食材对不同的人的宜忌也十分重要。如鱼就并非是人人皆宜的食物，因为鱼所含的鱼油主要是二十碳或二十二碳不饱和脂肪酸，具有抑制血小板凝集的作用，对防治冠心病和脑血栓形成大有益处。可是因其降低了血小板的凝聚性，可引起各种自发性出血，包括脑出血。所以，有脑出血倾向或已经有过脑出血史的人，就不宜盲目大量进食鱼类。

药膳材料配伍禁忌

　　药膳的主要材料是药材，其次是食材。药材与药材之间，药材与食材之间，食材与食材之间都要有正确的搭配，这样才能更好地发挥药膳的功效，反之则会出现偏差、影响药效，甚至发生危险、影响健康。下面我们就在这里介绍一些常见药材和食材之间的宜忌搭配，以飨读者。

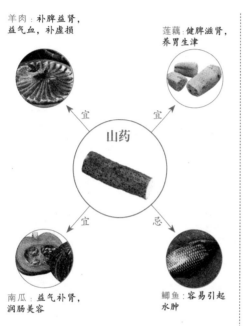

羊肉：补脾益肾，益气血，补虚损

莲藕：健脾滋肾，养胃生津

宜　　宜

山药

宜　　忌

南瓜：益气补肾，润肠美容

鲫鱼：容易引起水肿

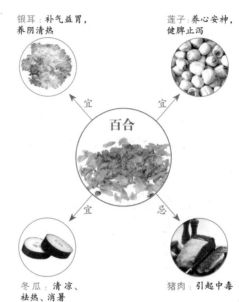

银耳：补气益胃，养阴清热

莲子：养心安神，健脾止泻

宜　　宜

百合

宜　　忌

冬瓜：清凉、祛热、消暑

猪肉：引起中毒

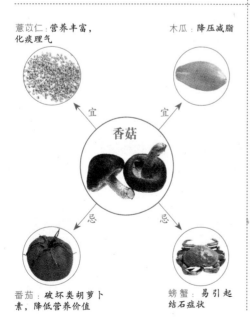

薏苡仁：营养丰富，化痰理气

木瓜：降压减脂

宜　　宜

香菇

忌　　忌

番茄：破坏类胡萝卜素，降低营养价值

螃蟹：易引起结石症状

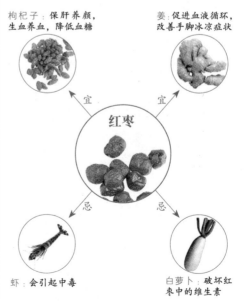

枸杞子：保肝养颜，生血养血，降低血糖

姜：促进血液循环，改善手脚冰凉症状

宜　　宜

红枣

忌　　忌

虾：会引起中毒

白萝卜：破坏红枣中的维生素

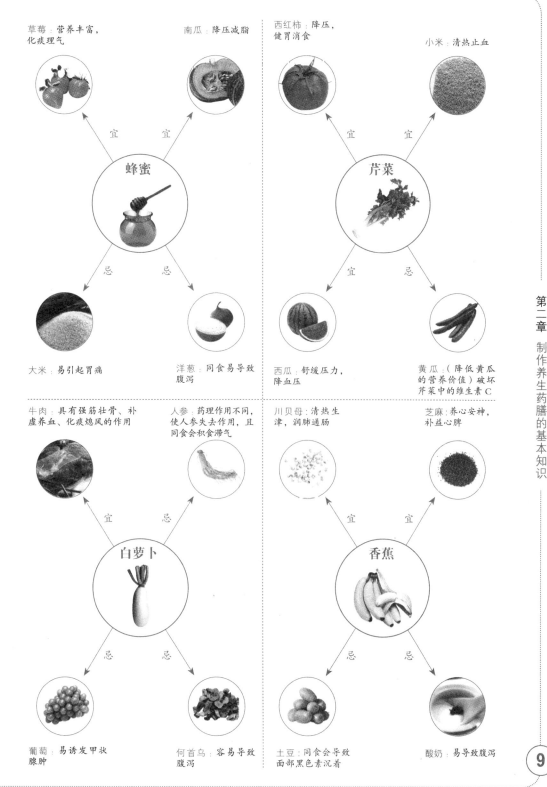

草莓：营养丰富，
化痰理气

南瓜：降压减脂

西红柿：降压，
健胃消食

小米：清热止血

宜　宜

蜂蜜

宜　宜

芹菜

忌　忌

宜　忌

大米：易引起胃痛

洋葱：同食易导致
腹泻

西瓜：舒缓压力，
降血压

黄瓜：（降低黄瓜
的营养价值）破坏
芹菜中的维生素C

牛肉：具有强筋壮骨、补
虚养血、化痰熄风的作用

人参：药理作用不同，
使人参失去作用，且
同食会积食滞气

川贝母：清热生
津，润肺通肠

芝麻：养心安神，
补益心脾

宜　忌

白萝卜

宜　宜

香蕉

忌　忌

忌　忌

葡萄：易诱发甲状
腺肿

何首乌：容易导致
腹泻

土豆：同食会导致
面部黑色素沉着

酸奶：易导致腹泻

制作药膳的六大窍门和十种烹调方法

药膳的制作除了要遵循相关医学理论，要符合食材、药材的宜忌搭配之外，还有一定的窍门，这样可以让药膳吃起来更像美食。

立足于中医学、烹饪学和营养学理论，严格按照药膳的配方，将中药与具有药用价值的食物搭配起来，用我国独特的饮食烹调技术和现代科学方法制作成具有一定色、香、味、形的美味食品，是药膳制作的基本原则。但是，要想做出美味与疗效并存的药膳，除了要遵循这个基本原则之外，在实践中需要遵守的一些诀窍也是至关重要的。

1. 要选择新鲜的药材。很多中药材都适宜新鲜食用的，这样不仅味道与普通菜肴相似，而且色泽也很鲜艳，如山药、百合等，新鲜的就比干品要好，有药效却无药味。

2. 尽量选择具有甘味的药材。因为具有甘味的药材既有不错的药性，又可以增加菜肴的甜味，这样就会使药膳的整体味道更好。

3. 利用调味料将药味降低。人们日常生活中所用的糖、酒、油、盐、酱、醋等均可作药膳的配料，非蔗糖类的甜味剂，如蛋白糖、甜叶菊等更是近代科学特制的新型调味品。利用这些调味料可以有效降低药味。如果是炒菜，还可以加入一些味道稍重的调味料。

4. 将药材熬成汁再做菜。这样可以使药性变得温和，又不失药效，还可以降低药味，可谓"一举三得"。

5. 药材分量要适中。切忌做药膳时用的药材分量与熬药相同，这样会使药膳药味过重，影响菜品的味道。

6. 制作药膳时用纱布袋包好药材。这样可以防止药材附着在食物上，既减少了苦味，还维持了菜肴的外观和颜色。

除了以上一些诀窍，还要注意，药膳的配料因人而异，要根据就餐者不同的生理状况配以不同的药材，以达到健身强体、治病疗伤的作用。中药与食物相配，使"良药苦口"变为"良药可口"。所以说药膳是充分发挥中药效能的美味佳肴，特别能满足人们"厌于药，喜于食"的天性，且易于普及，取材广泛，可在家庭自制，是中药的一种特殊的、深受百姓喜爱的方式，有助于防病及疾病的康复。

药膳烹调十法

　　虽然药膳的烹调方法和一般饮食没有太多区别，但从本质上来说，药膳把食材与药材都视为中药，使其具有一定的性味，如果烹调中破坏了其原有的性味，就会削弱甚至丧失了药食的原有疗效，所以，药膳烹调制作不同于一般饮食的烹调制作。

名称		烹调方法
炖	隔水炖	是指在容器中加好汤和料封口，再将其放入锅中，大火炖3个小时左右即可
	不隔水炖	是指直接用大火煮沸，撇去浮沫，再用小火炖至酥烂
熬		先在锅内加底油烧热后，放入主料稍炒，再加汤及调味品，用大火烧沸，后用小火煮烂
烩		将多种原料用汤和调料混合烹制成的一种汤汁菜
氽		将汤和水用大火煮沸，迅速投下药料及食料，加以调味即可
焖		在锅内放油，将食物和药物同时放入，炒成半成品，加姜、葱、花椒、汤及调味品，盖锅盖，用小火焖烂
烧		将原料放入有少量油的锅中加调料煸炒，进行调味调色，待颜色转深放入调味品及汤（或水），用大火烧开，后用小火烧酥烂，烧至汤汁浓稠即可
蒸		就是将食物与药物拌好调料后，放入碗中，利用水蒸气加热烹熟的方法
煮		将原料放入锅内，加适量汤或水，先用大火烧开，改小火烧熟即可
卤		先调好白卤或红卤，然后将原料加工，放入卤汁中，用小火煮烂，使渗透卤汁至酥烂
炸		将油用大火烧至七八成熟，再将原料下锅（一般将药物制成药液或细末，调糊裹在食物表面），注意翻动，防过热烧焦，通常炸至橘黄色即可

　　除了以上说到的药膳烹调方法之外，药粥也是药膳的一部分，煮药粥的时候同样也要注意药物既要能够食用，又要适合与米谷等食物同煮。药粥的煮法可以分为两种：一是药、米同煮法，要求中药既可供食用又宜于与米谷之物同锅煮制，适合此煮法的药材有山药、龙眼肉、红枣、扁豆、绿豆、百合、羊肉、核桃等；二是药、米分煮法，此法一般是先将药物榨汁，随后将药汁与谷物同煮，或煮好粥后，将汁调入粥里。

11 药膳材料的选购与保存

药膳材料的严格挑选是保证药膳色、香、味、形和功效有机统一的关键。这个过程既要遵循中医、中药理论，又要遵循烹饪法则。

● 药膳材料的挑选

药膳在选料的过程中，在保证卫生的同时，要考虑原料的药性和药味，并根据具体病症有针对性地使用，除此之外，还要做到"广、鲜、精"。

"广"，是指原料选用尽量广博。任何一种日常饮食用到的干果类、各类蔬菜以及动物类家畜或水产海味等，都可用作食疗和药膳的选料。

"鲜"，是指药膳的选材要新、鲜、嫩。特别是禽、畜、海味、野味等必须是鲜活产品，如鱼、虾、蟹必须即宰、即烹、即食，这样既保证了药膳的美味，又保证了其功效。

"精"，是指精心选择使用原料的优良品种和部位。有些食物的不同部位具有不同的作用，为了让药膳更好地发挥作用，在药膳制作过程中应对其加以分制。如莲子有补脾、止泻、益肾、固精作用；莲子心则有清心祛热之功效；而莲房则可用来止血。

● 药膳材料的保存

药膳材料在保存上一般都应放置在阴凉、干燥、通风处为佳。如果需要长时间保存的食材，最好放在密闭容器内或有水的袋子里，或者冷藏。对于已经受潮的药材，要放在太阳下，将水分晒干，或用干炒的方法将多余水分去除。还有一种方法就是把药材平铺在干净的纸上，用灯光照射。还要注意一点就是，药材都有一定的保质期，任何药材都不宜放太长时间，尤其是因为放置久了而生虫或发霉的药材，一定不要用了，否则会对身体产生不良影响。对于买回来的药材上的残留物，可以在使用前用清水浸泡半小时（不宜过水的药材除外），再用清水冲洗之后，才可入锅。

特别需要提醒的是，如果不小心吃了与体质不符的药膳，要立即停止饮用、食用，可以多喝开水，帮助代谢、加速排泄，或者选择与药膳寒热性质相反的食物来缓解不适的症状，但如果身体不适的症状很激烈，需立刻就医。

药材、食材的"五味"对应表

　　药膳的选材从狭义的角度讲，是指原料中涉及到的中草药类的药食并用之品，中药多属天然产物，包括植物、动物和矿物，而可供人类饮食的食物，同样来源于此，所以，药膳中药材和食材的来源是相同的。药材和食物的四性五味代表了各自的性质和滋味，熟悉了这些性味，在挑选、制作药膳时就可游刃有余。

	五味	辛	酸	甘	苦	咸
	对应器官	肺	肝	脾	心	肾
药材	主要功效	活血行气，发散风寒	生津开胃，消食，收敛止汗，涩肠止泻	补虚止痛，缓和药性，调和脾胃系统	清热泻火，降火气，解毒除烦躁等	泻下通便，软坚散结，消肿
药材	代表药材	薄荷、大小茴香、紫苏、木香、白芷、肉桂	乌梅、五倍子、五味子、山楂、山茱萸	人参、甘草、黄芪、山药、薏苡仁、熟地黄	黄连、白果、杏仁、大黄、黄芩、白芍	芒硝、牡蛎、草决明、玉米须
药材	饮食注意	食用过多容易耗气伤津液，导致便秘、燥火、痔疮	食用过多容易损伤筋骨	食用过多容易发胖，伤齿，上腹胀闷，糖尿病患者应少食用	口干舌燥、目红耳鸣、便秘、干咳体者不宜多服用，多食易导致消化不良，胃病者勿食	易造成血压升高、血液凝滞，心血管疾病、中风患者忌食过量
食材	主要功效	补气活血，能促进新陈代谢	生津养阴	健脾生肌，补虚强壮	降火除烦，清热解毒	通便补肾
食材	代表食材	姜、葱、辣椒	豆类、种子等	玉米、红薯	苦瓜、芥蓝	海带、紫菜
食材	饮食注意	多食伤津液、生火气	多食易伤筋骨	糖尿病患少食或不食	胃病者宜少食	多食易造成血压升高

11

本章看点

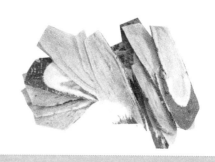

第三章
因时因人调补，守护一生健康

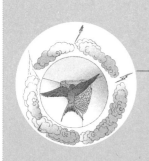

　　有养生名言云："智者之养生也，必须顺四时而适寒暑。"进补作为养生的重要内容，同样也应当顺应四时。一是要根据气候的特点，二是要注意季节对人体的影响，采取相应的方法，才能够取得较好的补益效果。这也称为"因时制宜"。

　　因时调补的同时，还应根据个人的体质进行饮食上的调节，才能做到"因时因人，适时调补"。

12 春夏秋冬的中药养生

有养生名言云："智者之养生也，必须顺四时而适寒暑。"进补作为养生的重要内容，同样也应当顺应四时。一是要根据气候的特点，二是要注意季节对人体的影响，采取相应的方法，才能够取得较好的补益效果。这也称为"因时制宜"。

春季养"生"，助阳护肝

《素问·藏气法时论》说："肝主春……肝苦急，急食甘以缓之……肝欲散，急食辛以散之，用辛补之，酸泄之。"

● 春季特点简述

春天阳气生发，万物生发，自然界呈现出一派生机勃勃的景象。在人体内部，肝主人体一身阳气升腾。若肝功能受损，则会导致周身气血运行紊乱，其他脏腑器官受干扰而致病。因此，春季养生应顺应阳气自然生发舒畅的特点，以养肝为要务。

● 春季养生八大首选中药

春季养生，一般宜选用有益气升发、养阴柔肝、疏泄条达作用的中药，以顺应阳气生发的特性，做到温养阳气，升而不散，温而不热。常用的药物有何首乌、生地黄、白芍、枸杞子、川芎、太子参、黄芪、芡实等。

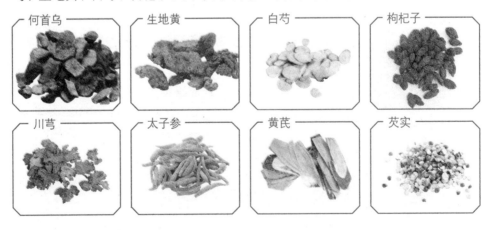

| 何首乌 | 生地黄 | 白芍 | 枸杞子 |
| 川芎 | 太子参 | 黄芪 | 芡实 |

● 春季忌用中药

酸枣仁、山楂、乌梅、五味子、山茱萸等。

● 春季养生要点

　　春季养肝，宜食辛甘发散之品，而不宜食酸收之味。酸味入肝，且具收敛之性，不利于阳气的生发和肝气的疏泄，且足以影响脾胃的适化功能。根据五脏的原理，春季肝的活动较为旺盛，肝本过旺而克脾，因此春季也必须注意补养脾胃，保证机体对营养的吸收。

　　此外，春季还要注重调理情志。人有七情变化，七情不畅会影响肝的疏泄和阳气的生发，导致脏腑功能紊乱，疾病丛生。因此，春季养生要保持心胸开阔，情绪乐观，以使肝气顺达，气血调畅，达到防病保健之目的。

● 专家提示

缓解春困的妙招

　　感到困倦时，可以通过刺激感官来缓解，如视觉刺激：感觉困倦时走到室外，看看蓝天绿树；嗅觉刺激：可嗅嗅清凉油、花露水；听觉刺激：听一些能振奋人心的音乐；感觉刺激：用冷水洗手来刺激皮肤，或以冷水洗脸。

● 春季养生药膳推荐

银枸明目汤

材料：
银耳、枸杞子各15克，鸡肝100克，茉莉花24朵，料酒、姜汁、盐、水淀粉各适量。
制作：
①将鸡肝洗净，切成薄片，放入碗内，加水淀粉、料酒、姜汁、盐拌匀待用。
②将银耳洗净，撕成小片，用清水浸泡待用；茉莉花、枸杞子分别洗净待用。
③将锅置火上，放入清水，随即放入银耳、鸡肝、枸杞子烧沸，撇去浮沫，等鸡肝刚熟，加盐调味，将茉莉花撒入碗内即可。
功效与用法：
　　补肝益肾，滋阴养颜。银耳滋阴清热养颜，枸杞子滋阴明目，鸡肝补血。常喝此汤有补肝益肾、明目美颜的功效。

首乌肝片

材料：
猪肝250克，何首乌20克，黑木耳、油菜各25克，料酒、醋、食用油、盐、水淀粉、葱丝、姜丝、蒜片各适量。
制作：
①何首乌水煎成浓汁，取20毫升，与适量料酒、盐、醋、水淀粉调成汁。
②猪肝剔去筋洗净切片，加适量水淀粉、盐搅拌均匀；油菜洗净。
③热锅下油，下猪肝片滑透，捞出沥油；锅内余少量油，下入姜丝、蒜片略煸，下入猪肝片和油菜，翻炒几下，倒入配好的汁炒匀，下入葱丝即可。
功效与用法：
　　补肝明目、抗衰老。何首乌有补肝、益肾和养血作用，猪肝益肝补血。此菜可补肝明目，抗衰老，很适合春季食用。

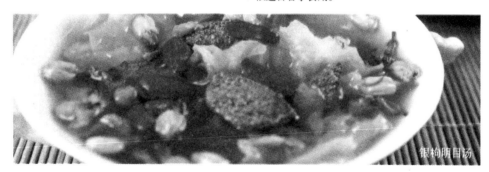

银枸明目汤

12

夏季养"长"，养心健脾

《素问·藏气法时沦》说，"心主夏""心苦缓，急食酸以收之"。

◉ 夏季特点简述

　　春夏季，人的阳气旺盛，皮肤开泄，血脉充盈，出汗增多，容易表现出"夏气通心"的生理变化。五行学说认为夏时心火当令，心火过旺则克肺金，因此，夏季养生应注重养心清热。

◉ 夏季养生八大首选中药

　　夏季（包括长夏）气候炎热，暑湿较重，容易伤人气阴，保健中药宜选用清淡解暑、益气生津的药物。常用的药物有西洋参（或太子参、北沙参、党参）、扁豆、莲子、薏苡仁、茯苓、绿豆、砂仁、金银花。

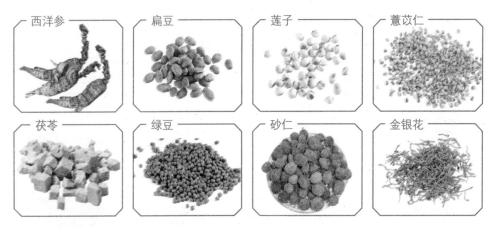

西洋参　　扁豆　　莲子　　薏苡仁

茯苓　　绿豆　　砂仁　　金银花

◉ 夏季忌用中药

　　狗脊、冬虫夏草、鹿茸、肉桂、淫羊藿、熟地黄等。

◉ 夏季养生要点

　　养心清热宜适当选用清凉的食物或中药，但要注意适度，因为心主表，肾主里，心旺肾衰，即外热内寒，饮食过寒会寒伤脾胃，令人吐泻。像西瓜、绿豆汤、乌赤小豆汤等夏季解渴消暑之品，都不宜冰镇。

　　食物之中，味苦之物能助心气而制肺气。故孙思邈主张："夏七十二日，省苦增辛，以养肺气。" 夏季出汗多，则盐分损失亦多。若心肌缺盐，搏动就会失常，因此，还宜多食酸味以固表，多食咸味以补心。

夏季气温过高，本来就容易使人精神紧张，心理、情绪波动起伏，加上高温使机体的免疫功能下降，患者很可能出现心肌缺血、心律失常、血压升高的情况，即使是健康人，也可能出现情绪暴躁等现象。所以，养心也是防止情绪起伏，甚至预防疾病发生的好办法。

夏季一般湿气较重，尤其是在南方地区，人易于困脾，故夏季除了应选用清凉的食物，还要注意化湿健脾。所用的食物和药物不仅具有解暑的作用，同时还具有开胃增食、健脾助运的作用。

● 专家提示

预防中暑的妙招

预防中暑的最好办法是加强劳动防护，避免日光的直接照射，缩短或减少在烈日下或高温环境中连续工作的时程，随时补充体液，宜多饮防暑降温饮品，尤其是在大汗淋漓时。

● 夏季养生药膳推荐

参金冬瓜汤

材料：

冬瓜 400 克，火腿 100 克，太子参 30 克，金银花 10 克，葱花、盐各适量。

制作：

①火腿切片，冬瓜洗净切成薄片。

②太子参、金银花放在一起，用水煎煮至太子参软烂，拣出金银花，药汁澄清备用。

③火腿、冬瓜加水煮熟，放入太子参和葱花，并加入少量澄清的药汁，煮沸加盐调味即成。

功效与用法：

扶助正气，清热解毒。金银花清热解毒，疏散风热；太子参补益脾肺，益气生津；冬瓜清热解毒，利水消痰，除烦止渴，祛湿解暑。炎夏酷暑之际，饮用此汤能够益气生津、预防中暑。

绿豆南瓜汤

材料：

绿豆 50 克，老南瓜 500 克，盐少许。

制作：

①绿豆清水洗净，趁水气未干时加入盐少许搅拌均匀，腌渍几分钟后，用清水冲洗干净。

②南瓜去皮、瓤，用清水洗净，切成 2 厘米见方的块待用。

③锅内加水 500 毫升，煮沸后，先下绿豆煮沸 2 分钟，淋入少许凉水，再煮沸，将南瓜入锅，盖上锅盖，用小火煮沸约 30 分钟，至绿豆开花，加适量盐调味即可。

功效与用法：

清热解暑，开胃。绿豆具有清热解暑功效，南瓜含有丰富的维生素 A。二者煮汤营养丰富，清热祛火，适合夏季暑热之时食用。

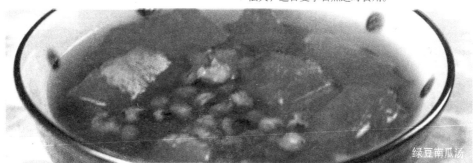

绿豆南瓜汤

12

秋季养"收"，滋阴润肺

《素问·藏气法时论》说："肺主秋……肺欲收，急食酸以收之，用酸补之，辛泻之。"

● 秋季特点简述

　　秋季气温渐凉，气候干燥。秋燥容易伤及人的肺脏，耗伤人的肺阴，耗损津液，使人出现口咽干燥、咳嗽少痰、大便秘结等症状。根据燥者润之、滋阴润肺的补养原则，应采用具有甘润作用的食物和药物进行补益。

● 秋季养生八大首选中药

　　秋季气候干燥凉爽，津液易伤，宜予平补，宜采用生津养阴、润肤的中药。常用的药物有麦门冬、沙参、白芍、百合、熟地、当归、桑葚、菊花等。肺燥咳嗽者，还宜选用杏仁、川贝母等，对缓解秋燥多有良效。

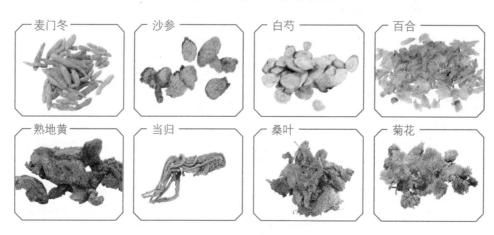

麦门冬　　沙参　　白芍　　百合

熟地黄　　当归　　桑叶　　菊花

● 秋季忌用中药

　　花椒、胡椒、小茴香、吴茱萸、干姜等。

● 秋季养生要点

　　根据"春夏养阳、秋冬养阴"的原则，在保证平衡饮食的同时，宜多吃一些清热生津、养阴润肺的食物。如泥鳅、鲥鱼、鸭肉、芝麻、核桃、百合、糯米、蜂蜜、花生、鲜山药、红枣、莲子、甘蔗、蜂蜜等清补柔润之品，可起到滋阴润肺养血的作用。

酸味收敛补肺，辛味发散泻肺，秋天宜收不宜散。所以，要尽可能少食葱、姜等辛味之品，适当多食一点酸味果蔬。

●── 专家提示 ─┄─

缓解秋燥的妙招

秋季饮食应以滋阴润燥为原则，每天晚上可多喝汤，如百合冬瓜汤、猪皮西红柿汤、枸杞叶豆腐汤、平菇豆腐汤、鸡蛋汤、香菇紫菜汤等。也可以多喝粥，如百合粳米粥、鸭梨粳米粥、白萝卜粳米粥、杏仁粥等。

● 秋季养生药膳推荐

菊花肉片

材料：
菊花 10 克，瘦肉 400 克，水发黑木耳 20 克，莴笋片、胡萝卜片各 50 克，鸡蛋 1 个，食用油、料酒、姜片、葱段、水淀粉、盐各适量。

制作：
①将菊花用水略泡捞起；鸡蛋打散；黑木耳洗净撕成块；瘦肉洗净切片，加适量盐、料酒、蛋清和水淀粉上浆。
②热锅下油，下姜片、葱段爆香，再下肉片炒变色，加入黑木耳块、胡萝卜片、莴笋片炒熟，放入盐、菊花即成。

功效与用法：
疏风、清热、明目解毒。适用于头痛眩晕、目赤肿痛、心胸烦热、疔疮肿毒诸症。

贝母炖兔肉

材料：
川贝母 15 克，兔肉 250 克，姜片、葱花、花椒、料酒、盐各适量。

做法：
①将兔肉洗净，切小块；川贝母拣去杂质洗净。
②将兔肉、川贝母和各调料放入砂锅中，大火煮沸后移至小火上炖熟，起锅时调入盐即可。

功效与用法：
滋补肺阴、润肺止咳、化痰散结。可用于肺阴亏虚、虚火内盛而致咳嗽、咯血或女性功能性子宫出血及宫颈炎等症。川贝母味苦，可不食用。

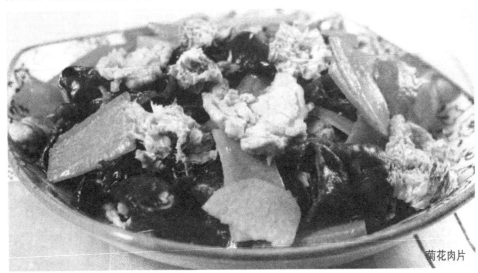

菊花肉片

12

冬季养"藏"，补肾防寒

《素问·藏气法时论》说："肾主冬……肾欲坚，急食苦以坚之，用苦补之，咸泻之。"

◉ 冬季特点简述

　　冬季气候寒冷，寒气凝滞收引，易导致人体气机、血运不畅，出现阴寒盛、阳气衰的现象。许多旧病会复发或加重，特别是那些严重威胁生命的疾病，如中风、脑出血、心肌梗死等，不但发病率明显增高，而且死亡率亦急剧上升。所以，冬季养生要注意防寒。

　　此外，冬季人体阳气收藏，气血趋向于里，皮肤致密，水湿不易从体表外泄，而经肾、膀胱的气化，少部分变为津液散布周身，大部分化为水，下注膀胱成为尿液，无形中就加重了肾脏的负担，易导致肾炎、遗尿、尿失禁、水肿等疾病。因此，冬季养生要注意肾的养护。肾是人体生命的原动力，肾气旺，生命力强，机体才能适应严冬的变化，而保证肾气旺的关键就是防止严寒气候的侵袭。

◉ 冬季养生八大首选中药

　　冬季气候寒冷，万物敛藏，进补最益。宜用温补肾阳、益精填髓的中药。常用药物有当归、肉桂、鹿茸、冬虫夏草、核桃、菟丝子、肉苁蓉、熟地黄、山茱萸、枸杞子、海马、干姜等。

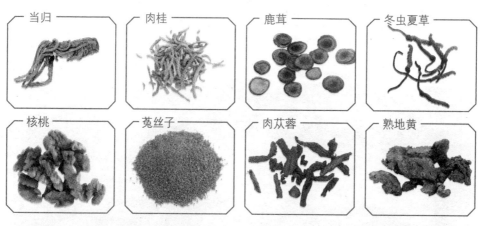

当归　肉桂　鹿茸　冬虫夏草
核桃　菟丝子　肉苁蓉　熟地黄

◉ 冬季忌用中药

　　冬瓜皮、大黄、石膏、芦根、天花粉、栀子、寒水石等。

本草纲目对症养生全书

● 冬季养生要点

冬季饮食养生应当遵循"秋冬养阴""无扰乎阳"的原则，既不宜生冷，也不宜燥热，最宜食用滋阴潜阳、热量较高的膳食。由于冬季阳气衰微，很少出汗，还要注意减少盐的摄入量，以减轻肾脏的负担，同时增加苦味以坚肾养心。

宜选用具有温阳补肾作用的食物和药物。冬季是收藏的季节，同时气温较低，皮肤血脉收紧，容易出现阴寒盛、阳气衰的情况。因此，要遵循温阳补肾、温而不散的原则进行补益。

- ● 专家提示 - - -

冬季防寒的妙招

冬季外出时应当戴上保暖的帽子、围巾，并避免逆风行走。注意晚上睡觉时最好不要把被子蒙到头上取暖，会使头部因空气不流通而缺氧，易出现胸闷、头晕、头痛等。其实只要注意睡觉前关好门窗，避免使头部被冷风吹到即可。

● 冬季养生药膳推荐

干姜羊肉汤

材料：
羊肉(瘦)150克，干姜30克，大葱2段，花椒粉、盐各少许。

制作：
①将羊肉切块，用沸水焯一下，捞起洗净。
②将羊肉块与干姜、葱段一同放入汤煲中，加适量水，大火煮沸，改小火炖2个小时至肉烂，调入盐、花椒粉即可。

功效与用法：
温里、散寒、补虚。此汤可温阳散寒，益气补虚。适用于脾肾阳虚之肢冷畏寒、腰膝酸软、小便清长或下肢水肿，以及泄下量多、月经后期小腹发凉等症。

温胃粥

材料：
黄芪10克，糯米100克，红枣10枚，鲜羊肉200克，盐、胡椒粉、陈皮粉、姜末各适量。

制作：
①将羊肉洗净，加入陈皮粉、姜末煮熟，再切成细丝。
②红枣洗净去核，黄芪洗净。
③将黄芪、红枣和糯米同放入砂锅中，加适量水煮沸，转小火煨至糯米熟软，加入羊肉丝、盐、胡椒粉略煮即可。

功效与用法：
温阳补气、健脾、和五脏。适于脾胃虚弱、畏寒、四肢怯冷并胃痛时发作者食用。每日分3次服。

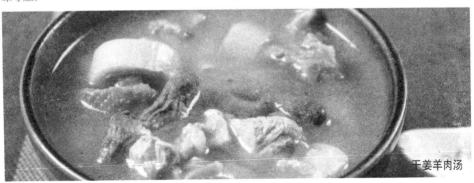

干姜羊肉汤

12

九种体质的中药调理

测一测，你属于什么体质

体质是先天禀赋加后天修养而成的。"有诸内必形诸外"，一个人有什么样的内在，就会通过相应途径向外散发信息。如你的体态，你的肤色，你说话的语气，你的精神状态，你的脾气禀性等等，都是你内在作用于"形"的表现。由此，我们可以通过对自己身体外形的自测，了解自己是什么体质。下面就是九种体质的各自外在表现。

◉ 阳虚体质

体质特征：怕寒喜暖，四肢倦怠，形体白胖，面色惨白，小便清长，大便有时会很稀薄，脉沉无力，舌大苔厚。即使再热的暑天，也不能在空调房间里多待。总是手脚发凉，不敢吃凉的东西。

精神特征：性格多沉静、内向。

患病倾向：水肿、腹泻等。

◉ 阴虚体质

体质特征：怕热，经常感到手脚心发热，面颊潮红或偏红，形体消瘦，心烦少眠，便干尿黄，皮肤干燥，口干舌燥，舌红苔少。

精神特征：外向好动，但性情急躁。

患病倾向：咳嗽、干燥综合征、甲亢等。

◉ 气虚体质

体质特征：面色苍白，语音很低很细，形体消瘦或偏胖，身体比较乏力，盗汗（睡觉时不知不觉出汗），吃得很少，脉象虚弱，有白色的舌苔。这种体质的人大多属于身体原因，如免疫力低下，久病不愈等。

精神特征：一般性格内向，情绪不稳定，比较胆小，不爱冒险。

患病倾向：容易感冒，生病后抗病能力弱且难以痊愈，还易患内脏下垂比如胃下垂等。

◉ 血淤体质

体质特征：眼眶发黑，眼睛经常有红丝，舌头暗紫，面色发暗，口唇色素较深，皮肤常干燥、粗糙，常常出现疼痛。刷牙时牙龈容易出血。

精神特征：容易烦躁，健忘。

患病倾向：出血、中风、冠心病等。

● 痰湿体质

体质特征：体形肥胖，腹部肥满而松软。易出汗，且多黏腻。经常感觉脸上有一层油。

精神特征：容易困倦，不适应潮湿环境，好坐懒动。

患病倾向：关节酸痛、胃肠不适等。

● 湿热体质

体质特征：脸部和鼻尖总是油光发亮，容易生粉刺、疮疖，口中有异味。大便黏滞不爽，小便发黄。

精神特征：外向好动，反应迅速。

患病倾向：疮疖、黄疸等。

● 气郁体质

体质特征：形体消瘦或者偏胖，面色苍白或晦黄。性情急躁易生气，郁郁寡欢。胸闷不舒，舌头淡红，有白苔。一般这种体质的人影响因素大部分来自心态原因。

精神特征：情感压抑，情志不畅。

患病倾向：失眠、抑郁症、神经官能症等。

● 特禀体质

体质特征：容易对花粉或某物质过敏，多是遗传所致。

精神特征：无特殊表现。

患病倾向：凡是遗传性疾病者多与亲代有相同疾病，或缺陷。如出现药物过敏、花粉症、哮喘等过敏性疾病。

● 平和体质

体质特征：身体健康，保持着一种平衡。外表不胖不瘦。一般不觉得累，很少得病

精神特征：性格比较开朗，总是精力充沛。

患病倾向：不易患病，即使生病了，也很容易治愈。

(13)

不同体质依据各自特点调养

◉ 平和体质：无所偏颇，重在维护

体质特征：

身体健康，保持着一种平衡。外表不胖不瘦。一般不觉得累，很少得病。

饮食指南：

平和体质者一般无需调理，但如果夏季气候炎热、干燥少雨、出汗较多，易耗气伤阴，可适当选用一些益气养阴的药膳，如沙参山药粥、沙参老鸭汤；如果是夏季梅雨季节，气候潮湿多雨，则可适当选用一些芳香祛湿的药膳，如祛湿消暑汤、绿豆薏苡仁粥等。

平和体质的人饮食要"谨和五味"，保持身体的平衡状态。饮食要有节制，不要常吃过冷过热或不干净的食物，粗细粮食要合理搭配。

用药推荐：

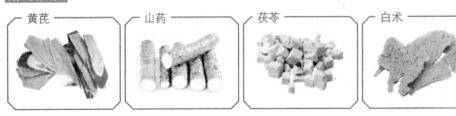

黄芪　　　　　　　山药　　　　　　　茯苓　　　　　　　白术

◉ 阳虚体质：畏怕寒冷，手足冰凉

体质特征：

怕寒喜暖，四肢倦怠，形体白胖，面色惨白，小便清长，大便有时会很稀薄，脉沉无力，舌大苔厚。即使再热的暑天，也不能在空调房间里多待。总是手脚发凉，不敢吃凉的东西。

饮食指南：

阳虚者以肾阳虚最为常见，女性一些常见的妇科病就是肾阳虚的特征。代表补品为鹿茸，鹿茸的壮阳功能较强，可磨粉或泡酒后服用；但阴虚者应忌食，否则有可能造成出血、烦热不安等不良反应。

　　阳虚体质者可选用补阳祛寒、温养肝肾之品，常用药物有鹿茸、杜仲、蛤蚧、冬虫夏草、巴戟天、淫羊藿、仙茅、肉苁蓉、补骨脂、核桃、续断、菟丝子等。

用药推荐：

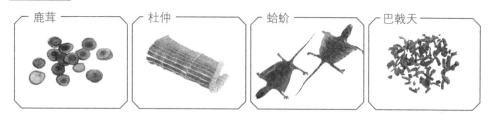

● 阴虚体质：身体消瘦，大便燥结

体质特征：

　　怕热，经常感到手脚心发热，面颊潮红或偏红，形体消瘦，心烦少眠，便干尿黄，皮肤干燥，口干舌燥，舌红苔少。

饮食指南：

　　阴虚体质者可选用滋阴清热、滋养肝肾之品，如女贞子、麦门冬、西洋参、玉竹、沙参、枸杞子、桑葚、龟板诸药，均有滋阴清热之作用。

　　阴虚证多源于肾、肺、胃或肝的不同症状，应随阴虚部位和程度而调补。银耳补肺、润肠的功能较佳；石斛生津止渴的功效较好；百合养阴清热，可润肺止咳、清心安神。枸杞子入肝经、肾经，补肾益精、养肝明目。

用药推荐：

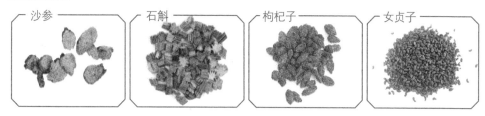

13

◉ 气虚体质：容易疲乏，常盗虚汗

体质特征：

　　面色苍白，语音很低很细，形体消瘦或偏胖，身体比较乏力，盗汗（睡觉时不知不觉出汗），吃得很少，脉象虚弱，有白色的舌苔。这种体质的人大多属于身体原因，如免疫力低下，久病不愈等。

饮食指南：

　　气虚体质的人，养生宜补中益气。补中即补脾胃，中医认为脾胃是后天之本，起到运化食物的作用，需要养。脾胃功能强健，食物的营养就能够被人体充分吸收，则元气自然充实。

　　气虚者可选用具有补气作用、性平味甘的中药，以及具有益气健脾作用的食物。补气代表中药为人参，但其补气功效过强，一般可选用西洋参、黄芪、党参、太子参、山药等。

用药推荐：

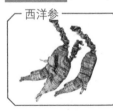
西洋参

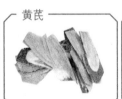
黄芪

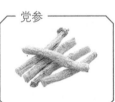
党参

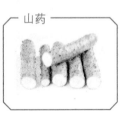
山药

◉ 痰湿体质：形体肥胖，多汗多痰

体质特征：

　　体形肥胖，腹部肥满而松软。易出汗，且多黏腻。经常感觉脸上有一层油。

饮食指南：

　　痰湿之生与肺、脾、肾关系最为密切，故重点在于调补肺、脾、肾三脏。若因肺失宣降，津失输布，液聚生痰者，当宣肺化痰；若因脾不健运，湿聚成痰者，当健脾化痰；若肾虚不能制水，水泛为痰者，当温阳化痰。

养生中药可选赤小豆、白扁豆、山药、薏苡仁等有健脾利湿功效的，也可选择有健脾益气化痰的中药，如黄芪、茯苓、白术等。

用药推荐：

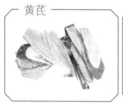
黄芪

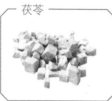
茯苓

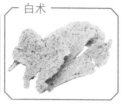
白术

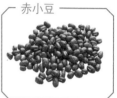
赤小豆

● 湿热体质：皮肤多油，长痘长斑

体质特征：

脸部和鼻尖总是油光发亮，容易生粉刺、疮疖，口中有异味。大便黏滞不爽，小便发黄。

饮食指南：

湿热体质者养生要注重清热化湿，即清胃肠之热，化脾经之湿。饮食以清淡为主，可选用茯苓、薏苡仁、赤小豆、玄参等具有清热利湿功效的中药。用决明子、金银花等泡茶饮用对于驱散湿热也有很好的效果。

用药推荐：

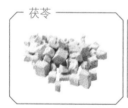
茯苓

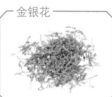
金银花

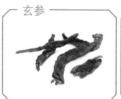
玄参

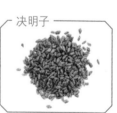
决明子

● 血淤体质：嘴唇发紫，皮肤灰暗

体质特征：

眼眶发黑，眼睛经常有红丝，舌头暗紫，面色发暗，口唇色素较深，皮肤常干燥、粗糙，常常出现疼痛。刷牙时牙龈容易出血。

饮食指南：

  血淤体质者的养生原则是活血祛淤、补气行气，关键在于畅通气血，勿使滞塞，内外兼施，缓慢调理，改变体质状态。

  调养血淤体质首选丹参，丹参是著名的活血化淤中药，《神农本草经》列其为上品。另外也可选用活血养血之品，如川芎、红花、益母草、月季花、郁金等。

用药推荐：

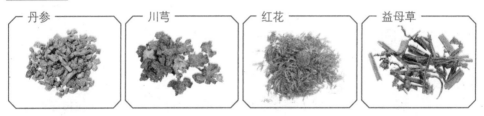

丹参   川芎   红花   益母草

● 气郁体质：多愁善感，容易抑郁

体质特征：

  形体消瘦或者偏胖，面色苍白或晦黄。性情急躁易生气，郁郁寡欢。胸闷不舒，舌头淡红，有白苔。一般这种体质的人影响因素大部分来自心态原因。

饮食指南：

  气郁体质者主要是气郁于中不得发，养生药膳当以疏肝理气为主。常用香附、乌药、川楝子、小茴香、橘皮、郁金等善于疏肝理气解郁的中药。

  香附有温经、疏肝理气的功效；橘皮有顺气、消食、治肠胃不适等功能；菊花有平肝、宁神、静思之功效；酸枣仁则能安神镇静、养心解烦。

用药推荐：

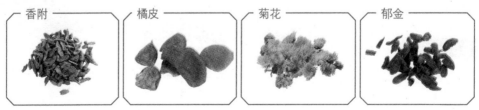

香附   橘皮   菊花   郁金

● 特禀体质：容易过敏，易打喷嚏

体质特征：

容易对花粉或某物质过敏，多是遗传所致。

饮食指南：

特禀体质的人调养以益气固表为要，保持饮食清淡、均衡，粗细搭配适当，荤素配伍合理。中药可选用黄芪、白术、防风等。黄芪具有益气固表止汗的功效；白术能补气健脾，脾胃之气固，则卫表之气方有生化之源；防风祛风散风，为"风药中之润剂"。

中医经典方玉屏风散，即由以上三味药组成，具有益气、固表、止汗之功效，对抵抗外邪入侵，改善过敏性疾病功效明显。

用药推荐：

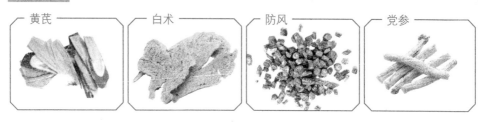

黄芪　　白术　　防风　　党参

13

中 篇

77味常见调理养生中药

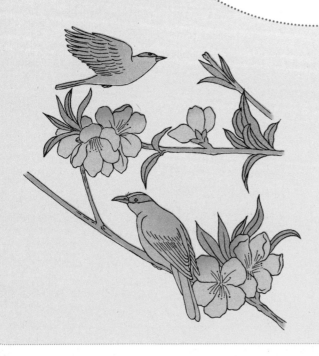

只有了解每一味中药后方能用之

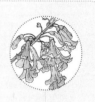

中药，看起来不过是些花花草草、种子根皮，然而不同的花草根皮，其作用却可能差异甚大：有的行血活血，有的凉血止血；有的滋阴泻火，有的温阳散寒；有的固涩止泻，有的润肠通便……

本篇对常见的中药进行了功效划分，结合《本草纲目》等著作，对其药性和功能主治等作了详细的介绍，使用过程中需要注意之处也为你作了悉心提示。每一味中药，我们都为你提供了适合家庭制作的养生药膳。让我们一起分享美味，收获健康。

本章看点

- 黄芪　补气升阳，益卫固表，利水消肿

- 龙眼肉　补益心脾，养血安神

- 白术　健脾益气，燥湿利水，安胎

- 人参　大补元气，益气生津，安神益智

- 甘草　益气补中，清热解毒，祛痰止咳

- 百合　养阴润肺，清心安神

- 当归　补血活血，调经止痛，润肠通便

- 山茱萸　补益肝肾，收敛固涩

　　……

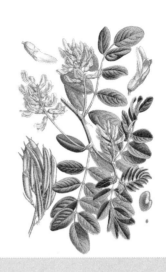

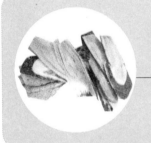

第一章
补中益气药

　　本章共选中药11种，药方33个，可以分为气虚、血虚、阴虚和阳虚等四种。举例来说，气虚者脸色苍白，并有精神萎靡的症状，这时可服用补中益气汤；阴虚的人常常在夜间盗汗，伴随失眠、口干舌燥等症状，这时可服用百合固金汤。冬季进补，也是因为冬天人体多虚，所以需要调理身体。补气类的中药有健脾益气、增强体质的作用。体质虚弱者表现为精神不振、容易疲劳、四肢无力、食欲不振等。

1 黄芪 补气升阳，益卫固表，利水消肿

● 中药图解

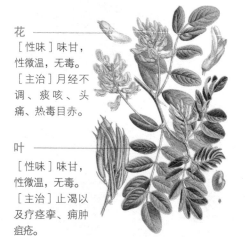

花 ———
[性味] 味甘，
性微温，无毒。
[主治] 月经不
调、痰咳、头
痛、热毒目赤。

叶 ———
[性味] 味甘，
性微温，无毒。
[主治] 止渴以
及疗痉挛、痈
肿疽疮。

【释名】戴糁、芰草、蜀脂、百本、王孙、北芪、箭芪、绵芪、独眼。

【性味归经】性微温，味甘，无毒；入脾、肺经。

【养生功效】主痈疽、烂疮日久，能排脓止痛。疗麻风病、痔疮、瘰疬，补虚，治小儿百病。还可治妇人子宫邪气，逐五脏间恶血，补男性虚损，五劳消瘦，止渴，治腹痛泻痢。益气，壮筋骨，生肌补血。

【选购与储存】以圆柱形，极少分枝，上粗下细；表面灰黄色或淡褐色，有纵皱纹或沟纹；味微甜，无黑心空心者，嚼之微有豆腥味者为佳。置通风干燥处储存，防潮，防蛀。

● 传世经典药方

材料	煎法	服药法	服药温度	功效	主治
补中益气汤					
黄芪一钱、炙甘草五分、白术三分、人参三分、当归二分、升麻二分、柴胡二分、陈皮二分	将以上八味药分别切细，加水二盏，煎至一盏，除去药渣即可	一日三次，饭后服用	温服	补中益气升阳举陷	体倦肢软，少气懒言，大便稀溏，脱肛，子宫脱垂，久痢，崩漏等
黄芪汤					
黄芪一两、人参一两、芍药一两、桂心一两、生姜六两、红枣十二枚	将以上六味药分别切细，用六升水煮取二升汤药即可	一日三次，饭后服用	温服	益气生血	脉微弱，身体不仁，中风
升陷汤					
生黄芪六钱、知母三钱、柴胡一钱五分、桔梗一钱五分、升麻一钱	将以上五味药分别切细，用水煎取汤药五合	一日两次，饭前服用	热服	益气升陷	胸中大气下陷，气短不足以息，气息将停，咽干作渴，满闷怔忡

● 中药手札

　　黄芪以补虚为主，与当归配合使用，可气血双补。感冒发热、胸腹满闷者，痈疽初起或溃后热毒尚盛者，阴虚体质、痰湿体质和气郁体质者都不宜用黄芪。

● 歌诀

补中益气汤

补中益气芪术陈，
升柴参草当归身，
虚劳内伤功独擅，
亦治阳虚外感因。

● 养生药膳房

黄芪甘草鱼汤

药材：防风5克，甘草5克，白术10克，红枣3枚，黄芪9克。
食材：虱目鱼肚1片，芹菜少许，盐、味精、淀粉各适量。
制作：
①将虱目鱼肚洗净，切成薄片，放少许淀粉，轻轻搅拌均匀，腌渍20分钟，备用。药材洗净、沥干，备用。
②锅置火上，倒入清水，将药材与虱目鱼肚一起煮，用大火煮沸，再转入小火续熬至味出时，放适量盐、味精调味，起锅前加入适量芹菜即可。
功效：益气，补血，壮阳，增强抵抗力。

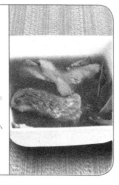

中医专家图解药方

服药时间	饭后
服药次数	一日三次
服药温度	温

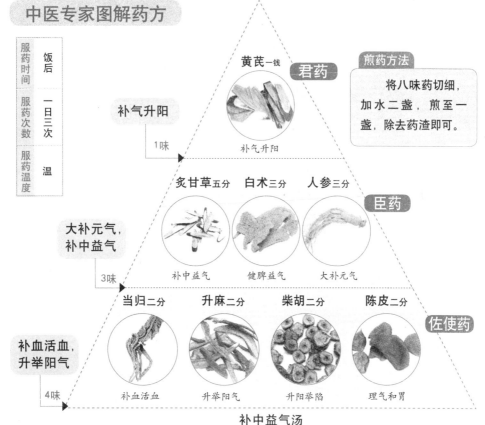

补气升阳

1味

黄芪 一钱 【君药】

补气升阳

煎药方法

将八味药切细，加水二盏，煎至一盏，除去药渣即可。

大补元气，补中益气

3味

炙甘草 五分　白术 三分　人参 三分 【臣药】

补中益气　健脾益气　大补元气

补血活血，升举阳气

4味

当归 二分　升麻 二分　柴胡 二分　陈皮 二分 【佐使药】

补血活血　升举阳气　升阳举陷　理气和胃

补中益气汤

1

② 龙眼肉 补益心脾，养血安神

◉ 中药图解

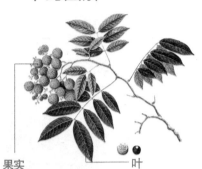

果实
[性味] 味甘，性平，无毒。
[主治] 主五脏邪气，能安志、治厌食。

叶
[性味] 味甘，性平，无毒。
[主治] 能开胃健脾、补虚益智。

【释名】桂圆肉、密脾、龙眼干、龙目、圆眼、亚荔枝、荔枝奴、骊珠、燕卵。

【性味归经】性平，味甘，无毒；入心、脾经。

【养生功效】龙眼是养心安神、补气益血的良药，有开胃益脾、养血安神、补虚益智等多种功效。龙眼肉含有丰富的葡萄糖、蔗糖、蛋白质及多种维生素和微量元素，有良好的补益作用，能改善心血管循环、稳定精神状况、舒解压力和紧张情绪。

【选购与储存】优质龙眼肉是挑选肉厚汁多的上好鲜龙眼晾晒而成，因此颜色相对黄润，而且摸起来有点没晾干的感觉。干品置于密封容器中保存。

◉ 传世经典药方

材料	煎法	服药法	服药温度	功效	主治
归脾汤					
龙眼肉一两、黄芪一两、人参半两、白术一两、当归一两、茯神一两、酸枣仁一两、木香半两、甘草二钱半、远志一钱	先将以上十味药分别切细，一起放入锅中。加一盏半水，然后再加生姜五片、红枣一枚，煎至七分，除去药渣即可	一日三次	温服	益气补血，健脾养心	心悸，健忘失眠，盗汗虚热，面色萎黄，苔薄白，便血，皮下紫癜，女性月经不调
龙眼莲子汤					
龙眼肉六枚、莲子十颗、芡实二两	先将以上三味草药洗净，然后将芡实切细，一起放入锅中。加入适量水，以没过草药为准，先用大火烧开，后转小火熬制半小时即可	睡前服用	温服	补血养血，益气安神	贫血，神经衰弱，心悸怔忡，自汗盗汗
龙眼人参汤					
龙眼肉六枚、白糖三钱、人参一两	以剥好龙眼肉，盛竹筒式瓷碗内，每次一两，加白糖。素体多火者，再加入人参一两，碗口罩以丝绵一层，于饭锅上蒸	饭前服用	热服	大补气血	气血不足，贫血

● 中药手札

　　龙眼肉性平，味甘，与红枣同用，养心补血之功倍增，尤其适合心脾两虚、心悸怔忡、头晕乏力者。但龙眼肉具滋腻之性，脾虚湿盛、痰热内盛者不宜食用。

● 养生药膳房

龙眼党参猪心粥
药材：龙眼肉 35 克，党参 10 克，桂枝 5 克，红枣 15 克。
食材：猪心 1 个，姜片 15 克，精盐、鸡精、香油各适量。
制作：
①猪心洗净，去肥油，切小片；红枣洗净去核；党参洗净切段；桂枝洗净。
②净锅上火，放入清水，待水沸放入切好的猪心，余烫去除血水，捞出沥干。
③砂锅上火，加入清水 2000 毫升，将猪心及备好的材料放入锅内，大火煮沸后改用小火煲约 2 个小时，最后再加调味料即可。
功效：温经散寒，补气养血，养心安神。

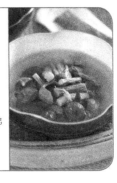

中医专家图解药方

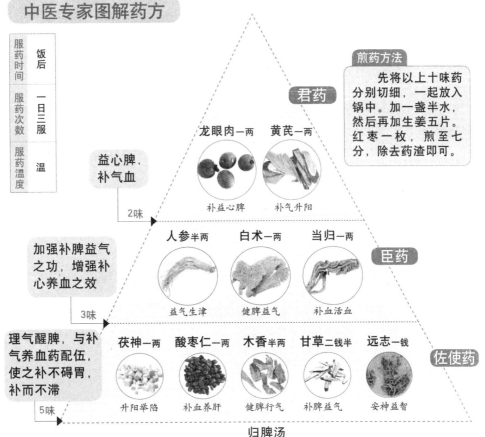

服药时间	饭后
服药次数	一日三服
服药温度	温

君药

益心脾，补气血

2味

龙眼肉一两　　黄芪一两

补益心脾　　补气升阳

煎药方法

先将以上十味药分别切细，一起放入锅中。加一盏半水，然后再加生姜五片。红枣一枚，煎至七分，除去药渣即可。

臣药

加强补脾益气之功，增强补心养血之效

3味

人参半两　　白术一两　　当归一两

益气生津　　健脾益气　　补血活血

佐使药

理气醒脾，与补气养血药配伍，使之补不碍胃，补而不滞

5味

茯神一两　　酸枣仁一两　　木香半两　　甘草二钱半　　远志一钱

升阳举陷　　补血养肝　　健脾行气　　补脾益气　　安神益智

归脾汤

②

③ 白术 健脾益气，燥湿利水，安胎

◉ 中药图解

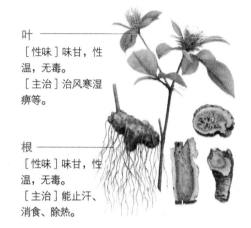

叶 ——————
[性味]味甘，性温，无毒。
[主治]治风寒湿痹等。

根 ——————
[性味]味甘，性温，无毒。
[主治]能止汗、消食、除热。

【释名】山蓟、山芥、冬术、种术、山姜、山连、杨桴、桴蓟、马蓟。

【性味归经】性温，味甘，无毒；入脾、胃经。

【养生功效】治风寒湿痹、死肌痉疸、胸腹胀满、腹中冷痛、胃虚下痢、多年气痢。能除寒热，止呕逆。主风眩头痛、流泪，消痰利水，除腹胀满、霍乱呕吐、腹泻不止，健脾，暖胃消食。

【选购与储存】选购白术以个大，质坚实，断面贡白色，香气浓者为佳。白术宜置于阴凉干燥处，防蛀。

◉ 传世经典药方

	材料	煎法	服药法	服药温度	功效	主治
黄土汤						
	灶心黄土半斤、白术三两、附子三两、阿胶三两、黄芩三两、甘草三两、干地黄三两	将以上七味药放在一起捣碎，放入锅中加水八升，煮取三升汤药即可	一日两次，饭后服用	温服	温阳健脾，养血止血	阳虚便血，衄血，妇人崩漏
枳术丸						
	枳实一两、木香一两、白术二两、砂仁二两	将以上四味药炒后去麸，共研为末，荷叶包饭烧熟，与药末捣和制成如梧桐子大的药丸	一日两次，饭后服用	开水送服	健胃消痞，久服开胃	妇人呕吐，气滞，脾胃不和
白术膏						
	白术十斤、蜂蜜适量	将白术放入瓦锅里加水，用小火煎至一半，把药汁滤出，药渣再熬，如此煎三次后，把所有药汁一同熬稠，放入容器中一夜，倒掉上面的清水	饭后，每次用蜂蜜调服二匙	温服	用于久痢，并有滋补作用	脾胃不和，饮食无味，大便泄泻

● 中药手札

　　白术性味甘温，与山药配伍较多，具有健运脾胃之功，适合脾胃虚弱、消化不良、食欲不振的患者。脾虚湿盛的患者，还可配伍茯苓、泽泻，有健脾祛湿的作用。

● 养生药膳房

白术玉米煲

药材：白术、麦门冬各 10 克，黄芪、红枣各 15 克。
食材：玉米 100 克，白萝卜 100 克，鱼豆腐 45 克，鳕鱼丸 3 个，鸭血 100 克。
制作：
①将药材放入棉布袋中，和水煮滚后转小火熬煮，留下汤汁备用。
②将切好的食材放入备好的汤汁中，煮滚后转小火熬至白萝卜熟烂，即可食用。
功效：健脾益气，养心安神。

中医专家图解药方

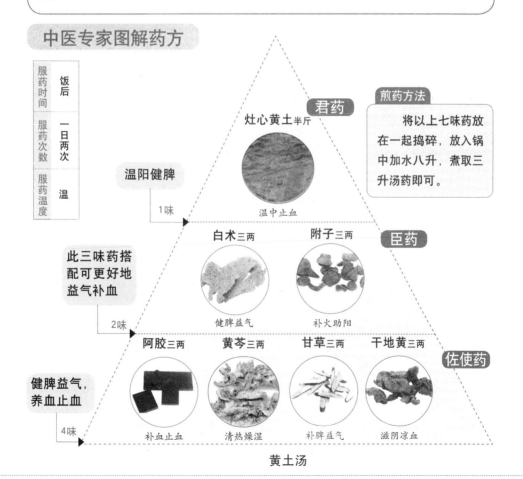

服药时间	饭后
服药次数	一日两次
服药温度	温

煎药方法

　　将以上七味药放在一起捣碎，放入锅中加水八升，煮取三升汤药即可。

君药

灶心黄土 半斤

温中止血

温阳健脾
1味

臣药

白术 三两
健脾益气

附子 三两
补火助阳

此三味药搭配可更好地益气补血
2味

佐使药

阿胶 三两
补血止血

黄芩 三两
清热燥湿

甘草 三两
补脾益气

干地黄 三两
滋阴凉血

健脾益气，养血止血
4味

黄土汤

③

● 歌诀

黄土汤

黄土汤用芩地黄，
术附阿胶甘草尝，
温阳健脾能摄血，
便血崩漏服之康。

④ 人参 大补元气，益气生津，安神益智

● 中药图解

子
[性味]味甘，性微寒，无毒。
[主治]定魂魄、止惊悸。

叶
[性味]味甘，性微寒，无毒。
[主治]除邪气、益智力。

根
[性味]味甘，性微寒，无毒。
[主治]补五脏、安神志。

【释名】黄参、血参、人衔、鬼盖、神草、土精、地精、海腴。

【性味归经】性温，味甘，无毒；入心、脾、肺经。

【养生功效】补五脏，安精神，定魂魄，止惊悸，除邪气，明目益智。久服可轻身延年。治胃肠虚冷、心腹胀痛、胸胁逆满、霍乱吐逆。能调中，止消渴，通血脉，破坚积，增强记忆力。

【选购与储存】以身长、支粗大、浆足、纹细、根茎长且较光滑无茎痕及珍珠点（茎上的疣状小突起），无霉变、虫蛀、折损，且参根较大、参形完整、有光泽者为佳。已干透的人参，可用塑料袋密封以隔绝空气，置阴凉处保存。将干人参用纸包好，放入塑料袋中，挤出空气后封口。取大小适宜的陶瓷罐，罐底部及罐内四周放一层生石灰，生石灰上铺一层纸，将装有人参的塑料袋放入罐中，盖紧罐盖，置于阴凉干燥处，可保存一年。

● 传世经典药方

	材料	煎法	服药法	服药温度	功效	主治
香砂六君子汤						
	人参一钱、半夏一钱、白术二钱、茯苓二钱、生姜二钱、甘草七分、木香七分、陈皮八分、砂仁八分	将前八味分别切细，加水一盏烧开，然后放入砂仁煎至十分即可	一日两次，饭后服用	温服	益气化痰，行气温中	脾胃气虚，痰阻气滞证
四君子汤						
	人参五分、白术五分、茯苓五分、炙甘草五分	以上四味药碾成粉末，加水一盏，煎至七分即可	不拘时候，每服二钱	温服	益气健脾	面色萎白，气短乏力，便溏，舌淡苔白
保元汤						
	黄芪三钱、人参一钱、炙甘草一钱、肉桂五分、生姜一片	以上五味药碾成粉末，加水一盏，煎至七分即可	不拘时服	温服	益气温阳	虚损劳弱，元气不足

本草纲目对症养生全书

● 中药手札

人参有大补元气之功，与附子配伍，有助火壮阳、回阳救逆之功，常用于危重病患者的急救。人参为补气类中药，不宜与白萝卜、山楂、陈皮等同用，否则会使人参功效降低。

● 歌诀

香砂六君子汤

四君子汤中和义，参术茯苓甘草比，
益以夏陈名六君，祛痰补益气虚饵，
除却半夏名异功，或加香砂气滞使。

● 养生药膳房

人参蜂蜜粥
药材：人参10克，蜂蜜50克。
食材：生姜5克，韭菜5克，蓬莱米100克。
制作：
①将人参放入清水中泡一夜，姜切片，韭菜切末。
②将泡好的人参连同泡参水，与洗净的蓬莱米一起放入砂锅中，中火煨粥。
③待粥将熟的时候放入蜂蜜、生姜、韭菜末调匀，再煮片刻即可。
功效：补气，润肠通便，润泽肌肤，解毒。

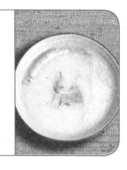

中医专家图解药方

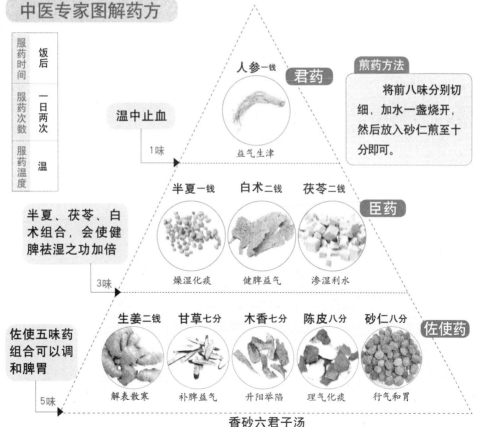

服药时间	饭后
服药次数	一日两次
服药温度	温

温中止血

1味 → 人参一钱 <君药>
益气生津

煎药方法
将前八味分别切细，加水一盏烧开，然后放入砂仁煎至十分即可。

半夏、茯苓、白术组合，会使健脾祛湿之功加倍

3味 →

半夏一钱　白术二钱　茯苓二钱 <臣药>
燥湿化痰　健脾益气　渗湿利水

佐使五味药组合可以调和脾胃

5味 →

生姜二钱　甘草七分　木香七分　陈皮八分　砂仁八分 <佐使药>
解表散寒　补脾益气　升阳举陷　理气化痰　行气和胃

香砂六君子汤

4

5 甘草 益气补中，清热解毒，祛痰止咳

● 中药图解

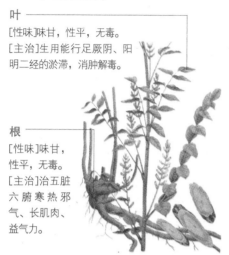

叶 ——
[性味]味甘，性平，无毒。
[主治]生用能行足厥阴、阳明二经的淤滞，消肿解毒。

根 ——
[性味]味甘，性平，无毒。
[主治]治五脏六腑寒热邪气、长肌肉、益气力。

【释名】生草、粉甘草、蜜甘、蜜草、美草、灵通、国老。

【性味归经】性平，味甘，无毒；入心、肺、脾、胃经。

【养生功效】解小儿胎毒，治惊痫，降火止痛。温中下气，用于烦满气短、内伤咳嗽，并能止渴，通经脉，调气血，解百药毒，为九土之精，可调和七十二种矿石药及一千二百种草药。

【选购与储存】甘草以皮细紧、色红棕、质坚实，断面色黄白、粉性足者为佳。表面老黄色、微有光泽、略带黏性、气焦香、味甜的为蜜炙甘草。置于干燥处储存，防潮防蛀。

● 传世经典药方

材料	煎法	服药法	服药温度	功效	主治
炙甘草汤					
生地黄一斤、炙甘草四两、人参二两、阿胶二两、麦门冬半升、麻仁半升、红枣三十枚、生姜三两、桂枝三两	将以上九味药分别切细，加清酒七升、水八升，煮取汤药三升，除去药滓，内阿胶烊消尽即可	每服一升，一日三次	温服	滋阴养血，益气温阳，复脉止悸	咳嗽，涎唾多，失眠，自汗盗汗，咽干舌燥，大便干结
甘草大麦膏					
甘草三两、大麦粉九两、醋少许	把甘草捣碎筛末，加大麦粉，和匀，然后滴入醋少许和开水少许，做成比疮大一分的饼即成	敷疮上，中间用绸片和故纸隔开，冷了再换	热敷	化脓解毒	背疽
国老膏					
甘草二斤	捶碎甘草，水浸一夜，揉取浓汁，再用密绢过滤，将汁液慢火熬成膏，收存罐中	每服一二匙，用无灰酒或白汤送下	温服	消肿解毒	水肿，生疮，中毒等

● 中药手札

甘草性味甘平，在药方中常作为佐使药，有缓和诸药药性及解毒之效。炙甘草性滋腻，有缓急止痛之功，适用于虚劳腹痛者，但素体肥胖、脾胃湿热、痰湿内蕴者应忌用。

● 歌诀

炙甘草汤

炙甘草汤参姜桂，
麦冬生地大麻仁，
红枣阿胶加酒服，
虚劳肺痿效如神。

● 养生药膳房

麦枣甘草萝卜汤

药材：甘草 15 克，红枣 10 颗。
食材：小麦 100 克，白萝卜 15 克，排骨 250 克，盐 2 小匙。
制作：
①将小麦洗净，以清水浸泡 1 个小时，沥干。
②排骨汆烫，捞起，冲净；白萝卜削皮、洗净、切块；红枣、甘草冲净。
③将上述所有材料盛入煮锅，加水煮沸，转小火炖约 40 分钟，加盐调味即成。
功效：养血补虚、健脾益气、促进睡眠。

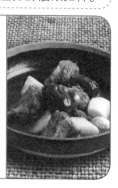

中医专家图解药方

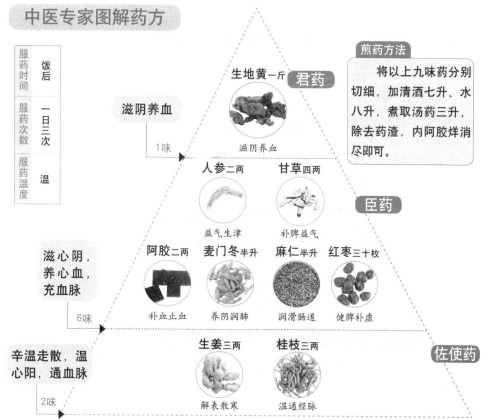

服药时间	饭后
服药次数	一日三次
服药温度	温

君药

生地黄一斤
滋阴养血

滋阴养血 → 1味

煎药方法

将以上九味药分别切细，加清酒七升、水八升，煮取汤药三升，除去药渣，内阿胶烊消尽即可。

臣药

人参二两
益气生津

甘草四两
补脾益气

滋心阴，养心血，充血脉 → 6味

阿胶二两
补血止血

麦门冬半升
养阴润肺

麻仁半升
润滑肠道

红枣三十枚
健脾补虚

佐使药

辛温走散，温心阳，通血脉 → 2味

生姜三两
解表散寒

桂枝三两
温通经脉

炙甘草汤

5

6 百合 养阴润肺，清心安神

● 中药图解

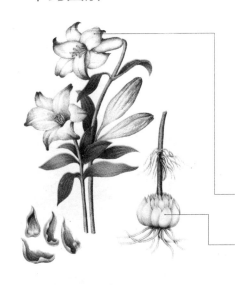

【释名】倒仙、番韭、山丹。

【性味归经】性微寒，味甘，无毒；入心、肺经。

【养生功效】主阴虚久咳、痰中带血。能治虚烦惊悸、失眠多梦、精神恍惚。

【选购与储存】鲜百合以外形好、无黑斑、个大瓣厚、色白无霉变者为佳。干百合以干燥、无杂质、肉厚且晶莹透明者为佳。干百合要密封，置通风干燥处保存。

花

[性味] 味甘，性平，无毒。

[主治] 咳嗽气喘、痰中带血、咽喉干痛。

肉质鳞茎

[性味] 味甘，性微寒，无毒。

[主治] 阴虚久咳、虚烦惊悸、燥热咳嗽。

● 传世经典药方

	材料	煎法	服药法	服药温度	功效	主治
百合固金汤						
	百合一钱半、地黄三钱、麦冬一钱半、玄参八分、芍药三分、桔梗三分、贝母三分、当归三钱、甘草一钱	将以上九味中药分别切细，加适量水，先大火后小火慢煎半小时即可	不拘时候，一日两次	温服	滋肾保肺，止咳化痰	咳嗽气喘，痰中带血，咽喉干痛，头晕目眩，舌红少苔
沙参百合汤						
	沙参三两、百合三两、冰糖适量	前两味药水煎两次，后加入冰糖，稍煮片刻便可服用	每日一剂，一连服五日为一个疗程	温服	滋阴润肺，养心安神，益胃	咽喉干燥，阴虚肺燥，燥热咳嗽
枸杞百合山药汤						
	鲜百合二两、鲜山药一两、枸杞子一钱、冰糖一钱	将以上四味药一起熬煮半小时，再加适量蜂蜜即可食用	一日三次	温服	有助增强体质，抑制癌细胞生长，缓解放疗所产生的副作用	肺癌

● 中药手札

　　百合滋阴润肺，与沙参配伍较多，有滋阴润燥、润肺止咳之效，适合秋季肺燥干咳、痰少难咳出、痰带血丝等患者食用。尚有养心安神的作用，失眠、烦躁者也可食用。

● 歌诀

百合固金汤
百合固金二地黄，
玄参贝母桔甘藏，
麦冬芍药当归配，
喘咳痰血肺家伤。

● 养生药膳房

百合山药汤
药材：山药 10 克，百合 1 个，薏苡仁 20 克，枸杞子 15 克。
食材：冰糖适量。
制作：
①将山药削皮，冲净，切丁块；百合剥瓣，削去老边，冲净。
②砂锅洗净，薏苡仁淘净盛入煮锅，加水以大火煮开后，再转小火煮 20 分钟，加入山药续煮 10 分钟。
③放入枸杞子和百合，煮至百合变透明，加冰糖调味即成。
功效：健脾补气，养心安神，滋补身体。

中医专家图解药方

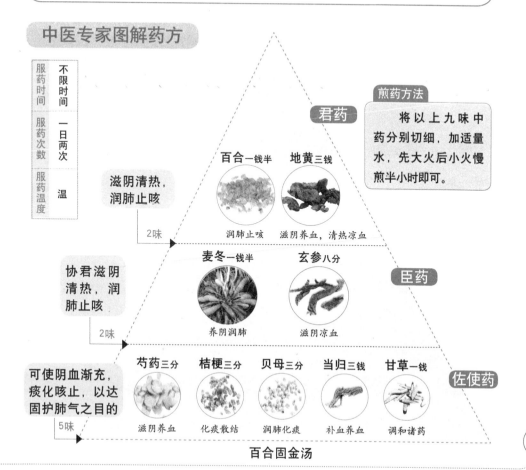

服药时间	不限时间
服药次数	一日两次
服药温度	温

滋阴清热，润肺止咳
2味

协君滋阴清热，润肺止咳
2味

可使阴血渐充，痰化咳止，以达固护肺气之目的
5味

君药
百合 一钱半　　地黄 三钱
润肺止咳　　滋阴养血，清热凉血

煎药方法
将以上九味中药分别切细，加适量水，先大火后小火慢煎半小时即可。

臣药
麦冬 一钱半　　玄参 八分
养阴润肺　　滋阴凉血

佐使药
芍药 三分　　桔梗 三分　　贝母 三分　　当归 三钱　　甘草 一钱
滋阴养血　　化痰散结　　润肺化痰　　补血养血　　调和诸药

百合固金汤

6

⑦ 当归 补血活血，调经止痛，润肠通便

● 中药图解

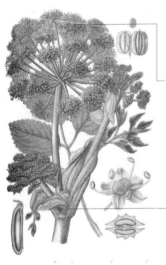

花
[性味]味甘，性辛、温，无毒。
[主治]主妇人漏下、不孕不育。

茎
[性味]味甘，性辛、温，无毒。
[主治]虚劳体弱、温疟寒热。

【**释名**】乾归、山蕲、白蕲、文无、西当归、秦归、云归。

【**性味归经**】性辛、温，味甘，无毒；入心、肝、脾经。

【**养生功效**】主温疟寒热、妇人漏下、恶疮。治虚劳体弱、下痢、腹痛、牙痛，可补各种虚损。治一切风寒，补一切血虚、劳损。能破恶血、生新血，还可治肠燥便结。

【**选购与储存**】当归以外皮棕色、主根粗长、油润、肉质饱满、断面色黄白、气浓香者为佳。置阴凉干燥处保存，防潮，防蛀。

● 传世经典药方

材料	煎法	服药法	服药温度	功效	主治
泰山磐石散					
当归一钱、人参一钱、黄芪二钱、白术二钱、黄芩一钱、芍药一钱、熟地黄一钱、炙甘草五分、川芎八分、续断一钱、糯米一撮、砂仁五分	先将以上十二味药分别切细，然后加水一盏半，煎至七分，除去药渣即可	但觉有孕，三五日用一服	温服	益气健脾，养血安胎	堕胎、滑胎，或屡有堕胎宿疾，面色淡白，倦怠乏力，不思饮食，舌淡苔薄白
当归川芎汤					
当归二两、川芎一两、酒三分	用当归二两，川芎一两，每次用五钱，加水七分、酒三分，煎至七分即可	一日两次	热服	活血补血，行气止痛	治产后、崩漏、外伤、拔牙等一切失血过多所致心烦眩晕
胜金丸					
当归二两、吴茱萸一两	将当归、吴茱萸，共炒香后去掉吴茱萸，只将当归研末，炼蜜制丸如梧桐子大即可	每次用米汤送服三十丸	凉服	温阳截疟	疟疾，虚寒腹痛

● 中药手札

　　当归为妇科病常用中药,有补血活血、调经止痛之功,适合月经稀少、闭经、痛经等患者食用。当归尚有润肠通便的作用,适合肠燥便秘者食用。

● 歌诀

泰山磐石散

泰山磐石八珍全,
去苓加芪芩断联,
再益砂仁及糯米,
妇人胎动可安全。

● 养生药膳房

当归乌鸡汤

药材:当归20克,三七8克。
食材:乌鸡肉250克,盐5克,味精3克,酱油2毫升,食用油5毫升。
制作:
①把当归、三七用水洗干净,然后用刀剁碎。把乌鸡肉用水洗干净,用刀剁成块,放入开水中煮5分钟,再取出过冷水。
②把上述所有的材料放入炖盅中,加水,慢火炖3个小时,最后调味即可。
功效:散淤消肿,止血活血,行气止痛。

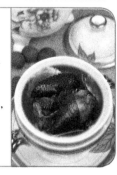

中医专家图解药方

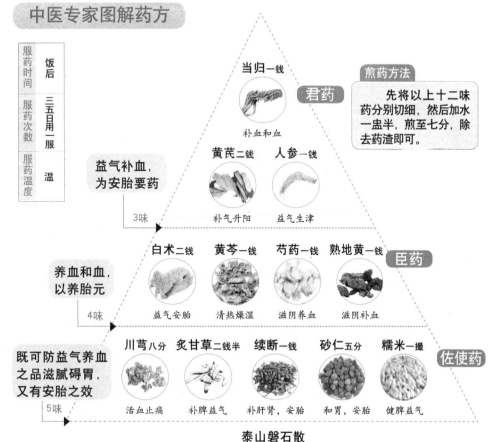

服药时间	饭后
服药次数	三五日用一服
服药温度	温

当归一钱
君药
补血和血

煎药方法

先将以上十二味药分别切细,然后加水一盅半,煎至七分,除去药渣即可。

益气补血,
为安胎要药

3味

黄芪二钱　人参一钱
补气升阳　益气生津

养血和血,
以养胎元

4味

白术二钱　黄芩一钱　芍药一钱　熟地黄一钱
臣药
益气安胎　清热燥湿　滋阴养血　滋阴补血

既可防益气养血
之品滋腻碍胃,
又有安胎之效

5味

川芎八分　炙甘草二钱半　续断一钱　砂仁五分　糯米一撮
佐使药
活血止痛　补脾益气　补肝肾,安胎　和胃,安胎　健脾益气

泰山磐石散

第一章　补中益气药

⑦

⑧ 山茱萸 补益肝肾，收敛固涩

● 中药图解

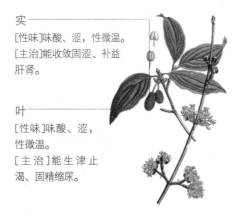

实
[性味]味酸、涩，性微温。
[主治]能收敛固涩、补益肝肾。

叶
[性味]味酸、涩，性微温。
[主治]能生津止渴、固精缩尿。

【释名】山萸肉、萸肉、药枣、肉枣、鸡足、天木籽。

【性味归经】性微温，味酸、涩；入肝、肾经。

【养生功效】补益肝肾、收敛固涩、固精缩尿、止带止崩、止汗；此外还可生津止渴。多用于腰膝酸痛、头晕耳鸣、健忘、遗精滑精、遗尿尿频、崩漏带下、月经不调、大汗虚脱、内热消渴等症。凡命门火炽、强阳不痿、素有湿热、小便淋涩者忌服。

【选购与储存】以表面紫红色至紫黑色，皱缩，有光泽，质柔，肉厚者为佳。宜置于阴凉干燥处，防蛀、防霉变。

● 传世经典药方

材料	煎法	服药法	服药温度	功效	主治
● 肾气丸					
山茱萸四两、干地黄八两、山药四两、桂枝一两、附子一两、泽泻三两、茯苓三两、牡丹皮三两	将以上八味药混合碾成细末，用蜜调制成如梧桐子大小的药丸即可	早、晚各服一丸，温酒送下	热服	补肾助阳，温中补益	腰痛膝软，少腹拘急，小便不利，阳痿早泄，痰饮内盛，水肿，脚气等
● 附子山茱萸汤					
附子（炮去皮）一两、山茱萸一两、干木瓜半两、乌梅半两、半夏三分、肉豆蔻三分、丁香一分、藿香一分	上锉散，水一盏半，加生姜七片、红枣一枚，煎至七分，去滓	每服四钱，食前服	温服	散寒祛风，补肾助阳	肾经受寒、腹痛寒厥、足痿不收、步行艰难，甚则中满、食不下，或肠鸣溏泄
● 山茱萸丸					
山茱萸（炒）一两、地黄（焙）一两、牛膝、泽泻、萆薢各一两，附子（炮裂，去皮）、蛴螬、车前子、狗脊、白术、地肤子各八钱，茵芋五钱	上药研为细末，炼蜜为丸，如梧桐子大	每服二三十丸，温酒送下，一日三次	温服	温阳、散寒、止痛	治风痹游走无常处、四肢挛急、两足软弱

● 中药手札

　　本品酸涩收敛，长于固涩下焦，为治疗肝肾亏虚、下元不固之要药。适用于治疗肝肾不足所致的腰膝酸软、遗精滑泄、眩晕耳鸣、月经过多等症。小便淋涩者忌用。

● 歌诀

肾气丸

金匮肾气治肾虚，
熟地淮药及山萸，
丹皮苓泽加桂附，
引火归原热下趋。

● 养生药膳房

茱萸鸡腿汤

药材：熟地黄 25 克，山茱萸 10 克，山药 10 克，牡丹皮 10 克，茯苓 10 克，泽泻 10 克，红枣 8 颗。
食材：鸡腿 1 只。
制作：
①鸡腿洗净，剁成块，放沸水中余烫，捞出，备用；药材冲洗干净，备用。
②将鸡腿和所有药材盛入炖锅中，加水以大火煮开，煮沸后再转小火慢炖 30 分钟即成。
功效：滋补肝肾，涩精止遗。

中医专家图解药方

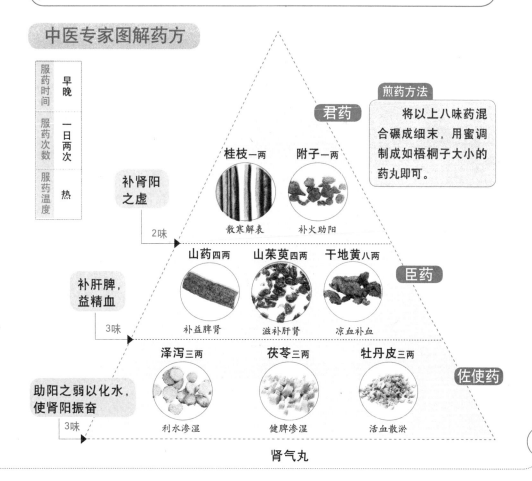

服药时间	早晚
服药次数	一日两次
服药温度	热

补肾阳之虚 — 2味
补肝脾，益精血 — 3味
助阳之弱以化水，使肾阳振奋 — 3味

君药
桂枝 一两　散寒解表
附子 一两　补火助阳

臣药
山药 四两　补益脾肾
山茱萸 四两　滋补肝肾
干地黄 八两　凉血补血

佐使药
泽泻 三两　利水渗湿
茯苓 三两　健脾渗湿
牡丹皮 三两　活血散淤

煎药方法
将以上八味药混合碾成细末，用蜜调制成如梧桐子大小的药丸即可。

肾气丸

⑧

⑨ 附子 回阳救逆，补火助阳，散寒除湿

● 中药图解

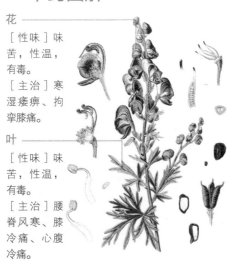

花
[性味] 味苦，性温，有毒。
[主治] 寒湿痿痹、拘挛膝痛。

叶
[性味] 味苦，性温，有毒。
[主治] 腰脊风寒、膝冷痛、心腹冷痛。

【释名】侧子、虎掌、明附片。

【性味归经】性大热，味辛、甘，有大毒；入心、肾、脾经。

【养生功效】治三阴伤寒、阴毒寒疝、中寒中风、癫痫、风湿麻痹、肿满脚气、头风、久痢脾泄、久病呕哕、反胃噎膈、久漏冷疮。温暖脾胃，除脾湿肾寒。

【选购与储存】附子以呈圆锥形，表面呈灰棕色，有微细纵皱纹，质坚实，带粉性，味带辛辣而麻舌为佳。附子易吸潮变软，宜置阴凉干燥处，密闭保存。

● 传世经典药方

材料	煎法	服药法	服药温度	功效	主治
右归丸					
附子二两、肉桂二两、鹿角胶四两、熟地黄八两、山药四两、山茱萸三两、枸杞子三两、菟丝子四两、杜仲四两、当归三两	先将熟地黄蒸烂杵成膏状，再将剩余的草药碾成细末，加蜜炼为丸，如弹子大	每嚼服二三丸，以滚白汤送下	热服	温补肾阳，填精益髓	肾阳不足，畏寒肢冷，腰膝软弱，阳痿遗精
附子汤					
附子、干姜、甘草、防风、独活各一两半，石膏、白茯苓、白术、川芎、柴胡、当归、人参各一两，杏仁二十枚、细辛一两	将以上草药放入锅中，加水酒共一盏半，煎至一盏，除去药渣即可	每服五钱匕，羸瘦者只用水煎服	温服	通畅气血，温中补益	手足不仁，身体不能俯仰
附子理中汤					
附子二钱、人参二钱、白术二钱、干姜二钱、炙甘草一钱	上作一服，加水二钟、生姜五片，煎至一钟即可	饭前服用，一日三次	温服	补虚回阳，温中散寒	治中寒、呕逆

● 中药手札

　　附子常与人参同用，有益气回阳之效，主治亡阳欲脱、肢冷脉微、阳痿宫冷、寒厥头痛、心腹冷痛、吐泻久痢之症。不宜与半夏、瓜蒌、白蔹、贝母、白芨同用。

● 歌诀

右归丸

右归丸中地附桂，
山药茱萸菟丝归，
杜仲鹿胶枸杞子，
益火之源此方魁。

● 养生药膳房

附子蒸羊肉

药材：附子30克。

食材：鲜羊肉1000克，葱段、生姜丝、料酒、葱段、肉清汤、盐、熟猪油、味精、胡椒粉各适量。

制作：
①将羊肉洗净，放入锅中，加适量清水将其煮至七分熟，捞出。
②取一个大碗依次放入羊肉、附子、生姜丝、料酒、熟猪油、葱段、肉清汤、胡椒粉、盐等。
③再放入沸水锅中隔水蒸熟即可。

功效：温肾壮阳，祛寒除湿。

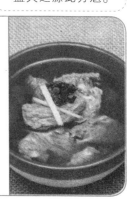

中医专家图解药方

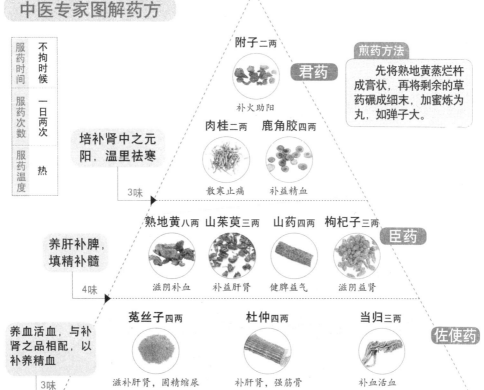

服药时间	不拘时候
服药次数	一日两次
服药温度	热

培补肾中之元阳，温里祛寒

3味

附子二两
补火助阳

君药

煎药方法

　　先将熟地黄蒸烂杵成膏状，再将剩余的草药碾成细末，加蜜炼为丸，如弹子大。

肉桂二两
散寒止痛

鹿角胶四两
补益精血

养肝补脾，填精补髓

4味

熟地黄八两
滋阴补血

山茱萸三两
补益肝肾

山药四两
健脾益气

枸杞子三两
滋阴益肾

臣药

养血活血，与补肾之品相配，以补养精血

3味

菟丝子四两
滋补肝肾，固精缩尿

杜仲四两
补肝肾，强筋骨

当归三两
补血活血

佐使药

右归丸

⑨

10 巴戟天 补肾阳，强筋骨，祛风湿

● 中药图解

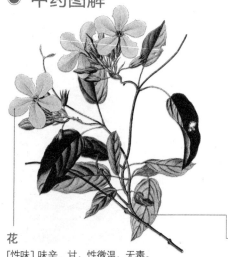

花
[性味] 味辛、甘，性微温，无毒。
[主治] 阳痿不举。能强筋骨、安五脏、祛风湿。

叶
[性味] 味辛、甘，性微温，无毒。
[主治] 梦遗滑精、早泄，疗麻风。

【释名】不凋草、三蔓草、巴戟肉、鸡眼藤、黑藤钻。

【性味归经】性微温，味辛、甘，无毒；入肾、肝经。

【养生功效】治麻风病、阳痿不举。能强筋骨、安五脏、祛风湿。疗头面游风、小腹及阴部疼痛。能补五劳、益精、助阳。治梦遗、滑精、早泄。

【选购与储存】以肉质粗壮、心木细、色紫红者品质为佳。置通风干燥处保存，防蛀，防霉。

● 传世经典药方

	材料	煎法	服药法	服药温度	功效	主治
●地黄饮子						
	巴戟天二两、熟地黄三两、山茱萸二两、肉苁蓉二两、石斛二两、附子一两、五味子一两、肉桂一两、麦门冬一两、茯苓一两、菖蒲一两、远志一两	将以上草药切成粗末，一起放入锅中，加水一盏半，加生姜五片、红枣一枚、薄荷五七叶，同煎至八分即可	一日三次，每服三钱，不拘时候	温服	滋肾阴，补肾阳，开窍化痰	舌体强硬不能言语，筋骨软弱不能行走
●巴戟天牛膝汤						
	巴戟天三斤、生牛膝三斤	先将以上两味药切细，然后用五斗酒浸泡一星期，除去药渣即可	一日两次，每次以不喝醉为度	温服	补肾壮阳	治虚羸、阳事不举，五劳七伤百病
●巴戟丸						
	巴戟三两、高良姜六两、紫金藤十六两、青盐二两、肉桂四两、吴茱萸四两	上为末，酒糊为丸	早晚各一服，每服二十丸，暖盐酒送下	温服	温阳散寒	治妇人月经不调，赤白带下

● 中药手札

　　巴戟天有补肾壮阳、祛风除湿、舒利关节之效。常与淫羊藿、狗脊、肉苁蓉等同用，有壮阳疗痿、补益肾阳的作用，可治男性不育、阳痿、遗精等症。

● 养生药膳房

巴戟天黑豆鸡汤

药材：巴戟天15克，黑豆100克。
食材：胡椒粒15克，鸡腿1只，盐1小匙。
制作：
①将鸡肉洗净、剁块，放入沸水中余烫，去除血水。
②黑豆淘洗干净，与鸡腿、巴戟天、胡椒粒一起放入锅中，加水至盖过所有材料。
③用大火煮开，再转成小火继续炖煮约40分钟，快煮熟时，加入调味料即成。
功效：补肾阳，祛风湿，强筋壮骨。

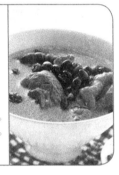

● 歌诀

地黄饮子
地黄饮子山茱斛，麦味菖蒲远志茯，
苁蓉桂附巴戟天，少入薄荷姜枣服。

中医专家图解药方

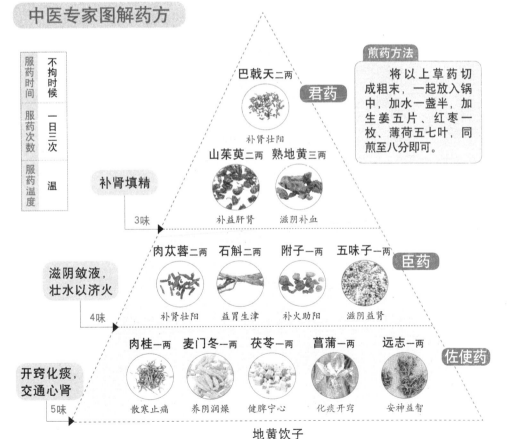

服药时间	不拘时候
服药次数	一日三次
服药温度	温

煎药方法
　　将以上草药切成粗末，一起放入锅中，加水一盏半，加生姜五片、红枣一枚、薄荷五七叶，同煎至八分即可。

巴戟天 二两
君药
补肾壮阳

补肾填精
3味

山茱萸 二两　　熟地黄 三两
补益肝肾　　　　滋阴补血

滋阴敛液，
壮水以济火
4味

肉苁蓉 二两　石斛 二两　附子 一两　五味子 二两
臣药
补肾壮阳　　益胃生津　　补火助阳　　滋阴益肾

开窍化痰，
交通心肾
5味

肉桂 一两　麦门冬 一两　茯苓 一两　菖蒲 一两　远志 一两
佐使药
散寒止痛　养阴润燥　健脾宁心　化痰开窍　安神益智

地黄饮子

⑩

11

干姜 温中散寒，回阳通脉，温肺化饮

● 中药图解

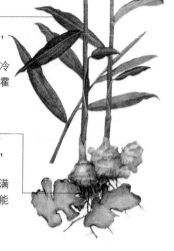

叶 ———
[性味]味辛，温，无毒。
[主治]治寒冷腹痛、中恶霍乱胀满。

根 ———
[性味]味辛，温，无毒。
[主治]主胸满咳逆上气，能温中止血。

【释名】淡干姜、均姜、白姜。

【性味归经】性热，味辛，无毒；入脾、胃、肾、心、肺经。

【养生功效】治寒冷腹痛、风邪诸毒。腰膝冷痛，能破血祛风、通四肢关节、宣诸经脉。消痰下气，治转筋吐泻、腹冷、反胃干呕、淤血扑损，止鼻衄，解毒，治寒饮伏肺喘咳。

【选购与储存】干姜以质坚实、断面色黄白、粉性足、气味浓者为佳。置阴凉干燥处，防蛀。

● 传世经典药方

材料	煎法	服药法	服药温度	功效	主治
● 回阳救急汤					
干姜二钱、熟附子三钱、肉桂一钱、白术三钱、茯苓三钱、陈皮二钱、炙甘草二钱、五味子一钱、人参二钱、半夏三钱	先将以上十味药分别切细，然后入锅中，加水二盅、生姜三片，煎至十升，临服入麝香三厘调服	一日两次，饭后服用	温服	回阳救急，益气生脉	恶寒蹲卧，四肢厥冷，吐泻腹痛，身寒战栗
● 干姜附子汤					
干姜十二两、附子一钱	将以上两味草药切细，加水一饭碗，煮取汤汁，除去药渣即可	饭前服用	热服	温中散寒	心腹冷痛，四肢冰冷
● 小青龙汤					
麻黄三钱、芍药三钱、细辛两钱、干姜两钱、炙甘草两钱、桂枝三钱、五味子两钱、半夏三钱	将以上八味草药洗净，以水一斗，先煮麻黄，减二升，去上沫，内诸药，煮取三升，除去药渣即可	饭前服用，一日两次	温服	解表散寒，温肺化饮	恶寒发热，头身疼痛，喘咳，干呕

● 中药手札

干姜味辛，性热，有温中散寒、回阳通脉、燥湿消痰、温肺化饮的作用。通常与干姜同用，主治脘腹冷痛、虚寒呕吐、胃寒泄泻、亡阳厥逆、寒饮喘咳、寒湿痹痛之症。

● 养生药膳房

干姜当归烧羊肉

药材：干姜 10 克，当归 15 克，生地黄 15 克。
食材：羊肉 500 克，盐、白糖、料酒、酱油各适量。
制作：
①将羊肉用清水冲洗，洗去血水，切成块状，放入砂锅中。放入当归、生地黄、干姜、酱油、盐、白糖、料酒、酱油等调味料。
②加入适量清水，盖过材料，开大火煮沸，再改用小火煮至熟烂即可。
功效：养血，通脉，补肾，温阳。

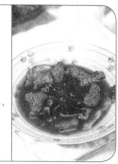

中医专家图解药方

服药时间	饭后
服药次数	一日两次
服药温度	温

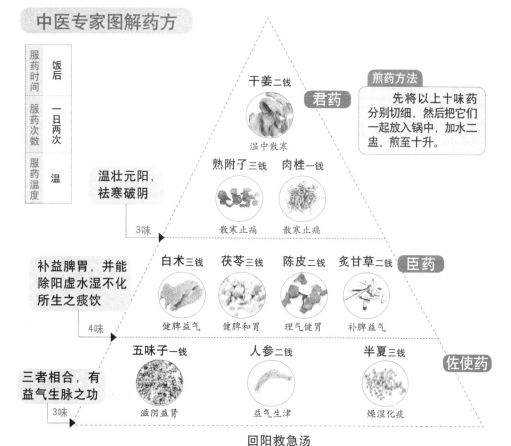

干姜二钱 **君药**
温中散寒

煎药方法
先将以上十味药分别切细，然后把它们一起放入锅中，加水二蛊，煎至十升。

温壮元阳，祛寒破阴
3味 →
熟附子三钱　肉桂一钱
散寒止痛　　散寒止痛

补益脾胃，并能除阳虚水湿不化所生之痰饮
4味 →
白术三钱　茯苓三钱　陈皮二钱　炙甘草二钱 **臣药**
健脾益气　健脾和胃　理气健胃　补脾益气

三者相合，有益气生脉之功
3味 →
五味子一钱　　人参二钱　　半夏三钱 **佐使药**
滋阴益肾　　益气生津　　燥湿化痰

回阳救急汤

⑪

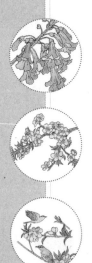

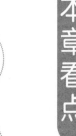

本章看点

- 黄连 清热燥湿，泻火解毒

- 黄芩 清热燥湿，泻火解毒，止血安胎

- 连翘 清热解毒，消肿散结

- 龙胆草 清热燥湿，清肝泻火

- 知母 清热泻火，生津润燥

- 赤芍 清热凉血，散淤止痛

- 白头翁 清热解毒，凉血止痢

- 青蒿 清热解暑，除蒸，截疟

......

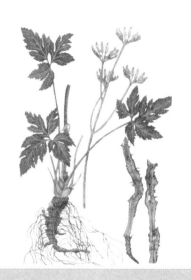

第二章
清热泻火药

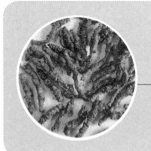

　　上火，是中医术语，指人体阴阳失衡，内火旺盛。所谓的"火"，是形容身体内某些热性的症状。而上火也就是人体阴阳失衡后出现的内热症。症状包括眼睛红肿、口角糜烂和牙痛等。一般认为"火"以分为"实火"和"虚火"两大类。而常见的上火症状则有心火和肝火方盛。解决方法为祛火，可服用滋阴、清热、解毒消肿药方，如凉膈散、普济消毒饮和清热祛火汤等。

黄连 清热燥湿，泻火解毒

● 中药图解

花
[性味] 味苦，性寒，无毒。
[主治] 治脾胃湿热、泻肺火上逆。

叶
[性味] 味苦，性平，无毒。
[主治] 治骨蒸、寒热往来、肠胃湿热。

根
[性味] 味苦，性寒，无毒。
[主治] 治各种湿热证、黄疸、泻痢。

【释名】王连、支连、川连、姜连、川雅莲、细川连。

【性味归经】性寒，味苦，无毒；归心、脾、胃、肝、胆、大肠经。

【养生功效】主治目痛眦伤流泪。主五脏冷热，久痢脓血，止消渴大惊，除水湿，利关节，调胃厚肠益胆，疗口疮。治五劳七伤，能益气，止心腹痛，惊悸烦躁，润心肺，长肉止血，疗流行热病，止盗汗及疗疮。

【选购与储存】黄连以表面呈灰黄色或黄褐色，质硬，呈放射状排列，气微，干燥，味极苦为佳。置阴凉干燥处，防蛀。

● 传世经典药方

材料	煎法	服药法	服药温度	功效	主治
普济消毒饮					
黄芩五钱、黄连五钱、连翘一钱、僵蚕七分、牛蒡子一钱、薄荷一钱、板蓝根一钱、马勃一钱、陈皮二钱、甘草二钱、玄参二钱、柴胡二钱、桔梗二钱、升麻七分	将以上十四味药碾成粉末，放入锅中加水四饭碗，煎至两碗汤药，除去药渣即可	不拘时候，一日三次为好	温服	清热解毒，疏风散邪	恶寒发热，头面焮痛，目不能开，咽喉不利
香连丸					
黄连二两、青木香二两	将中药捣碎后筛过，加白蜜调和做成丸子，如梧桐子大即可	每次空腹服二三十丸，一日两次	冷服	清热止痛	各种赤白痢疾，里急后重，腹痛
猪肚黄连丸					
猪肚一个、黄连五两、粳米五升	将黄连切碎加水，纳猪肚中，放在五升粳米上蒸烂，做成如绿豆大丸子即可	每次用米汤送服二十丸	冷服	清热祛火	小儿疳热，潮热，腹胀，口渴

● 中药手札

　　本品入苦大寒，过服久服易伤脾胃，因此脾胃虚寒者忌用。黄连苦燥伤津，因此阴虚津伤者慎用。

● 养生药膳房

黄连甘草饮

药材：黄连8克，甘草、连翘、玄参、玉竹各5克。
食材：白糖适量。
制作：
①将上述药材洗净，放入炖盅内，然后加入适量的清水，用小火蒸煮大约5分钟。
②取汁倒入杯中加入适量白糖，搅拌均匀等稍凉后即可饮用。每日3次，温热服食。
功效：本品清热泻火、生津止渴，可治疗口腔溃疡、目赤肿痛、热结腹痛、咽喉肿痛等症。

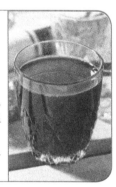

中医专家图解药方

服药时间	不拘时候
服药次数	一日三次
服药温度	温

煎药方法

将以上十四味药碾成粉末，放入锅中加水四饭碗，煎至两碗汤药，除去药渣即可。

君药

皆用酒炒，可清泄上焦之热毒，令其通行全身

2味

黄连五钱　黄芩五钱

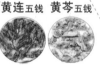

泻火解毒　清热燥湿

臣药

辛凉疏散，祛头面风热

4味

连翘一钱　僵蚕七分　牛蒡子一钱　薄荷一钱

 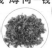

清热解毒　祛风解痉　解毒消肿　发散风热

佐使药

板蓝根一钱　马勃一钱　陈皮二钱

凉血清热　清肺利咽　化痰止咳

理气机而疏通壅滞

8味

甘草二钱　玄参二钱　柴胡二钱　桔梗二钱　升麻七分

补脾益气　清热凉血　解表透邪　宣肺利咽　发表解毒

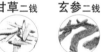

普济消毒饮

12

⑬ 黄芩 清热燥湿，泻火解毒，止血安胎

◎ 中药图解

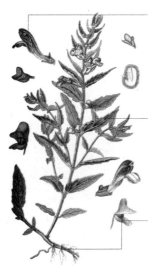

花
[性味]味苦，性寒，无毒。
[主治]凉心，治肺中湿热，泻肺火上逆。

叶
[性味]味苦，性寒，无毒。
[主治]治热毒骨蒸、寒热往来、肠胃不利。

根
[性味]味苦，性寒，无毒。
[主治]治各种发热、黄疸、泻痢。

【释名】腐肠、空肠、内虚、妒妇、经芩、黄文、印头、淡黄芩、淡芩、子芩。

【性味归经】性寒，味苦，无毒；入肺、胆、脾、大肠、小肠经。

【养生功效】治各种发热、黄疸、泻痢，能逐水，下血闭，治恶疮疽蚀火疡。治痰热，胃中热，小腹绞痛，消谷善饥，可利小肠。能降气，主流行热病，疗疮排脓，治乳痈发背。

【选购与储存】黄芩以表面呈棕黄色或深黄色，质硬而脆，易折断，断面黄色，中间红棕色，味苦者为佳。置阴凉干燥处，防蛀。

◎ 传世经典药方

材料	煎法	服药法	服药温度	功效	主治
神犀丹					
黄芩六两、石菖蒲六两、紫草四两、水牛角六两、连翘十两、金银花一斤、板蓝根九两、玄参七两、豆豉八两	将以上九味中药碾成粉末，加入地黄汁、金汁一起捣制成药丸即可	成人一日两次，小儿减半	凉服	清热开窍，凉血解毒。	温热暑疫，高热昏谵，斑疹色紫，口咽糜烂，目赤烦躁等
三补丸					
黄芩、黄连、黄柏等份	研为末，蒸饼做丸如梧桐子大即可	每次服三十丸，用开水送下	热服	清热败火	治上焦积热，能泻五脏之火
黄芩豆豉散					
黄芩一两、淡豆豉三两	共研为末即可	每服三钱，用熟猪肝裹着吃，温水送下，一日两次；忌酒、面食	温服	祛除肝火	肝热生翳

● 中药手札

黄芩中富含黄酮类化合物，有抗炎、抗病毒、保肝、解热、镇静、降压的药理作用。临床上常用于肝炎、胆结石、肝硬化的治疗。

● 养生药膳房

薏苡仁黄芩酒

药材：薏苡仁、牛膝、生地黄各 50 克，防风、五加皮各 30 克，秦艽、黄芩、羌活、独活、肉桂各 20 克，地骨皮、枳壳各 15 克。

食材：米酒 2500 毫升。

制作：

①将以上各味药均洗净，捣成粗末，置于容器中，倒入米酒浸泡，封口，置阴凉干燥处，7 日后开取，过滤去渣备用。

②每日 2 次，每次取 30 毫升，饭前服用。

功效：本品清热解毒、祛风除湿，主治风湿痹痛、四肢拘急、项背强直等症。

中医专家图解药方

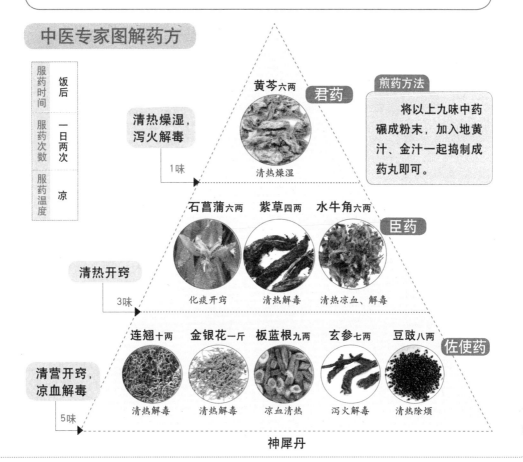

服药时间	饭后
服药次数	一日两次
服药温度	凉

清热燥湿，泻火解毒 1味

黄芩 六两 **君药**
清热燥湿

煎药方法
将以上九味中药碾成粉末，加入地黄汁、金汁一起捣制成药丸即可。

清热开窍 3味

石菖蒲 六两 紫草 四两 水牛角 六两 **臣药**
化痰开窍　　清热解毒　　清热凉血、解毒

清营开窍，凉血解毒 5味

连翘 十两 金银花 一斤 板蓝根 九两 玄参 七两 豆豉 八两 **佐使药**
清热解毒　清热解毒　凉血清热　泻火解毒　清热除烦

神犀丹

13

14 连翘 清热解毒，消肿散结

● 中药图解

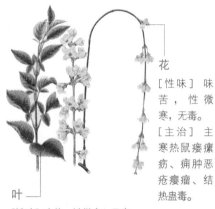

花

[性味] 味苦，性微寒，无毒。

[主治] 主寒热鼠瘘瘰疬、痈肿恶疮瘿瘤、结热蛊毒。

叶

[性味] 味苦，性微寒，无毒。

[主治] 通利五淋、治小便不通、除心经邪热。

【释名】异翘、早莲子、兰华、三廉、连翘壳、连乔。

【性味归经】性微寒，味苦，无毒；入肺、心、小肠经。

【养生功效】主寒热鼠瘘瘰疬，痈肿恶疮瘿瘤，热结蛊毒。通利五淋，治小便不通，除心经邪热。散各经血结气聚，消肿。泻心火，除脾胃湿热，治中部血证，为使药。连翘茎、叶主心肺积热。

【选购与储存】连翘以质坚硬，气芳香，味苦，无枝叶及枯翘，无杂质、霉变者为佳。置阴凉干燥处，防蛀。

● 传世经典药方

	材料	煎法	服药法	服药温度	功效	主治
凉膈散						
	连翘二斤半、大黄二十两、山栀子十两、黄芩十两、朴硝二十两、甘草二十两、薄荷十两	将以上中药研为粗末，每服二钱，水一盏，蜜少许，煎至七分，除去药渣即可	饭后服用，一日三次，小儿可服半钱	温服	泻火通便，清上泄下	烦躁口渴，面赤唇焦，胸膈烦热，口舌生疮，便秘溲赤，大便不畅
连翘散						
	连翘一钱、葛根一钱、黄芩一钱、赤芍一钱、山栀子一钱、桔梗一钱、升麻一钱、麦门冬一钱、牛蒡子一钱、甘草一钱、木通一钱	用水一升，竹叶二十片，煎至三合，除去药渣即可	饭前服用，一日两次	温服	清热解毒，宣肺利咽	咽喉肿痛，胸膈不利，咳吐痰涎，舌干口燥
连翘丸						
	连翘两钱、陈皮两钱、青皮一钱、蓬莪茂一钱、肉桂一钱、槟榔一钱、牵牛子两钱、三棱两钱、肉豆蔻一两	上药研末，面糊为丸，如梧桐子大	每服三十丸，生姜汤下	冷服	理气和中，消散积滞	气滞积聚，心腹胀满，饮食不下，胸膈噎塞，胁肋疼痛

● 中药手札

　　连翘含有连翘酚、齐墩果酸、皂苷、维生素P等元素。具有清热解毒、散结消肿之效，主治温热、疮疡、瘰疬、丹毒、斑疹等症。常与黄芩、金银花同用，用于治疗风热感冒。

● 养生药膳房

连翘贝母饮

药材：连翘10克，山栀子10克，金银花10克，川贝母10克。
食材：冰糖适量。
制作：
　　连翘、山栀子、金银花加3杯水放入电饭锅煮到跳起，略冷，滤去渣后，加入冰糖，分3次服用，将川贝母分3次加入拌匀，趁温饮下。
功效：疏散风热，清热化痰。

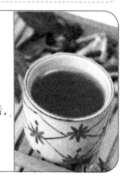

中医专家图解药方

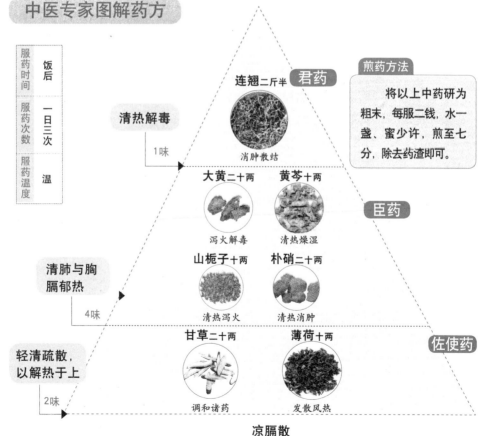

服药时间	饭后
服药次数	一日三次
服药温度	温

清热解毒　1味

连翘 二斤半　**君药**
消肿散结

煎药方法
将以上中药研为粗末，每服二钱，水一盏、蜜少许，煎至七分，除去药渣即可。

大黄 二十两
泻火解毒

黄芩 十两
清热燥湿

臣药

清肺与胸膈郁热　4味

山栀子 十两
清热泻火

朴硝 二十两
清热消肿

轻清疏散，以解热于上　2味

甘草 二十两
调和诸药

薄荷 十两
发散风热

佐使药

凉膈散

⑭

113

⑮ 龙胆草 清热燥湿，清肝泻火

● 中药图解

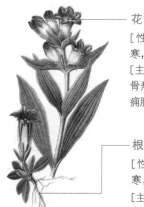

花
[性味]味苦，性寒，无毒。
[主治]治小儿壮热骨热、时疾热黄、痈肿口疮。

根
[性味]味苦，性寒，无毒。
[主治]主骨间寒热、惊痫邪气。

【释名】龙胆、地胆草、山龙胆、四叶胆。

【性味归经】性寒，味苦，无毒；入肝、胆经。

【养生功效】主骨间寒热，惊痫邪气，定五脏。除胃中伏热，时气温热，治热泄下痢，去肠中小虫，能益肝胆气，止惊风抽搐。去目中黄及目赤肿胀疼痛，淤肉高起，痛不可忍。退肝经邪热，除下焦湿热之肿，泻膀胱火。

【选购与储存】龙胆草以条粗长，呈黄色或黄棕色，无碎断者为佳。置阴凉干燥处，防蛀。

● 传世经典药方

材料	煎法	服药法	服药温度	功效	主治
龙胆泻肝汤					
龙胆草二钱、黄芩三钱、栀子三钱、泽泻三钱、木通二钱、当归一钱、生地黄二钱、柴胡二钱、生甘草二钱、车前子二钱	将以上十味草药分别切细，加水一斗五升，煎至五升，除去药渣即可	一日三次，不拘时候	热服	清肝胆实火，泻下焦湿热	头痛目赤，胁痛、口苦，耳聋，阴痒，小便淋浊等
龙胆地龙起痿汤					
龙胆五钱、当归五钱、大黄四钱、生地黄四钱、泽泻四钱、蛇床子四钱、蜈蚣五条、柴胡三钱、车前子六钱、地龙七钱、茯苓八钱	将以上十味草药分别切细，加水一斗五升，煎至五升，除去药渣即可	一日一次，睡前服用	温服	清湿热，畅宗筋	阴茎不能勃起，阴囊潮湿或臊臭，小便浑浊
明目龙胆散					
龙胆草一两、山栀一两、防风二两、荆芥一两、川芎三两、玄参一两、茵陈四两、甘菊一两、甘草一两	将以上中药混合在一起碾成粉末，用蜜制成如梧桐子大小的药丸即可	一日三次，每次三丸	凉服	清肝明目、润肠通便、凉血泻火	因肝火旺盛导致的两目作胀、尿赤便结、口苦心烦等

◉ 中药手札

本品大苦、大寒，主泻肝胆实火、清下焦湿热。脾胃虚弱作泄及无湿热实火者忌服，勿空腹服用。

◉ 歌诀

龙胆泻肝汤

龙胆泻肝栀芩柴，生地车前泽泻偕，
木通甘草当归合，肝经湿热力能排。

◉ 养生药膳房

龙胆草清鼻饮
药材：龙胆草 5 克，野菊花 10 克，苍耳子 10 克，白芷 10 克。
食材：蜂蜜 30 毫升。
制作：
　　先将以上中药切碎，然后一同放入砂锅，加水浸泡片刻，煎煮 30 分钟，去渣，取滤汁，待其温热时，兑入蜂蜜，搅拌均匀即成。
功效：清热解毒，通窍止痛。

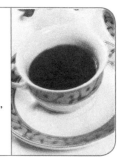

中医专家图解药方

服药时间	不拘时候
服药次数	一日三次
服药温度	热

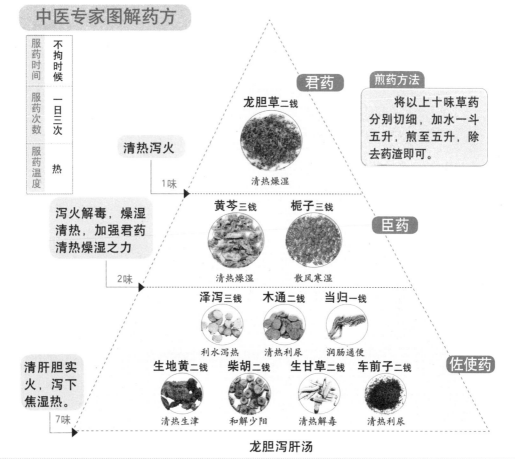

君药

煎药方法

将以上十味草药分别切细，加水一斗五升，煎至五升，除去药渣即可。

清热泻火

1味

龙胆草 二钱
清热燥湿

泻火解毒，燥湿清热，加强君药清热燥湿之力

2味

臣药

黄芩 三钱
清热燥湿

栀子 三钱
散风寒湿

清肝胆实火，泻下焦湿热。

7味

泽泻 三钱
利水泻热

木通 二钱
清热利尿

当归 一钱
润肠通便

佐使药

生地黄 二钱
清热生津

柴胡 二钱
和解少阳

生甘草 二钱
清热解毒

车前子 二钱
清热利尿

龙胆泻肝汤

⑮

16 知母 清热泻火，生津润燥

● 中药图解

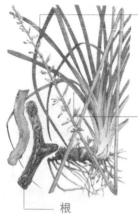

花
[性味]味苦，性寒，无毒。
[主治]清心除热、治阳明火热。

叶
[性味]味苦，性寒，无毒。
[主治]治消渴热中、除邪气。

根
[性味]味苦，性寒，无毒。
[主治]利水，泻热。

【释名】蚔母、连母、蝭母、货母、地参、苦心、儿草、女雷、女理等。

【性味归经】性寒，味苦，无毒；入肺、胃、肾经。

【养生功效】治消渴热中，除邪气、肢体水肿，利水，补不足，益气。疗伤寒、久疟、烦热、胁下邪气，及恶风汗出、内疸。多服令人腹泻。清心除热，治阳明火热，泻膀胱、肾经之火。

【选购与储存】知母以质硬，易折断，断面呈黄白色，气微，味微甜、略苦，嚼之带黏性者为佳。置阴凉干燥处，防蛀。

● 传世经典药方

材料	煎法	服药法	服药温度	功效	主治
● 清热祛火汤					
知母四钱、生石膏二两、菊花四钱、葛根五钱、细辛一钱、川芎四钱、枳实四钱、白芷三钱、甘草二钱、地龙五钱、蝎子三钱	将以上十一味药分别切细，放入锅中，加水没过药材，熬制半小时，除去药渣即可	一日两次，饭后服用	温服	清胃泻热，祛风通络	胃热，口臭，干呕，大便秘结
● 知母贝母散					
知母一两、贝母一两、巴豆三十枚、生姜三片	将知母和贝母研细，巴豆三十枚，去油，研匀即可	用生姜三片，两面蘸上药末，放在口里细嚼咽下	凉服	清热化痰	咳嗽多痰
● 知母杏仁萝卜子丸					
知母五钱、杏仁五钱、萝卜子五钱	知母去毛切片，杏仁姜水泡后去皮尖，焙干，加水一盅半，煎取一盅；再用萝卜子、杏仁等份，研末，加米糊做成丸子	饭后，姜汤送服五十丸	温服	止咳化痰，通顺气机	久咳气急

● 中药手札

知母滋阴降火、清热除烦，主治烦热消渴、骨蒸劳热、肺热咳嗽、小便不利。多用丁温热病、邪热亢盛、壮热烦渴、脉洪大等肺胃实热等病症。

● 歌诀

清热祛火汤

清热祛火汤知膏，菊花葛根和细辛，川芎枳实和白芷，甘草地龙合蝎子。

● 养生药膳房

香菇旗鱼汤

药材：天花粉 15 克，知母 10 克。

食材：旗鱼肉片 150 克，香菇 150 克，西蓝花 75 克。

制作：

全部药材放入棉布袋，香菇和西蓝花剥成小朵备用。清水倒入锅中，放入棉布袋和全部材料煮沸。取出棉布袋，放入嫩姜丝和盐调味即可。

功效：清热泻火，生津止渴。

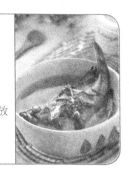

中医专家图解药方

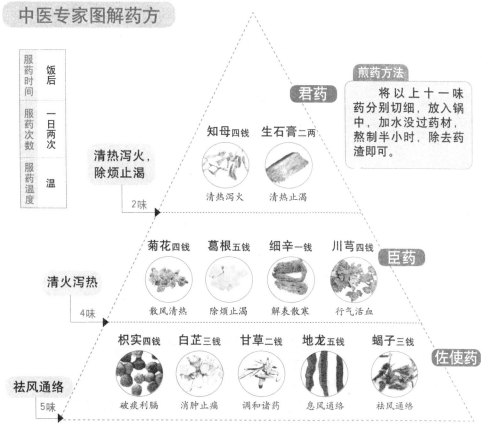

服药时间	饭后
服药次数	一日两次
服药温度	温

君药

煎药方法

将以上十一味药分别切细，放入锅中，加水没过药材，熬制半小时，除去药渣即可。

清热泻火，除烦止渴

2味

知母四钱　　生石膏二两

清热泻火　　清热止渴

清火泻热

4味

菊花四钱　葛根五钱　细辛一钱　川芎四钱

散风清热　除烦止渴　解表散寒　行气活血

臣药

祛风通络

5味

枳实四钱　白芷三钱　甘草二钱　地龙五钱　蝎子三钱

破痰利膈　消肿止痛　调和诸药　息风通络　祛风通络

佐使药

清热祛火汤

17 赤芍 清热凉血，散淤止痛

● 中药图解

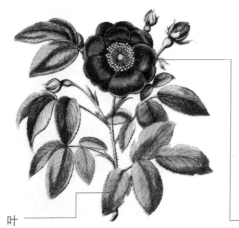

叶 —
[性味]味苦，性微寒，无毒。
[主治]主邪气腹痛、除血痹、破坚积。

花
[性味]味苦，性微寒，无毒。
[主治]可通利血脉、散恶血、逐贼血。

【释名】木芍药、红芍药、臭牡丹根。
【性味归经】性微寒，味苦；入肝经。
【养生功效】祛淤止痛，凉血消肿。主邪气腹痛，除血痹、破坚积、寒热症瘕；止痛，利小便，益气。泻脾火，降气，行血，破淤，散结；止腹痛，散血热，攻痈疮。治妇人血崩不止、赤白带下；治赤痢多，腹痛不可忍。
【选购与储存】赤芍以表面呈棕褐色，质硬而脆，断面粉白色或粉红色，气微香，味微苦、酸涩者为佳。置阴凉干燥处，防蛀。

● 传世经典药方

材料	煎法	服药法	服药温度	功效	主治
芍药汤					
芍药一两、黄芩半两、黄连半两、大黄三钱、槟榔二钱、木香二钱、甘草二钱、肉桂二钱半、当归半两	将以上九味药分别切细，加水二盏，煎至一盏，除去药渣即可	饭后服用，每服半两，一日三次	温服	清热燥湿，调气和血	湿热痢疾，腹痛，便脓血，里急后重，肛门灼热，小便短赤
黄芩汤					
黄芩三两、赤芍二两、甘草二两、红枣十二枚	以水一斗，煮取三升，除去药渣即可	白天夜晚各一服	温服	清热止痢，和中止痛	热泻热痢，身热口苦，腹痛下利，舌红苔黄
如神散					
赤芍一两、香附一两	将赤芍和香附共研末，每次取二钱，加盐一撮、水一盏，煎成七分即可	一日两次，十服见效	温服	活血止血	血崩带下

● 中药手札

　　生赤芍以清热凉血力胜，多用于温病热入血分的身热出血、目赤肿痛、痈肿疮毒。赤芍炒后药性偏于缓和，活血止痛而不伤中，可用于淤滞疼痛。

● 歌诀

芍药汤

芍药汤中用大黄，芩连归桂槟草香，
清热燥湿调气血，里急腹痛自安康。

● 养生药膳房

当归赤芍炖排骨

药材：当归、赤芍、熟地黄、丹参各 5 克，川芎 5 克，三七 3 克。
食材：排骨 500 克，米酒 1 瓶。
制作：
　　将排骨洗净，汆烫去腥，再用冷开水冲洗干净，沥水，备用。将当归、赤芍、熟地黄、丹参、川芎入水煮沸，放入排骨，加米酒，待水煮开，转小火，续煮 30 分钟。最后加入磨成粉的三七拌匀即可。
功效：补血活血，润肠道，调经。

中医专家图解药方

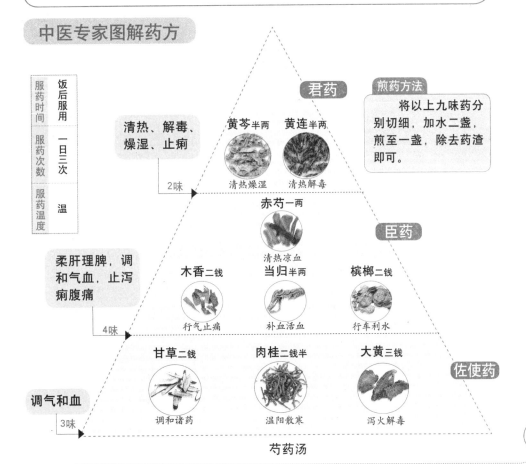

服药时间｜饭后服用
服药次数｜一日三次
服药温度｜温

君药

清热、解毒、燥湿、止痢
2味

黄芩半两　清热燥湿
黄连半两　清热解毒

臣药

赤芍一两　清热凉血

柔肝理脾，调和气血，止泻痢腹痛
4味

木香二钱　行气止痛
当归半两　补血活血
槟榔二钱　行车利水

调气和血
3味

甘草二钱　调和诸药
肉桂二钱半　温阳散寒
大黄三钱　泻火解毒

佐使药

煎药方法

将以上九味药分别切细，加水二盏，煎至一盏，除去药渣即可。

芍药汤

⑰

(18) 白头翁 清热解毒，凉血止痢

● 中药图解

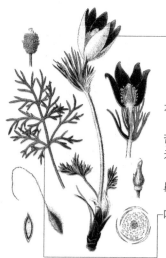

花
[性味] 味苦，性凉，无毒。
[主治] 止鼻出血。

叶
[性味] 味苦，性寒，无毒。
[主治] 主一切风气，能暖腰膝、明目消赘。

【释名】野丈人、胡王使者、奈何草。

【性味归经】性寒，味苦，无毒；入胃、大肠经。

【养生功效】主治温疟、癫狂寒热、癥瘕积聚瘿气，能活血止痛，疗金疮。止鼻出血，止毒痢。治赤痢腹痛、牙痛、全身骨节疼痛、项下瘰疬瘿瘤。主一切风气，能暖腰膝、明目消赘。

【选购与储存】白头翁以条粗长、整齐、外表灰黄色、根头部有白色毛茸者为佳。置阴凉干燥处，防蛀。

● 传世经典药方

材料	煎法	服药法	服药温度	功效	主治
白头甘草阿胶汤					
白头翁二两、黄连三两、黄柏三两、甘草二两、阿胶二两、秦皮三两	将以上六味中药分别切细，加水七升，煮取汤药二升半，除去药渣即可	饭后服用，一日三次	温服	清热解毒，燥湿凉血止痢	产后热痢，下痢脓血不止
白头翁汤					
白头翁二两、黄柏三两、黄连三两、秦皮三两	将以上四味中药加水七升，煮取二升，除去药渣即可	温服一升，不愈再服一升	温服	清热解毒，凉血止痢	热毒痢疾，腹痛，里急后重，肛门灼热，下痢脓血，赤多白少
白头翁散					
白头翁半两、黄连二两半、酸石榴皮一两	将以上三味药分别切细，加水一盏，煎至五分，除去药渣即可	不拘时服，每次服一钱，直到热毒散去方可停药	温服	清热解毒	小儿热毒下痢如鱼脑

本草纲目对症养生全书

● 中药手札

　　白头翁清热、凉血、解毒，主治热毒血痢、温疟寒热、鼻衄、血痔。虚寒泻痢忌服。

● 歌诀

白头甘草阿胶汤

白头甘草阿胶汤，黄连黄柏与秦皮，
甘草阿胶能凉血，解毒坚阴功效奇。

● 养生药膳房

黄连白头翁粥

药材：白头翁 50 克，黄连 10 克。
食材：粳米 30 克，葱花少许。
制作：
　　将黄连、白头翁放入砂锅，加水 500 毫升，除去药渣，保留药汁，然后在锅中加清水 400 毫升，煮至米开花，加入药汁，煮成粥，撒上葱花即可。
功效：清热，解毒，凉血。

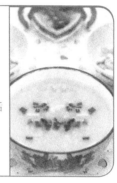

中医专家图解药方

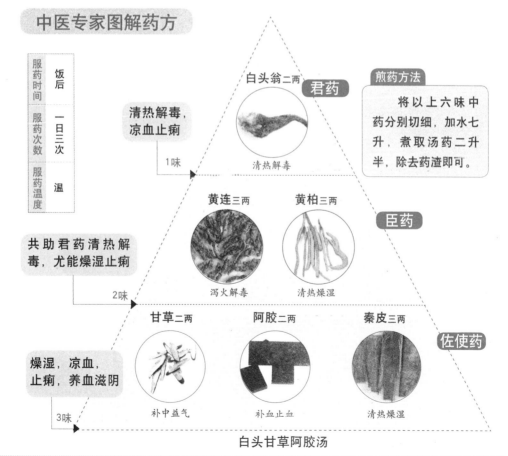

服药时间	饭后
服药次数	一日三次
服药温度	温

白头翁 二两 【君药】

煎药方法
将以上六味中药分别切细，加水七升，煮取汤药二升半，除去药渣即可。

清热解毒，凉血止痢
1味 → 清热解毒

黄连 三两　　黄柏 三两 【臣药】

共助君药清热解毒，尤能燥湿止痢
2味 → 泻火解毒　　清热燥湿

甘草 二两　　阿胶 二两　　秦皮 三两 【佐使药】

燥湿，凉血，止痢，养血滋阴
3味 → 补中益气　　补血止血　　清热燥湿

白头甘草阿胶汤

18

19 青蒿 清热解暑，除蒸，截疟

● 中药图解

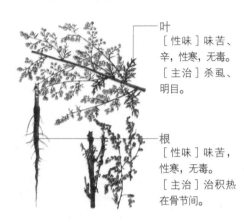

叶
[性味] 味苦、辛，性寒，无毒。
[主治] 杀虱、明目。

根
[性味] 味苦，性寒，无毒。
[主治] 治积热在骨节间。

【释名】草蒿、方溃、黑蒿、香蒿。

【性味归经】性寒，味苦、辛，无毒；入肝、胆经。

【养生功效】主疗瘈痂痒恶疮，杀虱，治积热在骨间节，明目。治夏季持续高热，妇人血虚下陷导致出血、腹胀满、冷热久痢。补中益气，轻身补劳，驻颜色，长毛发，令发黑亮不衰老，兼去开叉发，杀风毒。将生青蒿捣成汁服，并把渣贴在痛处；治疟疾寒热，把生青蒿捣烂外敷金疮，可止血止痛。

【选购与储存】青蒿以表面呈黄绿色或棕黄色，质略硬，叶片两面被短毛，气香特异，味微苦者为佳。置阴凉干燥处，防蛀。

● 传世经典药方

材料	煎法	服药法	服药温度	功效	主治
清骨散					
青蒿一钱、银柴胡一钱五分、黄连一钱、秦艽一钱、鳖甲一钱、地骨皮一钱、知母一钱、甘草五分	将以上八味药分别切细，加水二盅，煎至八分，除去药渣即可	饭后服用，一日两次	温服	清虚热，退骨蒸	虚劳发热，骨蒸潮热，低热日久不退，唇红颧赤，困倦盗汗，口渴心烦
秦艽鳖甲散					
青蒿一两、地骨皮一两、柴胡一两、鳖甲一两、秦艽半两、知母半两、当归半两	将以上中药碾为粗末，加水一盏，煎至七分，除去药渣即可	每服五钱，睡前服用	温服	滋阴养血，清热除蒸	骨蒸盗汗，肌肉消瘦，唇红颊赤，午后潮热，咳嗽困倦
青蒿煎					
青蒿二两、人参一两、麦门冬一两	先将人参和麦门冬碾成粉末，再把青蒿压出汁液，然后把青蒿汁和粉末同熬成膏，制成如梧桐子大的药丸	饭后服二十丸	凉服	清虚热，防盗汗	虚劳盗汗，烦热口干

本草纲目对症养生全书

● 中药手札

青蒿常与藿香、佩兰、滑石等合用，用于治疗外感暑热；和黄芩、半夏、竹茹同用，用于温热病寒热往来及疟疾等症。

● 养生药膳房

枸杞子青蒿蒸甲鱼

药材：枸杞子 30 克，地骨皮 30 克，青蒿 9 克。
食材：甲鱼 500 克，葱、姜、料酒、冰糖各适量。
制作：
甲鱼去内脏洗净，腹中放入枸杞子、葱、姜、料酒、冰糖。青蒿、地骨皮另煎汤，将汤汁与甲鱼一起蒸煮 1 个小时。
功效：滋阴清热。

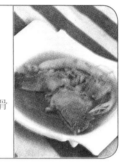

中医专家图解药方

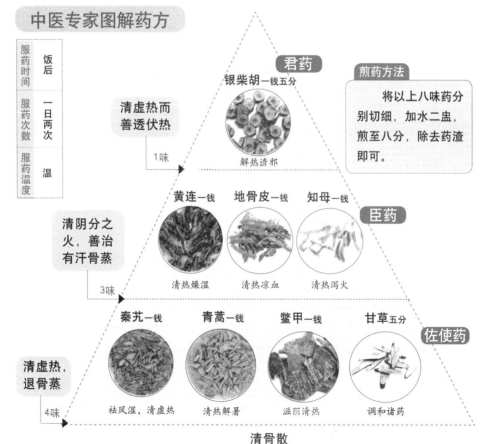

服药时间	饭后
服药次数	一日两次
服药温度	温

君药

银柴胡—钱五分

清虚热而善透伏热

1味 →

解热透邪

臣药

黄连—钱　　地骨皮—钱　　知母—钱

清阴分之火，善治有汗骨蒸

3味 →

清热燥湿　　清热凉血　　清热泻火

佐使药

秦艽—钱　　青蒿—钱　　鳖甲—钱　　甘草五分

清虚热，退骨蒸

4味 →

祛风湿，清虚热　　清热解暑　　滋阴清热　　调和诸药

清骨散

煎药方法

将以上八味药分别切细，加水二盅，煎至八分，除去药渣即可。

(19)

20 泽泻 利水渗湿，泻热通淋

● 中药图解

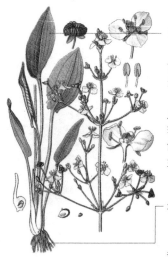

叶
[性味]味甘，性寒，无毒。
[主治]主风寒湿痹、乳汁不通，能养五脏、益气力。

根
[性味]味甘，性寒，无毒。
[主治]主肾虚遗精、治五淋、利膀胱热、宣通水道。

【释名】水泻、鹄泻、及泻、芒芋、禹孙。

【性味归经】性寒，味甘，无毒；入肾、膀胱经。

【养生功效】入肾经，去旧水，养新水，利小便，消肿胀，能渗泄止渴。渗湿热，行痰饮，止呕吐泻痢、疝痛脚气。主风寒湿痹、乳汁不通，能养五脏，益气力，使人肥健。主肾虚遗精、滑精，治五淋，利膀胱热。

【选购与储存】泽泻以表面呈黄白色或淡黄棕色，质坚实，断面黄白色，粉性足，味微苦者为佳。置阴凉干燥处，防蛀。

● 传世经典药方

材料	煎法	服药法	服药温度	功效	主治
桂苓甘露饮					
泽泻一两、滑石二钱、石膏二两、寒水石一两、肉桂半两、茯苓二钱、白术二钱、猪苓二钱、甘草一两	将以上九味中药碾成粉末，用加热的新汲水调和成汤药即可	一日两次，每服三钱，饭前服用	温服	清暑解热，化气利湿	治伏暑引饮过度，肚腹膨胀，霍乱吐泻
泽泻白术汤					
泽泻三钱、白术三钱、白茯苓三钱	用泽泻、白术、白茯苓各三钱，加水一盏、姜五片、灯芯十根，煎至八分即可	饭前服用，一日两次	温服	利水渗湿	暑天吐泻，头晕，口渴，小便不利
泽泻清暑茶					
泽泻二钱、茯苓一钱、白术一钱、绿茶一钱	将以上四味药放入杯中，用开水冲泡，待温之后即可饮用	不拘时候	温服	除湿利水	霍乱吐泻不止，头晕

本草纲目对症养生全书

● 中药手札

泽泻常用于治小便不利、水肿、淋浊、带下等症；常与茯苓、猪苓、车前子等配伍，治泄泻及痰饮所致的眩晕。泽泻利水力佳，实有伤阴之可能，却无补阴之效用。

● 歌诀

桂苓甘露饮

桂苓甘露猪苓膏，
术泽寒水滑石草，
祛暑清热又利湿，
发热烦渴吐泻消。

● 养生药膳房

六味地黄鸡汤

药材：熟地黄 25 克，山茱萸 10 克，山药 10 克，牡丹皮 10 克，茯苓 10 克，泽泻 10 克，红枣 8 颗。
食材：鸡腿 1 只。
制作：
    鸡腿洗净，剁成块，放入沸水中汆烫，捞出，备用；将鸡腿和所有药材盛入炖锅中，加水以大火煮开，再转小火慢炖 30 分钟即成。
功效：滋补肝肾，增强气力。

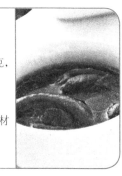

中医专家图解药方

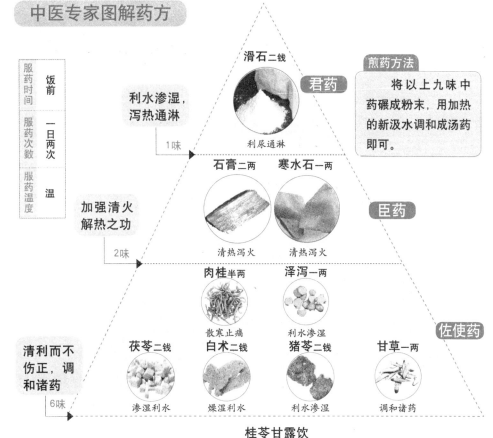

服药时间	饭前
服药次数	一日两次
服药温度	温

利水渗湿，泻热通淋
1味

滑石二钱
君药
利尿通淋

煎药方法
将以上九味中药碾成粉末，用加热的新汲水调和成汤药即可。

加强清火解热之功
2味

石膏二两　　寒水石一两
臣药
清热泻火　　清热泻火

肉桂半两　　泽泻一两
散寒止痛　　利水渗湿

清利而不伤正，调和诸药
6味

茯苓二钱　白术二钱　猪苓二钱　　甘草一两
渗湿利水　燥湿利水　利水渗湿　　调和诸药

佐使药

桂苓甘露饮

20

125

玄参 凉血滋阴，泻火解毒

● 中药图解

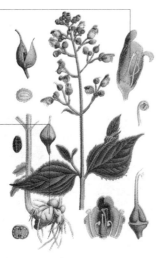

花

[性味] 味苦，性微寒，无毒。

[主治] 疗热风头痛、伤寒劳复。

根

[性味] 味苦，性微寒，无毒。

[主治] 疗腹中寒热积聚、女子产乳余疾，令人目明。

【释名】黑参、玄台、重台、鹿肠、正马、逐马、馥草、野脂麻、鬼藏。

【性味归经】性微寒，味甘、苦、咸，无毒；入肺、胃、肾经。

【养生功效】疗腹中寒热积聚、女子产乳余疾，补肾气，令人目明。能下寒血，除胸中气，下水止烦渴，散颈下核、痈肿、疗心腹痛、坚癥，定五脏。疗热风头痛、伤寒劳复，治暴结热，散瘤瘰疬疬。滋阴降火，解斑毒，利咽喉，通小便血滞。

【选购与储存】表面灰黄色或灰褐色，有不规则的纵沟、横向皮孔及稀疏的横裂纹和须根痕。质坚实，不易折断，断面黑色，微有光泽者佳。置于阴凉干燥处储存，注意防潮防霉。

● 传世经典药方

材料	煎法	服药法	服药温度	功效	主治
清营汤					
玄参三钱、水牛角一两、生地黄五钱、麦门冬三钱、竹叶一钱、丹参二钱、黄连一钱五分、金银花三钱、连翘二钱	将以上九味中药洗净切细，加水八杯，煮取汤药三杯，除去药渣即可	一日三次，饭后服用	温服	清营解毒，透热养阴	神烦少寐，时有谵语，口渴或不渴，斑疹隐隐，舌绛而干
玄参升麻汤					
玄参三钱、升麻三钱、炙甘草三钱	将以上三味药切细，加水二盅，煎至一盅，除去药渣即可	一日两次，不拘时服	温服	祛风痰，解热毒	热毒在胃，发斑，烦躁谵语
玄参汤					
玄参一两、黄芩一两、菊花三分、羚羊角三分、蔓荆子三分、防风一两半、芍药一两半	将以上七味中药，粗捣筛，水一盏半，煎至八分，除去药渣，入马牙硝半钱匕即可	睡前服用五钱匕	温服	清肝祛风	肝经风热上冲，目赤痒痛

● 中药手札

　　脾虚便溏或脾胃有湿者禁服。不宜与藜芦同用。内服可煎汤或入丸、散。外用捣敷或研末调敷。

● 歌诀

清营汤

清营汤是鞠通方，热入心包营血伤，角地银翘玄连竹，丹麦清热佐之良。

● 养生药膳房

玄参萝卜清咽汤

药材：玄参 15 克。

食材：白萝卜 300 克，蜂蜜 80 克，料酒 20 毫升。

制作：

① 白萝卜、玄参洗净切成片，用料酒浸润备用。

② 用大碗 1 个，放入 2 层白萝卜，再放 1 层玄参，淋上蜂蜜 10 克、料酒 5 毫升。按照此种方法，放置 4 层。

③ 将剩下的蜂蜜，加 20 毫升冷水倒入大碗中，大火隔水蒸 2 个小时即可。

功效：清热凉血，解毒，滋阴，促进胃肠蠕动。

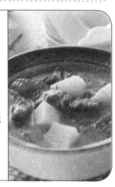

中医专家图解药方

服药时间	饭后
服药次数	一日三次
服药温度	温

君药

水牛角一两

凉血滋阴，泻火解毒

1味

清热凉血、解毒

煎药方法

将以上九味中药洗净切细，加水八杯水，煮取汤药三杯，除去药渣即可。

臣药

助君药清营凉血解毒

3味

玄参三钱　　**生地黄**五钱　　**麦门冬**三钱

清热凉血　　　清热生津　　　润肺清心

佐使药

助君药清热凉血，且防热与血结

5味

竹叶一钱　　**丹参**二钱　　**黄连**一钱五分　　**金银花**三钱　　**连翘**二钱

清热除烦　　清心凉血　　泻火解毒　　清热解毒　　清热解毒

清营汤

21

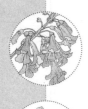

本章看点

● 小茴香 理气止痛，温阳散寒

● 木香 行气止痛，健脾消食

● 槟榔 下气消食，通利水道

● 香附 行气解郁，止痛调经

● 旋覆花 降气化痰，行水止呕

● 桃仁 活血祛淤，润肠通便

● 川芎 活血行气，祛风止痛

● 大蓟 祛淤消肿，凉血止血

......

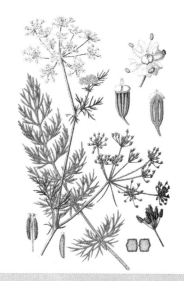

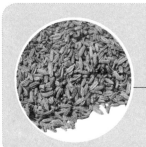

第三章
行气理血药

　　凡以理气药为主，具有行气或降气的作用，以治气滞、气逆病证的方剂，统称理气方，如以香附为君药组成的加味乌药汤具有理气解郁、调经止痛的作用。凡能调理血分，治疗血分病证的药物，称为理血药，以理血药物为主组成的方剂，称为理血方。中医有"不通则痛，通则不痛"的说法，所以在中医学上会采用活血化淤的方法，达到止痛的目的和效果。如以桃仁为君药组成的桃仁承气汤具有破血下淤的作用。

㉒ 小茴香 理气止痛，温阳散寒

● 中药图解

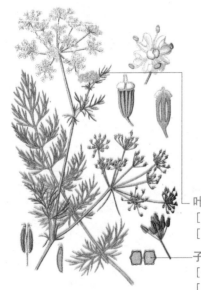

【释名】茴香、香丝菜、谷茴香、谷香、香子、小香。

【性味归经】性温，味辛，无毒；入肝、肾、脾、胃经。

【养生功效】主寒疝腹痛，除膀胱、胃部冷气，能调中，止痛，止呕吐。治干湿脚气、肾劳、腹疝、阴坠。能开胃消食，补命门不足，暖丹田。

【选购与储存】小茴香以呈圆柱形，表面呈黄绿色或淡黄色，有特异香气，味辛者为佳。宜置阴凉干燥处，防蛀。

叶
[性味] 味辛，性温，无毒。
[主治] 治干湿脚气、肾劳、腹疝。

子
[性味] 味辛，性温，无毒。
[主治] 主寒疝腹痛。

● 传世经典药方

材料	煎法	服药法	服药温度	功效	主治
暖肝煎					
小茴香二钱、肉桂一钱、当归三钱、枸杞子三钱、乌药二钱、沉香一钱、生姜一钱、茯苓二钱	将以上八味药分别切细，加水一盏半，煎七分，除去药渣即可	饭后服用，一日两次	温服	行气止痛，温补肝肾	肝肾虚寒，睾丸冷痛，小腹疼痛，畏寒喜暖
小茴香丸					
小茴香五钱，胡椒三钱	将以上两味中药共同研成粉末，酒糊为丸即可	每次服三钱，温酒送下	温服	散寒理气，止痛	疝气，小腹冷痛，胀满
小茴枳壳散					
小茴香一两，枳壳五钱	先将以上两味中药微炒，然后碾成粉末即可	每次服二钱，温开水送下	温服	理气止痛	肝胃气滞，脘腹胁下胀痛

● 中药手札

　　小茴香性味辛温，阴虚火旺者禁服。本品有散寒止痛、理气和胃之功。主治寒疝腹痛、睾丸偏坠、脘腹冷痛、食少吐泻、胁痛、肾虚腰痛、寒凝血淤型痛经等症。

● 歌诀

暖肝煎

暖肝煎中杞茯归，
茴沉乌药合肉桂，
下焦虚寒疝气痛，
温补肝肾此方推。

● 养生药膳房

小茴香卤猪舌

药材：小茴香 10 克，陈皮 10 克。
食材：猪舌 3 个，葱白 1 段，生菜叶适量，白糖 2 大匙，食用油 1 大匙，酒 2 大匙，清水 1 杯，酱油 1 大匙。
制作：
① 将猪舌放沸水中焯 3 分钟，表皮呈白色时取出，用刀剥净表面的皮和舌根部位的脂肪。油锅烧热，放入白糖，再将舌头放入锅内滚动，至褐黄色为止。
② 将小茴香、陈皮放入锅内，倒入酒，加入水煮开后，改为小火。
③ 猪舌煮至烂透，取出放凉，再用大火将锅内汤汁煮成浓汁；将猪舌切成薄片，盘内铺上生菜，摆上猪舌，浇上浓汁即可食用。
功效：理气止痛，温中行气。

中医专家图解药方

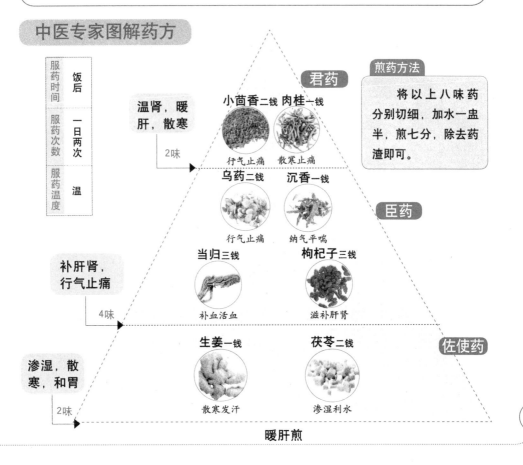

服药时间	饭后
服药次数	一日两次
服药温度	温

温肾，暖肝，散寒　2味

君药

小茴香二钱　肉桂一钱
行气止痛　散寒止痛

臣药

乌药二钱　沉香一钱
行气止痛　纳气平喘

补肝肾，行气止痛　4味

当归三钱　枸杞子三钱
补血活血　滋补肝肾

佐使药

渗湿，散寒，和胃　2味

生姜一钱　茯苓二钱
散寒发汗　渗湿利水

暖肝煎

煎药方法

将以上八味药分别切细，加水一盏半，煎七分，除去药渣即可。

㉒

木香 行气止痛，健脾消食

● 中药图解

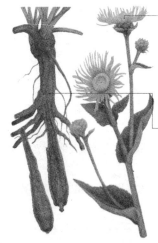

花
[性味]味辛，性温，无毒。
[主治]消毒，杀鬼精物、温疟蛊毒。

根
[性味]味辛、苦，性温，无毒。
[主治]主邪气、辟毒疫、强志。

【释名】蜜香、青木香、五木香、南木香。

【性味归经】性温，味辛、苦，无毒；入脾、胃、大肠、胆、三焦经。

【养生功效】主邪气，辟毒疫，强志，治恶露淋漓。久服能安神。可消毒，杀鬼精物，温疟蛊毒，疗肌肤寒冷，为引药之精。治心腹气病、膀胱冷痛、呕逆反胃、霍乱泄泻、痢疾、健脾消食。

【选购与储存】木香以表面呈黄棕色至灰褐色，质坚，不易折断，有放射状纹理及散在的褐色点状油室，且气香特异，味微苦者为佳。宜置阴凉干燥处，防蛀。

● 传世经典药方

材料	煎法	服药法	服药温度	功效	主治
厚朴温中汤					
木香五钱、草豆蔻五钱、厚朴一两、陈皮一两、炙甘草五钱、茯苓五钱、干姜七分	将以上七味药混合在一起碾成粗散，加水二盏，煮至一盏，除去药渣温服	饭前服用，一日三次，忌一切冷物	温服	行气温中，燥湿除满	寒湿气滞，脘腹胀满或疼痛，不思饮食，舌苔白腻
青木香丸					
青木香二十两、诃子皮二十两	青木香、诃子皮各二十两，捣烂筛过，加糖和梧桐子大的丸子即可	每次空腹服三十丸。热盛者用牛乳送服，寒盛者用酒送服	温服	行气健胃	胃气闷胀，不思饮食
木香黄连散					
木香一块、黄连半两	用水半升将以上两味药一同煎干、切成薄片，焙干后研为末即可	分三次服用：第一服用陈皮汤送下，第二服用米汤送下，第三服用甘草汤送下	温服	行气止痢	痢疾，腹痛，腹鸣

● **中药手札**

木香行气止痛、健脾消食。可用于胸脘胀痛、泻痢后重、食积不消、不思饮食。煨木香实肠止泻，用于泄泻腹痛。

● **养生药膳房**

木香薏苡仁牛蛙粥
药材：薏苡仁 30 克，木香 10 克。
食材：牛蛙 4 只，大米 80 克，盐、香油、食用油、葱花各适量。
制作：
①大米、薏苡仁、木香均洗净；牛蛙处理干净，剁成小块。
②油锅烧热，放入牛蛙，加盐炒熟后捞出。
③锅置火上，注入清水，放入大米、薏苡仁、木香煮至五成熟，再放入牛蛙煮至粥将成，加盐、香油调匀，撒上葱花即可。
功效：此粥具有行气止痛、祛湿排脓等功效。

● **歌诀**

厚朴温中汤
木香温中陈草苓，干姜草蔻木香停，
煎服加姜治腹痛，虚寒胀满用皆灵。

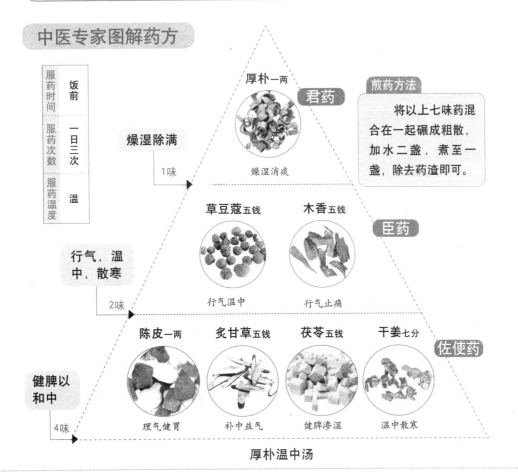

中医专家图解药方

服药时间	饭前
服药次数	一日三次
服药温度	温

煎药方法
将以上七味药混合在一起碾成粗散，加水二盏，煮至一盏，除去药渣即可。

燥湿除满
1味

厚朴一两 **君药**
燥湿消痰

行气，温中，散寒
2味

草豆蔻五钱
行气温中

木香五钱
行气止痛
臣药

健脾以和中
4味

陈皮一两
理气健胃

炙甘草五钱
补中益气

茯苓五钱
健脾渗湿

干姜七分
温中散寒
佐使药

厚朴温中汤

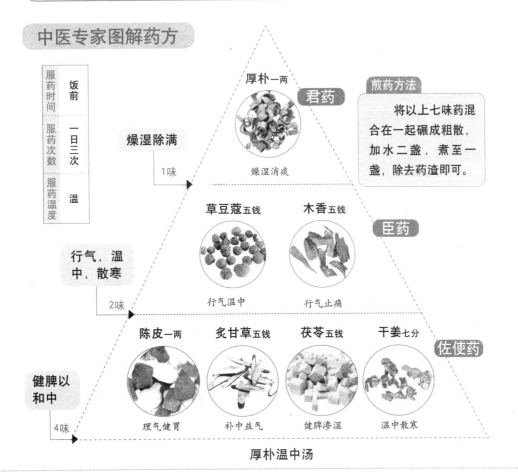

23

(24) 槟榔 下气消食，通利水道

● 中药图解

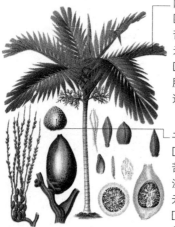

叶
[性味]味苦，性温，无毒。
[主治]治冲脉为病，气逆里急。

子
[性味]味苦、辛、涩，性温，无毒。
[主治]主消谷逐水、除痰澼、杀肠道寄生虫。

【释名】宾门、仁频、洗瘴丹、大腹子。

【性味归经】性温，味苦、辛、涩，无毒；入胃、大肠经。

【养生功效】治腹胀，将其生捣末服，能利水谷道，能宣利五脏六腑壅滞，破胸中气，下水肿，治心痛积聚。除一切风，下一切气，通关节，利九窍，补五劳七伤，健脾调中，破癥结。

【选购与储存】本品以表面呈淡黄棕色或淡红棕色，质坚硬，不易破碎，断面可见棕色种皮与白色胚乳相间的大理石样花纹，味涩、微苦者为佳。宜置阴凉干燥处，防蛀。

● 传世经典药方

	材料	煎法	服药法	服药温度	功效	主治
天台乌药散						
	槟榔两个、天台乌药四钱、木香二钱、高良姜五钱、小茴香二钱、青皮二钱、川楝子十个、巴豆七十粒	将巴豆微打破，同川楝子用麸炒黑，去除巴豆及麸皮，合余药共研为末即可	一日一次，每服一钱，饭前服用，温酒送下	温服	行气疏肝，散寒止痛	小肠疝气，睾丸痛
木香槟榔丸						
	木香二两、槟榔二两、枳壳二两、陈皮二两、青皮二两	将全部中药放在一起研磨成药散，用蜜制成如梧桐子大小的药丸即可	一次三粒，一日两次	凉服	行气导滞，泻热通便	赤白痢疾，胃肠积滞，脘腹胀痛，大便不通
沉香槟榔丸						
	沉香、槟榔、檀香、木香、丁香皮、三棱、莪术、神曲、谷芽、厚朴、苍术、使君子、青皮、陈皮、砂仁、益智、香附、枳壳、高良姜、粉草各半两	除沉香、槟榔、檀香、丁香、丁香皮不过火，其余十五味锉焙，碾成末，水煮面糊为丸	不拘时候，每次三十粒	温服	和脾助胃，宽胸快膈，顺气调中	面黄肌瘦，乳癖，腹胀作痛

本草纲目对症养生全书

● 中药手札

　　槟榔杀虫消积，降气行水，截疟。用于治疗绦虫病、蛔虫病、姜片虫病、虫积腹痛、积滞泻痢、里急后重、水肿脚气、疟疾。

● 养生药膳房

槟榔糯米粥

药材：槟榔 15 克，郁李仁 20 克，火麻仁 15 克。
食材：糯米 100 克。
制作：
　　用水研磨火麻仁，滤取汁液，加入糯米煮粥至将熟；取槟榔捣碎，用热水烫郁李仁去皮研磨成膏，与槟榔研匀，加入米粥煮片刻即可。
功效：理气，润肠，通便。

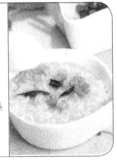

中医专家图解药方

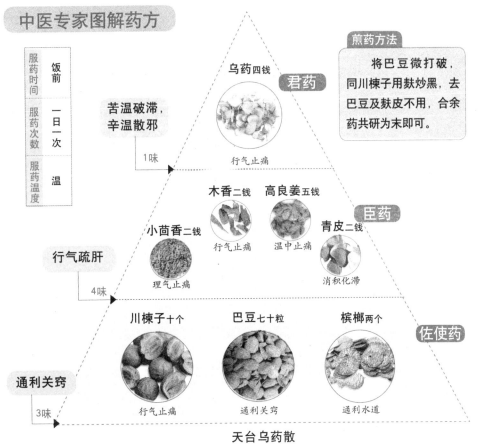

服药时间	饭前
服药次数	一日一次
服药温度	温

煎药方法

将巴豆微打破，同川楝子用麸炒黑，去巴豆及麸皮不用，合余药共研为末即可。

苦温破滞，
辛温散邪

1味

乌药四钱

君药

行气止痛

行气疏肝

4味

小茴香二钱

理气止痛

木香二钱

行气止痛

高良姜五钱

温中止痛

臣药

青皮二钱

消积化滞

通利关窍

3味

川楝子十个

行气止痛

巴豆七十粒

通利关窍

槟榔两个

通利水道

佐使药

天台乌药散

24

25 香附 行气解郁，止痛调经

● 中药图解

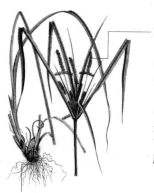

花
[性味]味辛、微苦、微甘，性平，无毒。
[主治]治男性心肺中虚风及客热、膀胱间连胁下气机不畅、皮肤瘙痒癥疹。

根
[性味]味辛、微苦、微甘，性平，无毒。
[主治]除胸中热、濡润肌肤、益气、长须眉。

【释名】雀头香、草附子、水香棱、水莎、侯莎、夫须、续根草、地毛。

【性味归经】性平，味辛、微苦、微甘，无毒；入肝、脾、三焦经。

【养生功效】治一切气分病、霍乱吐泻腹痛、肾及膀胱虚冷之证。除胸中热，濡润肌肤，益气。煎饮能散气郁，利胸膈，降痰热。散时气寒疫，利三焦，解六郁，消饮食积聚、痰饮痞满、脚肿腹胀。

【选购与储存】本品以表面呈棕褐色或黑褐色，质硬，断面色白而显有粉性，中柱色较深，有点状维管束散在，味微苦者为佳。宜置阴凉干燥处，防蛀。

● 传世经典药方

材料	煎法	服药法	服药温度	功效	主治
加味乌药汤					
香附二两、乌药一两、延胡索一两、木香一两、砂仁一两、甘草一两半、生姜三片	将六味药细锉，加水一盏半，生姜三片，煎至七分，除去药渣即可	每服七钱不拘时服	温服	行气活血，调经止痛	痛经，月经前或月经初行时，少腹胀痛，胀甚于痛，或连胸胁乳房胀痛
正气天香散					
香附八两、乌药二两、陈皮一两、苏叶一两、干姜一两	将以上五味药碾成细末即可	每次三钱，一日三次	凉服	行气温中，调经止痛	女性诸气作痛，或上冲心胸，或攻筑胁肋，腹中结块刺痛
快气汤					
香附子一斤、砂仁八两、炙甘草四两	将以上三味药碾成细末，用水煎服	一日三次，不拘时候	温服	行气止痛	一切气病，胸腹胀满，嗳气吞酸，痰逆恶心

● 中药手札

香附行气解郁、调经止痛。多与木香、当归、延胡索等配伍，用于肝郁气滞、胸胁及脘腹胀痛、消化不良、胸脘痞闷、寒疝腹痛、乳房胀痛、月经不调、经闭痛经等症。

● 养生药膳房

玫瑰香附茶

药材：玫瑰花半钱，香附1钱。
食材：冰糖1大匙。
制作：
　　玫瑰花剥瓣，洗净，沥干。香附以清水冲净，加水熬煮约5分钟，滤渣，留汁。将备好的药汁再滚热时，置入玫瑰花瓣，加入冰糖搅拌均匀即可。
功效：理气解郁，调经止痛，散淤，养肝。

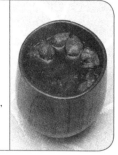

● 歌诀

加味乌药汤

加味乌药汤砂仁，
香附木香乌草伦，
配入延胡共六味，
经前胀痛效堪珍。

中医专家图解药方

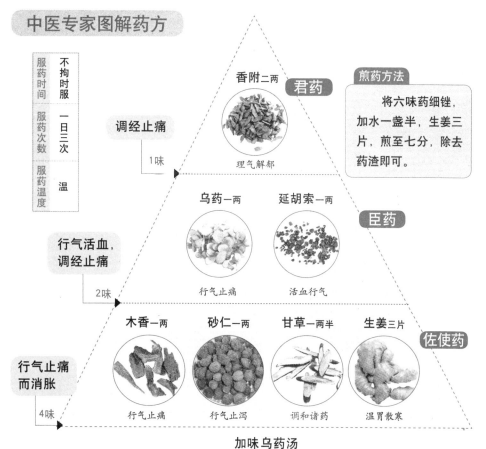

服药时间	不拘时服
服药次数	一日三次
服药温度	温

调经止痛

1味

香附二两　　**君药**

理气解郁

煎药方法

将六味药细锉，加水一盏半，生姜三片，煎至七分，除去药渣即可。

行气活血，调经止痛

2味

乌药一两　　延胡索一两　　**臣药**

行气止痛　　活血行气

行气止痛而消胀

4味

木香一两　　砂仁一两　　甘草一两半　　生姜三片　　**佐使药**

行气止痛　　行气止泻　　调和诸药　　温胃散寒

加味乌药汤

25

旋覆花 降气化痰，行水止呕

● 中药图解

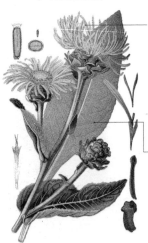

花
[性味]味微
辛、咸，性温，
有小毒。
[主治]主结气
胁下满、惊悸，
除水。

叶
[性味]味微
辛、咸，性温，
有小毒。
[主治]疗金
疮、止血。

【释名】金沸草、金钱花、滴滴金、盗庚、夏菊、戴椹。

【性味归经】性温，味苦、辛、咸，有小毒；入胃经。

【养生功效】主结气胁下满、惊悸、除水，去五脏间寒热，补中下气。消胸上痰结，唾如胶漆，心胁痰水；膀胱留饮，风气湿痹，皮间死肉，利大肠，通血脉，益色泽。主水肿，开胃，止呕逆不下食。

【选购与储存】本品以体轻，气微，味微苦者为佳。置干燥处，防潮。

● 传世经典药方

材料	煎法	服药法	服药温度	功效	主治
旋覆代赭汤					
旋覆花三两、代赭石一两、人参二两、生姜五两、炙甘草三两、半夏三两、红枣十二枚	将以上七味药分别切细，以水一斗，煮取六升，除去药渣，再煮取三升即可	每次一升，一日三次	温服	降逆化痰，益气和胃	胃气虚弱，痰浊内阻，心下痞硬，反胃呕逆，吐涎沫
旋覆花汤					
旋覆花一两半、桑白皮一两半、紫苏半两、水牛角半两、赤茯苓三两、陈橘皮一两半	水三盏，入红枣两枚，盐豉半匙，同煎至一盏半，除去药渣即可	饭后服用，一日三次	温服	行气活血，通阳散结	消渴，腹胁虚胀，心下满闷
旋覆花天麻防风散					
旋覆花、天麻苗、防风各一两	把旋覆花、天麻苗和防风一起研末，用猪油搅拌均匀即可	涂在患处，不拘时候	凉服	止痛消肿	小儿眉癣

● 中药手札

　　旋覆花可用于中风后遗症,能治头风、通血脉、行滞气。用旋覆花洗净,焙过,研细,加炼蜜和成丸子,如梧子大。夜卧时以茶汤送下五至十丸。

● 歌诀

> **旋复代赭汤**
> 旋覆代赭用人参,半夏姜甘红枣临,
> 重以镇逆咸软痞,痞硬噫气力能禁。

● 养生药膳房

旋覆花鱼肚汤

药材:旋覆花 15 克,代赭石 15 克,人参 15 克,半夏 9 克,炙甘草 5 克,姜 10 克,红枣 6 颗。

食材:鱼肚 250 克,葱 10 克。

制作:
　　将药材装入纱布袋内,鱼肚洗净,切条,将鱼肚、药包、葱、姜加入炖锅内,加水适量,置大火上烧沸,再用小火炖煮 30 分钟,加入盐搅匀,除去药包即成。

功效:补脾胃,增食欲,下气逆。

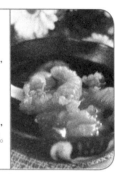

中医专家图解药方

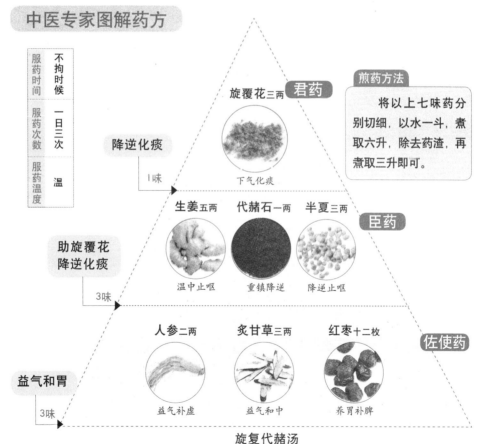

服药时间	不拘时候
服药次数	一日三次
服药温度	温

降逆化痰

1 味

旋覆花 三两　君药

下气化痰

煎药方法

将以上七味药分别切细,以水一斗,煮取六升,除去药渣,再煮取三升即可。

助旋覆花降逆化痰

3 味

生姜 五两　　代赭石 一两　　半夏 三两　　臣药

温中止呕　　重镇降逆　　降逆止呕

益气和胃

3 味

人参 二两　　炙甘草 三两　　红枣 十二枚　　佐使药

益气补虚　　益气和中　　养胃补脾

旋复代赭汤

26

27 桃仁 活血祛淤，润肠通便

中药图解

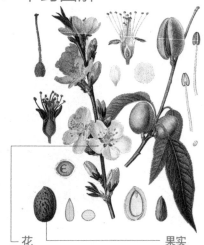

花　　　　　　　果实

[性味] 味苦，性平，无毒。　　[性味] 味辛、甘，性温，微毒。
[主治] 使人面色润泽。　　　　[主治] 制成果脯食用，益于养颜。

【释名】桃核仁。

【性味归经】性平，味苦、甘，有小毒；入心、肝、大肠经。

【养生功效】主淤血血闭、腹内积块。止咳逆上气，消心下坚硬，疗突然出血，通经，止心腹痛。治血结、血秘、血燥，通润大便，破淤血，杀三虫。每晚嚼一枚和蜜，用来涂手和脸，效果好。主血滞、风痹、骨蒸、肝疟寒热、产后血病。

【选购与储存】以表面黄棕色至红棕色，种皮薄，富油性，味微苦者为佳。置阴凉干燥处，防蛀。

传世经典药方

材料	煎法	服药法	服药温度	功效	主治
桃仁承气汤					
桃仁五十个、大黄四两、桂枝二两、炙甘草二两、芒硝二两	将前四味，以水七升，煮取三升半，除去药渣留下汤汁，再加芒硝，重新上火，微沸，下火	一日三次，每次五合，不拘时候	温服	破血下淤	下焦蓄血，少腹急结，小便自利，血淤经闭、痛经
下淤血汤					
大黄二两、桃仁二十枚、䗪虫二十枚	将以上三味中药碾成粉末，用蜜制成四个药丸即可	以酒一升，煎一丸，取八合，顿服之	温服	破血下淤	因干血内结、著于脐下，产妇腹痛
桃仁散					
桃仁半两、当归一分、牵牛子半两、琥珀一分、腻粉一分	将以上中药碾成粉末，分成三份	一日三次，不拘时候	凉服	破血下淤	从高坠下之伤损，腹中血淤疼痛

● 中药手札

桃仁破血行淤、润燥滑肠。可治闭经、症瘕、热病蓄血、风痹、疟疾、跌打损伤、淤血肿痛、血燥便秘等症。孕妇忌用。

● 养生药膳房

丹参桃红乌鸡汤

药材：丹参 15 克，红枣 10 颗，红花 25 克，桃仁 5 克。
食材：乌鸡腿 1 只，盐 2 小匙，棉布袋 1 个。
制作：
① 将红花、桃仁装在棉布袋内，扎紧。乌鸡腿洗净剁块、余烫、捞起；红枣、丹参冲净。
② 将所有材料盛入煮锅，加水煮沸后转小火炖约 20 分钟，待鸡肉熟烂加盐调味即成。
功效：活血通脉，滋阴凉血，安神宁心。

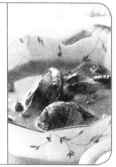

● 歌诀

中医专家图解药方

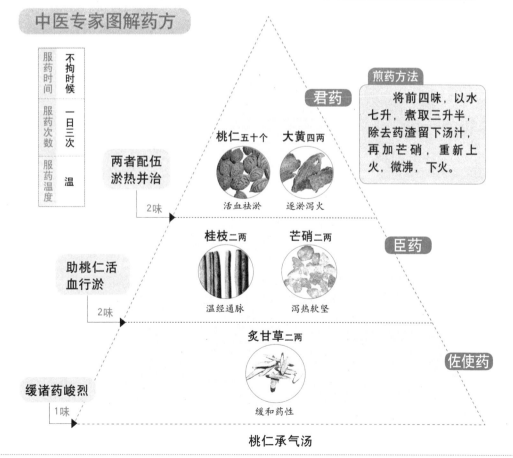

服药时间	不拘时候
服药次数	一日三次
服药温度	温

君药

两者配伍淤热并治
2味

桃仁五十个 — 活血祛淤
大黄四两 — 逐淤泻火

煎药方法

将前四味，以水七升，煮取三升半，除去药渣留下汤汁，再加芒硝，重新上火，微沸，下火。

臣药

助桃仁活血行淤
2味

桂枝二两 — 温经通脉
芒硝二两 — 泻热软坚

佐使药

缓诸药峻烈
1味

炙甘草二两 — 缓和药性

桃仁承气汤

(27)

141

(28) 川芎 活血行气，祛风止痛

● 中药图解

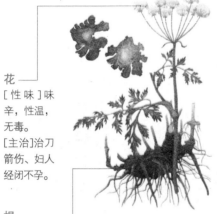

花
[性味]味辛，性温，无毒。
[主治]治刀箭伤、妇人经闭不孕。

根
[性味]味辛，性温，无毒。
[主治]疏肝气、补肝血、润肝燥、补风虚。

【释名】芎藭、香果、山鞠穷、香果、胡芎、马衔、雀脑芎、京芎、贯芎。

【性味归经】性温，味辛，无毒；入肝、胆、心包经。

【养生功效】治中风头痛、寒痹筋挛拘挛、刀箭伤，妇人经闭不孕。除脑中冷痛，能温中散寒。治一切风证、血分病。补五劳，壮筋骨，调血脉，破癥结宿血，养新血，止吐血、鼻出血、尿血、痔瘘疮疥，消淤血。疏肝气，补肝血，润肝燥，补风虚。

【选购与储存】以个大饱满、质坚实、断面色黄白、油性大、香气浓者为佳。置于阴凉干燥处，可用花椒包防蛀。还要注意防霉，防泛油。炮制品需贮于干燥容器内，密闭，阴凉干燥处，防蛀。

● 传世经典药方

材料	煎法	服药法	服药温度	功效	主治
生化汤					
川芎三钱、当归八钱、桃仁十四枚、炙甘草五分、炮姜五分、黄酒一升	先将前五味药分别碾成粉末，然后加入黄酒和童便一起煎熬至五合，除去药渣即可	饭后服用，一日两次	温服	化淤生新，温经止痛	产后淤血腹痛，恶露不行，小腹冷痛
温经汤					
川芎五分、当归五分、肉桂五分、莪术五分、牡丹皮五分、人参七分、牛膝七分、甘草七分	将以上八味药一起碾成粉末，加水一升煎至五合，除去药渣即可	不拘时候，一日两次	温服	温经补虚，化淤止痛	月经不调，血气凝滞，脐腹作痛
补阳还五汤					
川芎一钱、黄芪四两、当归尾二钱、赤芍一钱半、地龙一钱、红花一钱、桃仁一钱	将以上七味药一起碾成粉末，加水一升煎至五合，除去药渣即可	不拘时候，一日两次	温服	补气活血通络	半身不遂，口角流涎

● 中药手札

临床上，常将川芎提取液用于治疗肌肉、关节疼痛及神经痛、慢性支气管炎、高血压、鼻炎等。常与当归配伍，用于治疗女性疾病，如月经不调、闭经、痛经等。

● 歌诀

生化汤

生化汤是产后方，
归芎桃草酒炮姜，
消淤活血功偏擅，
止痛温经效亦彰。

● 养生药膳房

川芎黄芪炖鱼头

药材：川芎 3 片，枸杞子 10 克，黄芪 2 片。
食材：鱼头 1 个，丝瓜 200 克，姜、葱适量。
制作：
① 鱼头去鳞、鳃，洗净，剁成大块备用；丝瓜去皮，切成块状。
② 锅内放入高汤、川芎、黄芪、姜片、枸杞子煮 10 分钟，待发出香味后，改用小火保持微沸。
③ 把鱼头摆回原形，和丝瓜块放入汤中，用小火煮 15 分钟，加调味料即可。
功效：益气补血，活血，祛风止痛。

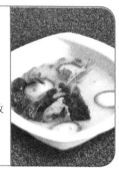

中医专家图解药方

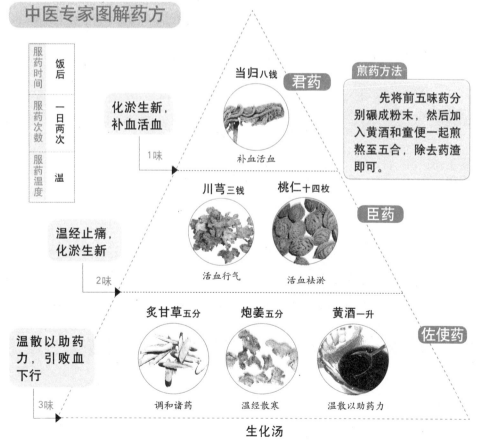

服药时间	饭后
服药次数	一日两次
服药温度	温

当归八钱 君药

化淤生新，补血活血

1味

补血活血

煎药方法

先将前五味药分别碾成粉末，然后加入黄酒和童便一起煎熬至五合，除去药渣即可。

川芎三钱 **桃仁十四枚** 臣药

温经止痛，化淤生新

2味

活血行气　　活血祛淤

炙甘草五分 **炮姜五分** **黄酒一升** 佐使药

温散以助药力，引败血下行

3味

调和诸药　　温经散寒　　温散以助药力

生化汤

28

大蓟 祛淤消肿，凉血止血

● 中药图解

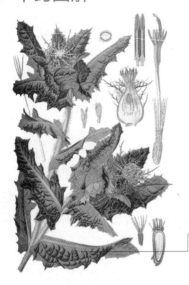

【释名】马蓟、刺蓟、山牛蒡、鸡项草、千针草、野红花。

【性味归经】性凉，味苦、甘；入心、肝经。

【养生功效】治女子赤白带下，安胎，止吐血、鼻出血，令人肥健。捣根绞汁服半升，治崩中下血。治恶疮疥癣，则同盐研敷。养精保血，破旧血，止新出血，治突然下血、血痢、金疮出血、呕血等。

【选购与储存】大蓟以质稍硬而脆，折断面较整齐、呈黄白色，略带颗粒状，并以粗壮、无须根、芦头者为佳。置阴凉干燥处，防蛀。

叶

[性味] 味甘，性温，无毒。

[主治] 止吐血、鼻出血，令人肥健。

● 传世经典药方

材料	煎法	服药法	服药温度	功效	主治
十灰散					
大蓟三钱、小蓟三钱、荷叶三钱、侧柏叶三钱、白茅根三钱、茜草三钱、栀子三钱、大黄一钱、牡丹皮三钱、棕榈皮一钱	将以上各药烧灰存性，研极细末，用纸包，碗盖于地上一夕，出火毒即可	将萝卜汁半碗，调服五钱，饭后服下	温服	凉血止血	血热妄行，吐血，咯血，咳血，衄血
大蓟散					
大蓟根、水牛角、升麻、桑白皮、蒲黄、杏仁、桔梗各一两、甘草五钱	将以上中药分别切细，用水一升，加姜五片，煎至五合，除去药渣即可	一日两次，不拘时候	温服	止血凉血，宣肺散热	饮食辛热，热邪伤肺，肺痈吐血
大蓟益母草汤					
大蓟根叶、益母草各五两	加水三大碗，煎煮成一盏，除去药渣即可	分二次服，一日服完。	温服	止血凉血	小产流血过多

● 中药手札

　　大蓟凉血止血、消肿解毒。用于血热妄行之吐血、尿血、便血、崩漏下血、外伤出血等症；尚能用于痈肿疮毒、热毒痈肿之症。脾胃虚寒而无淤滞者忌服。

● 养生药膳房

大蓟土茯苓猪肉丝汤

药材：大蓟、土茯苓各 35 克。
食材：熟猪瘦肉 250 克，冬笋、火腿各 25 克，姜丝、料酒、盐各适量。
制作：
　　将猪瘦肉切成丝；冬笋切成细丝；大蓟、土茯苓切碎，放入锅内，加水煎成药汁，去渣留汁。把火腿丝、笋丝、肉丝放入大碗内，加入姜丝、料酒、盐、药汁，上笼蒸 30 分钟即可。
功效：清热凉血，解毒。

● 歌诀

十灰散

十灰散用十般灰，
柏茅茜荷丹栀煨，
二蓟栀黄各炒黑，
上部出血势能摧。

中医专家图解药方

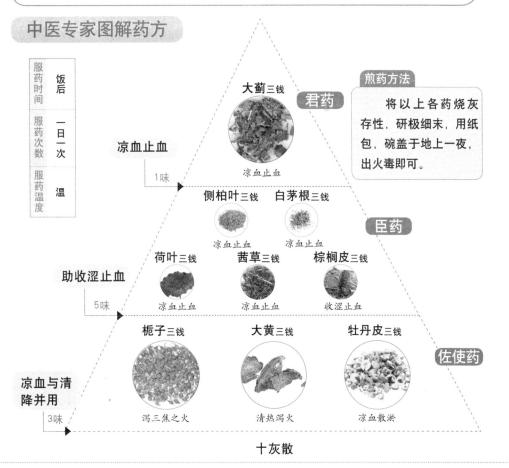

服药时间	饭后
服药次数	一日一次
服药温度	温

凉血止血
1味

大蓟 三钱　君药
凉血止血

煎药方法
将以上各药烧灰存性，研极细末，用纸包，碗盖于地上一夜，出火毒即可。

侧柏叶 三钱　　白茅根 三钱
凉血止血　　　凉血止血
臣药

荷叶 三钱　　茜草 三钱　　棕榈皮 三钱
凉血止血　　凉血止血　　收涩止血

助收涩止血
5味

栀子 三钱　　大黄 三钱　　牡丹皮 三钱
泻三焦之火　清热泻火　　凉血散淤
佐使药

凉血与清降并用
3味

十灰散

29

㉚ 牛膝 补肝肾，强筋骨，逐淤通经，引血下行

● 中药图解

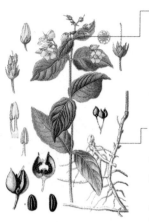

叶
[性味] 味苦、甘、酸，性平，无毒。
[主治] 寒湿痿痹、久疟、小便淋涩。

根
[性味] 味苦、甘、酸，性平，无毒。
[主治] 疗伤中气虚、老年人小便失禁。

【释名】牛茎、百倍、山苋菜、对节菜。

【性味归经】性平，味苦、甘、酸，无毒；入肝、肾经。

【养生功效】强筋骨，补肝肾。主治寒湿痿痹、四肢痉挛、膝痛不能屈伸，可逐血气，疗伤热火烂，能堕胎。能补中续绝，益精，填髓，止头发变白，除头痛和腰脊痛，治女性月经不通、血结。治阳痿，补肾，助十二经脉，逐恶血。治腰膝怕冷无力，破腹部结块，能排脓止痛。

【选购与储存】本品以表面灰黄色或淡棕色，有略扭曲而细微的纵皱纹、横长皮孔及稀疏的细根痕，质硬而脆，易折断，断面平坦，黄棕色，微呈角质样而油润，气微，味微甜而稍苦涩者为佳。置于阴凉干燥处保存，防潮，防蛀。

● 传世经典药方

材料	煎法	服药法	服药温度	功效	主治
镇肝熄风汤					
牛膝一两、代赭石一两、龙骨五钱、牡蛎五钱、川楝子两钱、玄参五钱、天冬五钱、麦芽二钱、茵陈蒿二钱	将以上九味药分别捣碎，加水一升煎至五合，除去药渣即可	饭前服用，一日两次	温服	镇肝熄风，滋阴潜阳	中风，头目眩晕，目胀耳鸣，脑部热痛，心中烦热
建瓴汤					
生龙骨、生地黄、生牡蛎各六钱，怀牛膝、生怀山药各一两，生赭石八钱、生杭芍、柏子仁各四钱	磨取铁锈浓水，以之煎药	不拘时候	热服	镇肝熄风，滋阴潜阳	肝阳上亢之头目眩晕、目胀耳鸣、心悸、多梦失眠
牛膝杜仲汤					
牛膝、杜仲、续断、桑寄生各等份	将以上四味药分别切细，加水一升，煎至半升，除去药渣即可	不拘时候，一日两次	温服	祛风除湿	肝肾不足之腰膝酸痛、下肢无力

本草纲目对症养生全书

● 中药手札

牛膝生用可活血通经，治产后腹痛、月经不调、闭经、虚火牙痛等。熟用可补肝肾，强腰膝，治腰膝酸痛、肝肾亏虚、跌打淤痛。

● 歌诀

镇肝熄风汤

镇肝熄风汤牛膝，玄参牡蛎赭茵供，
麦天冬龙骨川楝，肝风内动有奇功。

● 养生药膳房

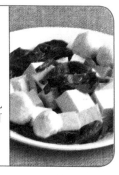

牛膝蔬菜鱼丸

药材：牛膝9克。
食材：鱼丸300克，蔬菜、豆腐（随自己喜爱搭配）、酱油各适量。
制作：
　将牛膝加适量水，用小火煮取剩半量，滤渣备用。锅中加水，先将鱼丸煮至将熟时，放入蔬菜、豆腐煮熟，大约3分钟。再加入牛膝药汁略煮，可根据个人口味，适当添加调味料，盛盘即可。
功效：补肝肾，强筋骨，通络活血。

中医专家图解药方

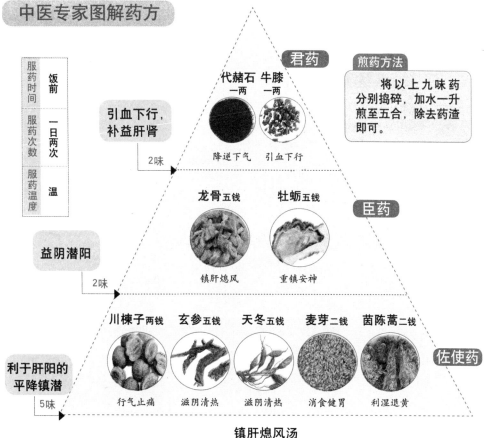

服药时间	饭前
服药次数	一日两次
服药温度	温

君药

引血下行，补益肝肾
2味

代赭石 一两　牛膝 一两
降逆下气　引血下行

煎药方法
将以上九味药分别捣碎，加水一升煎至五合，除去药渣即可。

臣药

益阴潜阳
2味

龙骨 五钱　　牡蛎 五钱
镇肝熄风　　重镇安神

佐使药

利于肝阳的平降镇潜
5味

川楝子 两钱　玄参 五钱　天冬 五钱　麦芽 二钱　茵陈蒿 二钱
行气止痛　滋阴清热　滋阴清热　消食健胃　利湿退黄

镇肝熄风汤

30

槐花 凉血止血，清肝泻火

◉ 中药图解

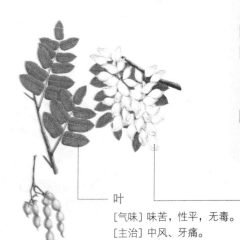

叶
[气味] 味苦，性平，无毒。
[主治] 中风、牙痛。

花
[气味] 味苦，性微寒，无毒。
[主治] 咳血、尿血、白带不止。

【释名】槐蕊、豆槐、白槐、细叶槐、金药材、护房树、家槐、六年香、中槐、土槐。

【性味归经】性微寒，味苦，无毒；入肝、大肠经。

【养生功效】用于肠热便血、痔肿出血、肝热头痛、眩晕目赤。主五内邪气热，止涎唾，补绝伤，疗五痔、火疮、妇人乳瘕。

【选购与储存】以花蕾幼小如米、色黄绿、干燥、无杂质者为佳。密闭，置于阴凉处保存，注意防潮。

◉ 传世经典药方

材料	煎法	服药法	服药温度	功效	主治
槐花散					
槐花二两、甘草五钱、乌梅五钱、苍术一两、厚朴一两、陈皮一两、当归一两、枳壳一两	将以上八味药分别切细，加水一升，煎至五合，除去药渣即可	饭前用清米饮调下二钱，一日两次	温服	燥湿理气，凉血止血	湿浊内阻，肠胃不调，脘腹胀满，大便下血
槐花芍药汤					
槐花三钱、白芍二钱、枳壳一钱、甘草五分	将以上四味药分别切细，加水一升，煎至五合，除去药渣即可	饭后服用二钱，一日两次	温服	清热泻火，行气活血	赤白痢疾
槐花地榆散					
槐花二两、地榆一两五钱、苍术一两五钱、甘草一两	将以上四味药微炒，研为细末即可	早晚各二钱，饭前服用	凉服	凉血止血，化淤止痛	诸痔出血

● **中药手札**

　　槐花性味苦寒，有凉血止血、清肝明目之效，可用于肝火上炎之目赤头痛。常与夏枯草、黄芩、栀子、菊花等，用于治疗高血压和预防脑出血。

● **歌诀**

槐花散

槐花散用治肠风，甘草乌梅枳壳充，苍厚朴陈皮当归，宽肠凉血逐风功。

● **养生药膳房**

槐花猪肠汤

药材：槐花90克。
食材：猪大肠500克，猪瘦肉250克，蜜枣2颗，酱油适量。
制作：
① 猪大肠洗净，槐花洗净，装进大肠内，扎紧大肠两头；猪瘦肉洗净，切块。
② 把装有槐花的猪大肠与瘦猪肉、蜜枣一齐放入锅内，加清水适量，大火煮沸后，小火煲2~3个小时，捞起猪肠，切开去掉槐花，用酱油调味即可。
功效：清热凉血，清肠解毒。

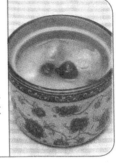

中医专家图解药方

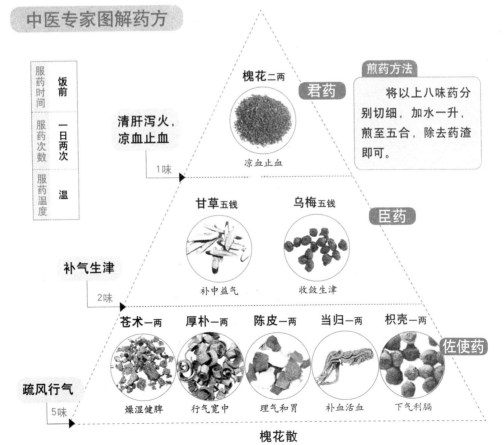

服药时间	饭前
服药次数	一日两次
服药温度	温

清肝泻火，凉血止血

1味

槐花 二两

君药

凉血止血

煎药方法

　　将以上八味药分别切细，加水一升，煎至五合，除去药渣即可。

补气生津

2味

甘草 五钱

补中益气

乌梅 五钱

收敛生津

臣药

疏风行气

5味

苍术 一两

燥湿健脾

厚朴 一两

行气宽中

陈皮 一两

理气和胃

当归 一两

补血活血

枳壳 一两

下气利膈

佐使药

槐花散

31

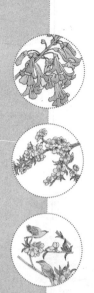

本章看点

● 半夏 燥湿化痰，降逆止呕，消痞散结

● 桔梗 宣肺，利咽，祛痰，排脓

● 贝母 清热润肺，化痰止咳

● 杏仁 止咳平喘，润肠通便

● 细辛 祛风散寒，通窍止痛，温肺化饮

● 天南星 祛风止痉，化痰散结

● 马兜铃 清肺降气，止咳平喘，清肠消痔

● 款冬花 润肺下气，止咳化痰

       ……

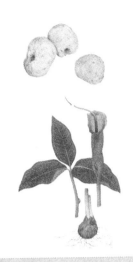

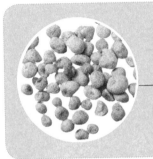

第四章
止咳化痰药

　　止咳之前应该先化痰，才能去除病根。咳嗽是因外感六淫，脏腑内伤，影响于肺所致有声有痰之证。《素问病机气宜保命集》："咳谓无痰而有声，肺气伤而不清也；嗽是无声而有痰，脾湿动而为痰也。咳嗽谓有痰而有声，盖因伤于肺气动于脾湿，咳而为嗽也。"因外邪犯肺，或脏腑内伤，累及肺所致。外感咳嗽者可服用细辛散，内伤咳嗽者可服用涤痰汤。

半夏 燥湿化痰，降逆止呕，消痞散结

● 中药图解

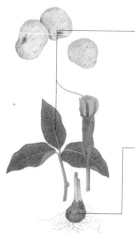

叶
[性味]味辛，性温，有毒。
[主治]消痰、下肺气、开胃健脾、止呕吐。

根
[性味]味辛，性温，有毒。
[主治]主伤寒、心下坚、胸胀咳逆。

【释名】守田、水玉、地文、和姑。

【性味归经】性温，味辛，有毒；入脾、胃、肺经。

【养生功效】主伤寒、咽喉肿痛、肠鸣。消心腹胸膈之痰热满结、咳嗽上气、心下急痛坚痞、时气呕逆、痈肿。消痰，下肺气，开胃健脾，止呕吐，去胸中痰满。

【选购与储存】制半夏类圆形或肾形片。明矾制半夏表面乳白色，周边黄棕色，中间隐现黄白色筋脉点。姜制半夏表面有光泽，透明，片面灰黄色或淡黄色，角质样，质脆。半夏置干燥处保存，防霉。

● 传世经典药方

材料	煎法	服药法	服药温度	功效	主治
涤痰汤					
半夏二钱半、天南星二钱半、甘草半钱、陈皮一钱半、石菖蒲一钱、人参一钱、茯苓两钱、枳实二钱、竹茹七分	将以上九味药洗净，切细，加水二盏，煎至一盏即可	一日三次，饭后服用	温服	涤痰开窍	中风痰迷心窍，舌强不能言
半夏泻心汤					
半夏三钱、黄芩二钱、干姜二钱、人参二钱、炙甘草二钱、黄连一钱、红枣四枚	将以上七味草药分别切细，加水一斗，煮取六升，去除药渣，再煎，取三升汤药即可	一日三服，每服一升	温服	寒热平调，消痞散结	心下痞，但满而不痛，或呕吐，肠鸣下利，舌苔腻而微黄
半夏白术天麻汤					
黄柏两分、干姜三分、天麻五分、苍术五分、白茯苓五分、黄芪五分、泽泻五分、人参五分、白术一钱、炒曲一钱、半夏一钱五分、大麦蘖面一钱五分、陈皮一钱五分	将以上草药切细，加水二盏，煎至一盏，除去药渣即可	每服半两，食前带热服	热服	温凉并济，补脾燥湿，化痰息风	头痛，咳痰，头眩，恶心吐逆，身重肢冷

● 中药手札

半夏可治痰多咳喘、痰饮眩悸、内痰眩晕、呕吐反胃、胸脘痞闷、梅核气症。外用可消痈肿，生用外治痈肿痰核。姜半夏多用于降逆止呕。

● 歌诀

涤痰汤

涤痰汤涤痰开窍，半夏天南星甘草，橘红菖蒲和人参，茯苓枳实和竹茹。

● 养生药膳房

半夏桔梗薏苡仁汤

药材：半夏 15 克，桔梗 10 克，薏苡仁 50 克。
食材：冰糖适量。
制作：
①半夏、桔梗用水略冲。
②将半夏、桔梗、薏苡仁一起放入锅中，加水 1000 毫升煮至薏苡仁熟烂。
③加入冰糖调味即可。
功效：本品具有燥湿化痰、理气止咳的功效。

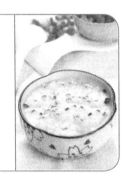

中医专家图解药方

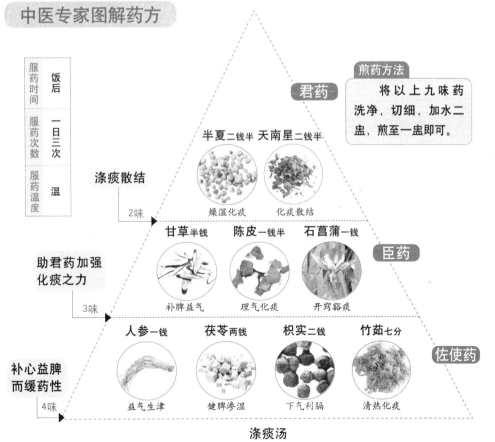

服药时间	饭后
服药次数	一日三次
服药温度	温

煎药方法

将以上九味药洗净，切细，加水二盅，煎至一盅即可。

君药

半夏二钱半　天南星二钱半

涤痰散结

2味

燥湿化痰　　化痰散结

甘草半钱　　陈皮一钱半　　石菖蒲一钱

助君药加强化痰之力

3味

补脾益气　　理气化痰　　开窍豁痰

臣药

人参一钱　　茯苓两钱　　枳实二钱　　竹茹七分

补心益脾而缓药性

4味

益气生津　　健脾渗湿　　下气利膈　　清热化痰

佐使药

涤痰汤

32

㉝ 桔梗 宣肺，利咽，祛痰，排脓

◉ 中药图解

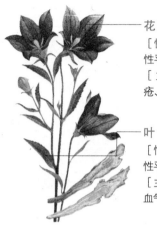

— 花
[性味]味苦、辛，性平，有小毒。
[主治]治口舌生疮、目赤肿痛。

— 叶
[性味]味苦、辛，性平，有小毒。
[主治]利五脏、补血气、除寒热风痹。

【释名】白药、梗草、铃铛花、六角荷。

【性味归经】性平，味苦、辛，有小毒；入肺经。

【养生功效】治下痢，破血行气，消积聚、痰涎，清肺热、气促咳逆，除腹中冷痛，主中恶以及小儿惊痫。利窍，除肺部风热，清利头目，利咽喉。治疗胸膈气滞及疼痛，除鼻塞，治口舌生疮、目赤肿痛。下一切邪气，止霍乱痉挛，心腹胀痛。利五脏，补血气，除寒热风痹，疗咽喉痛，除蛊毒。

【选购与储存】本品以表面白色或淡黄白色，质脆，断面不平坦，形成层环棕色，皮部类白色，木部淡黄白色，无臭，味微甜后苦者为佳。置通风干燥处，防蛀。

◉ 传世经典药方

材料	煎法	服药法	服药温度	功效	主治
清金降火汤					
桔梗一钱、陈皮一钱半、杏仁一钱半、半夏一钱、贝母一钱、前胡一钱、瓜蒌仁一钱、黄芩一钱、枳壳八分一钱、甘草三分	将以上十味药分别切细，加水二盏，煎至一盏即可	饭后服用，一日两次	温服	清热化痰，宣肺止咳	肺胃痰火内盛，咳嗽面赤，或肺胀喘急，舌苔黄
桔梗汤					
桔梗一两、甘草二两	加水三升，煮成一升即可	饭前服用，一日三次	温服	止咳化痰	肺痈咳嗽，胸满振寒，脉数咽干，痰浊腥臭
桔梗半夏汤					
桔梗三钱、半夏三钱、陈皮三钱、生姜五片	加水二盏，煎取一盏即可	不拘时候	温服	宣肺利咽，行气化痰	阴阳不和所致的伤寒腹胀

● 中药手札

桔梗宣肺利咽、祛痰排脓。临床多用于治疗咳嗽痰多、胸闷不畅、咽喉肿痛、音哑、肺痈吐脓、疮疡脓成不溃等症。

● 养生药膳房

肾气乌鸡汤

药材：熟地黄 20 克，山茱萸 10 克，山药 15 克，丹皮 10 克，茯苓 10 克，泽泻 10 克，车前子 7.5 克，牛膝 7.5 克，桔梗 10 克，附子 5 克。

食材：乌鸡腿 1 只，盐 1 小匙。

制作：

将乌鸡腿洗净，剁块，放入沸水汆烫，去除血水；将乌鸡腿及所有的药材盛入煮锅中，加适量水至盖过所有的材料。大火煮沸，然后转小火续煮 40 分钟左右，加盐调味即可；可只取汤汁饮用，或吃肉喝汤。

功效：滋补肝肾、益精生髓、温补肾阳。

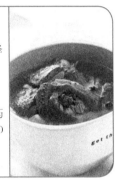

中医专家图解药方

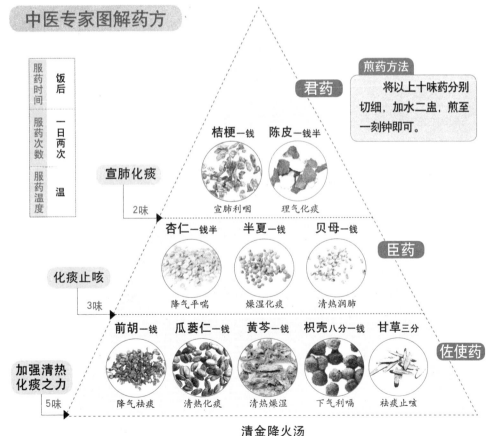

服药时间	饭后
服药次数	一日两次
服药温度	温

君药

煎药方法
将以上十味药分别切细，加水二盏，煎至一刻钟即可。

宣肺化痰
2味

桔梗—钱　　陈皮—钱半
宣肺利咽　　理气化痰

臣药

化痰止咳
3味

杏仁—钱半　　半夏—钱　　贝母—钱
降气平喘　　燥湿化痰　　清热润肺

佐使药

加强清热化痰之力
5味

前胡—钱　　瓜蒌仁—钱　　黄芩—钱　　枳壳八分—钱　　甘草三分
降气祛痰　　清热化痰　　清热燥湿　　下气利嗝　　祛痰止咳

清金降火汤

③③

(34) 贝母 清热润肺，化痰止咳

● 中药图解

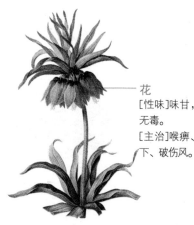

花
[性味]味甘，性平，无毒。
[主治]喉痹、乳汁难下、破伤风。

【释名】勤母、苦菜、苦花、空草、药实。

【性味归经】性微寒，味苦、甘，无毒；入肺、心经。

【养生功效】主伤寒烦热、小便淋沥、邪气疝瘕、喉痹、乳汁难下、破伤风。疗腹中结实、心下满、邪恶风寒、目眩项直、咳嗽，能止烦热渴，发汗，安五脏，利骨髓。能消痰，润心肺。将其研末与砂糖做成丸，含服，能止咳。主胸胁逆气、时疾黄疸。

【选购与储存】贝母呈卵圆形或短圆锥形，顶端有一小尖，表面呈白色，少有淡黄色；有鳞片二枚，外层一片较大，内层一片较小，被外层鳞片包在其中，仅留一月牙形部分在外，俗有怀中抱月之说，即为贝母中较好的一种。置通风干燥处，防蛀。

● 传世经典药方

材料	煎法	服药法	服药温度	功效	主治
贝母瓜蒌散					
贝母一钱五分、瓜蒌一钱、天花粉八分、茯苓八分、橘红八分、桔梗八分	将以上六味中药洗净后分别切细，加水十斗，用大火烧开转小火煎半小时，除去药渣即可	一日两次，饭前服用	温服	润肺清热，理气化痰	燥咳，咳嗽急促，咯痰不爽、涩而难出，咽喉干燥哽痛，苔白而干
贝母厚朴丸					
贝母去心一两，姜制厚朴半两	贝母去心一两，姜制厚朴半两，蜜调做成如梧桐子大的丸子	每次用白开水送服五十丸	温服	止咳化痰，行气宽中，消食除胀	咳嗽，腹部胀气，积食
贝母甘草丸					
贝母五钱、甘草二钱	贝母五钱、甘草（半生半炙）二钱，研为末，加砂糖做成芡实大的丸子即可	一日两次，饭前服用	温服	止咳，化痰，润肺	小儿百日咳

● **中药手札**

　　贝母微寒、味甘、苦，止咳化痰之效较强，且有润肺的功效，特别适用于肺燥或秋燥所致的咳嗽。患者多表现为咳嗽，伴有痰少、难咯，或痰中带血、口鼻干燥、咽干口渴等不适。

● **歌诀**

贝母瓜蒌散

贝母瓜蒌花粉研，
橘红桔梗茯苓添，
呛咳咽干痰难出，
润燥化痰病自安。

● **养生药膳房**

贝母酿雪梨

药材：贝母2钱，银耳半钱。
食材：新鲜雪梨1个。
制作：
　　银耳泡软，去蒂，切成细块。雪梨从蒂柄上端平切，挖除中间的籽核。将贝母、银耳置入梨心，并加满清水，置于碗盅里移入电饭锅内蒸熟即可。
功效：养阴润肺，清热化痰，止咳。

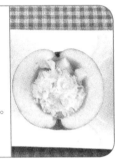

中医专家图解药方

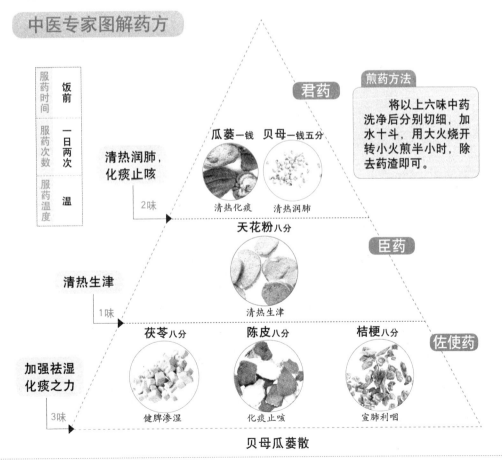

服药时间	饭前
服药次数	一日两次
服药温度	温

君药

清热润肺，化痰止咳

瓜蒌一钱　　贝母一钱五分
清热化痰　　清热润肺

2味

煎药方法

将以上六味中药洗净后分别切细，加水十斗，用大火烧开转小火煎半小时，除去药渣即可。

臣药

天花粉八分
清热生津

清热生津

1味

佐使药

茯苓八分　　　陈皮八分　　　桔梗八分
健脾渗湿　　　化痰止咳　　　宣肺利咽

加强祛湿化痰之力

3味

贝母瓜蒌散

第四章　止咳化痰药

34

157

杏仁 止咳平喘，润肠通便

● 中药图解

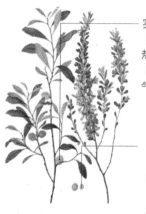

实
[性味]味酸，性热，有小毒。
[主治]止咳逆上气，润心肺。

仁
[性味]味苦，性温，有小毒。
[主治]痰鸣气急、喉痹。

【释名】杏核仁、杏子、木落子。

【性味归经】性微温，味苦，有小毒；入大肠经。

【养生功效】主咳逆上气、痰鸣、喉痹、产乳金疮、奔豚气。疗惊痫、心下烦热、风气往来、时行头痛，能解肌，消心下胀痛，杀狗毒。治腹痹不通，能发汗，主温病、脚气、咳嗽上气喘促。加天门冬同煎，润心肺。

【选购与储存】苦杏仁表面黄棕色至深棕色，一端尖，另以端钝圆、肥厚，左右不对称。尖端一侧有短线形种脐，圆端合点处向上具多数深棕色的脉纹。置于密封的储物管中保存，防潮。也可存放在冰箱里，注意密实封装，以防受潮或结冰而引起霉变。

● 传世经典药方

材料	煎法	服药法	服药温度	功效	主治
顺气消食化痰丸					
杏仁二两、天南星一两、半夏一两、苏子五钱、莱菔子五钱、青皮五钱、陈皮五钱、香附五钱、葛根五钱、神曲五钱、山楂五钱、麦芽五钱	将以上十二味草药碾成粉末，用姜汁和蒸饼煮糊成丸，如梧桐子大小即可	一日三服，每服三丸，不拘时候	冷服	调和气机，消食化痰	酒食生痰，胸膈胀闷，咳嗽
杏仁桃仁丸					
杏仁半两、桃仁半两	去皮尖，炒研，加水调生面和成梧桐子大的丸子即可	每次用生姜、蜜汤送服十丸，以微泻为度	热服	宣肺化痰	上气喘急，肠燥便难
麻黄杏仁薏苡甘草汤					
杏仁一两、麻黄七两、甘草三两、薏苡仁三两	将以上四味草药分别切细，加水一盏半，煮至八分，除去药渣即可	每服四钱匕，一日三服	温服	发汗解表，祛风除湿	风湿在表，湿郁化热证，发热

● 中药手札

　　杏仁在临床上多用于治疗支气管炎、哮喘、肺炎，尚有镇痛、抗炎、促进肺表面活性物质合成的作用。注意，阴虚咳嗽及大便溏泄者忌服。

● 歌诀

顺气消食化痰丸

顺气消食化痰丸，青陈星夏菔苏攒，
曲麦山楂葛杏附，蒸饼为糊姜汁抟。

● 养生药膳房

润肺乌龙面

药材：昆布 20 克，西洋参、山药、杏仁、枸杞子各 10 克。
食材：虾 1 只，牡蛎 3 只，胡萝卜 50 克，青江菜 1 株，鲜香菇 1 朵，贡丸 1 个，鱼板 1 片，乌龙面 50 克，姜片 2 片。
制作：
　　将药材洗净，用棉布包起来，加适量水，煮沸后熄火，放入昆布，滤出汤汁备用。将备好的汤汁倒入锅中煮沸，放剩下的材料，煮沸加盐调味即可。
功效：补中益气，润肺止咳。

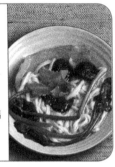

中医专家图解药方

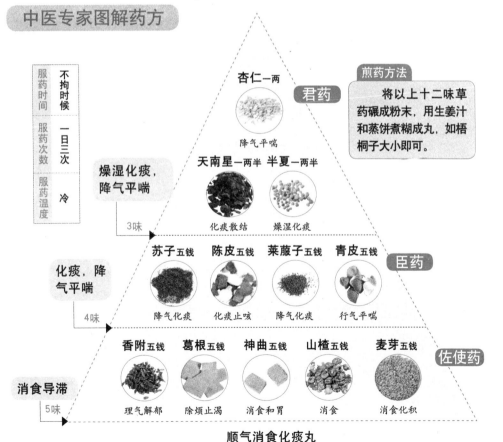

服药时间	不拘时候
服药次数	一日三次
服药温度	冷

君药

杏仁 一两
降气平喘

燥湿化痰，降气平喘
3味

天南星 两半　　半夏 一两半
化痰散结　　　　燥湿化痰

臣药

化痰，降气平喘
4味

苏子 五钱　　陈皮 五钱　　莱菔子 五钱　　青皮 五钱
降气化痰　　化痰止咳　　降气化痰　　行气平喘

佐使药

消食导滞
5味

香附 五钱　　葛根 五钱　　神曲 五钱　　山楂 五钱　　麦芽 五钱
理气解郁　　除烦止渴　　消食和胃　　消食　　消食化积

煎药方法

将以上十二味草药碾成粉末，用生姜汁和蒸饼煮糊成丸，如梧桐子大小即可。

顺气消食化痰丸

第四章　止咳化痰药

35

159

细辛 祛风散寒，通窍止痛，温肺化饮

● 中药图解

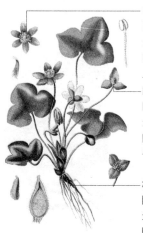

花
[性味]味辛，性温，无毒。
[主治]治头痛脑动、风湿痹痛。

叶
[性味]味辛，性温，无毒。
[主治]治督脉为病，脊强而厥。

根
[性味]味辛，性温，无毒。
[主治]咳逆上气。

【释名】小辛、少辛、细草、独叶草。

【性味归经】性温，味辛，有小毒；入肺、肾、心经。

【养生功效】治咳逆上气、头痛脑动、关节拘挛、风湿痹痛。能温中下气，破痰利水道，开胸中滞结，除喉痹、鼻息肉，治鼻不闻香臭、风痫癫疾，下乳结，治汗不出、血不行，能安五脏，益肝胆，通精气。益胆气，治咳嗽，去皮风湿痒，疗见风流泪。治口舌生疮、大便燥结、起目中倒睫。

【选购与储存】细辛以根灰黄色、叶绿色、味辛辣而麻舌者为佳。置通风干燥处，防蛀。

● 传世经典药方

材料	煎法	服药法	服药温度	功效	主治
苓甘五味姜辛汤					
细辛三两、茯苓四两、甘草三两、干姜三两、五味子半升	将以上五味草药分别切细，加水八升，煮取三升，除去药渣即可	每服半升，一日三次	温服	温肺化饮	寒饮咳嗽之咳痰量多、清稀色白，胸膈痰饮内盛，舌苔白滑
细辛独活汤					
细辛二两、独活一两、川芎一两、秦艽一两、羌活三分、防风一两、甘草一钱	将以上七味药分别切细，加水六斗，煎至三斗，除去药渣即可	一日一次，不拘时候	热服	祛风散寒，温肺化饮	外感头痛，邪在少阴，颊部疼痛
细辛散					
细辛一两、川芎一两、赤茯苓一两半、桑白皮二两、麦门冬一两半、甘草三分、郁李仁一两	以水一盏，煎至五分，除去药渣即可	每服五钱，不拘时候	温服	疏散表邪，宣肺化痰	伤寒间歇寒热唇口干焦，四肢浮肿

● 中药手札

细辛在临床上具有局部麻醉、解热镇痛、抗菌、缓解气管痉挛的作用。注意不宜与藜芦同用。

● 养生药膳房

细辛菟丝粥

药材：菟丝子 15 克，枸杞子 10 克，细辛 3 克。
食材：粳米 100 克，白糖适量。
制作：

　将菟丝子洗净后捣碎，和枸杞子、细辛加水煎去渣取汁，入米煮粥，粥熟时加白糖即可。
功效：补肾强腰，祛风散寒。

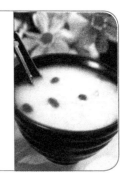

中医专家图解药方

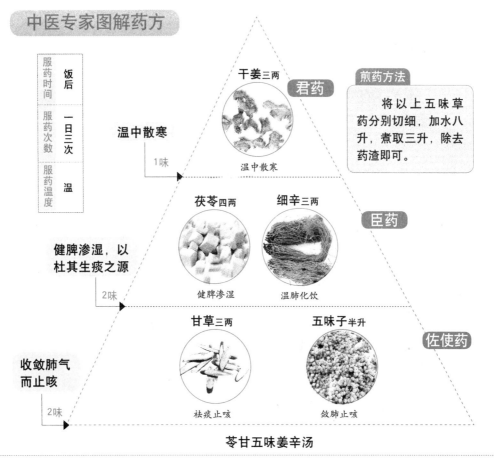

服药时间	饭后
服药次数	一日三次
服药温度	温

干姜三两 **君药**

温中散寒

1味　温中散寒

煎药方法

　将以上五味草药分别切细，加水八升，煮取三升，除去药渣即可。

茯苓四两　　**细辛**三两 **臣药**

健脾渗湿，以杜其生痰之源

2味　健脾渗湿　　温肺化饮

甘草三两　　　**五味子**半升 **佐使药**

收敛肺气而止咳

2味　祛痰止咳　　　敛肺止咳

苓甘五味姜辛汤

第四章 止咳化痰药

36

161

37 天南星 祛风止痉，化痰散结

● 中药图解

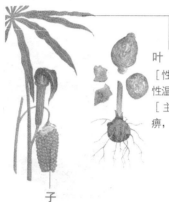

叶
[性味]味苦、辛，
性温，有大毒。
[主治]主中风麻
痹，能除痰下气。

子
[性味]味苦、辛，性温，有大毒。
[主治]治心痛，寒热结气。

【释名】虎膏、鬼蒟蒻。

【性味归经】性温，味苦、辛，有大毒；入
肺、肝、脾经。

【养生功效】主中风麻痹，能除痰下气，利
胸膈，攻坚积，消痈肿，散血堕胎。治心痛、
寒热结气、积聚、筋痿拘挛，能利水道。除阴
部湿邪，止风眩。主疝气肿块、肠痛、伤寒时疾。

【选购与储存】本品以表面类白色或淡棕
色，质坚硬，不易破碎，断面不平坦，粉性足，
味麻辣者为佳。置通风干燥处，防蛀。

● 传世经典药方

材料	煎法	服药法	服药温度	功效	主治
清气化痰丸					
杏仁一两、天南星一两半、瓜蒌仁一两、黄芩一两、陈皮一两、枳实一两、茯苓一两、半夏一两半	将以上八味药分别碾成粉末，然后用蜜调制成如梧桐子大小的药丸即可	每服二至三钱，温开水送下	温服	清热化痰，理气止咳	痰热咳嗽，痰稠色黄，咯之不爽
冷哮丸					
麻黄一两、川乌一两、细辛一两、花椒一两、白矾一两、牙皂一两、半夏曲一两、天南星一两、杏仁一两、甘草一两、紫菀二两、款冬花二两	上为细末，姜汁调神曲末，打糊为丸	每遇发作时，临卧用生姜汤送服三丸，体弱者服一丸	冷服	温肺散寒，涤痰化饮	哮喘咳嗽，遇冷即发，顽痰结聚
活络丹					
天南星二两、川乌一两、草乌五钱、没药五钱、乳香一两、地龙三分	上药六味，各研细末，混合研匀，酒调面糊为丸，如梧桐子大	每服二十丸，空腹时用冷酒送下，或用荆芥汤下	冷服	祛风通络，散寒止痛	肢体筋脉挛痛，关节伸屈不利，中风后手足不仁

● 中药手札

天南星有燥湿化痰、祛风定惊、消肿散结之效。主治中风、口眼歪斜、半身不遂、癫痫、惊风、破伤风、风痰眩晕、喉痹、瘰疬、痈肿、跌扑损伤、蛇虫咬伤等症。常与半夏合用，用于燥湿化痰。

● 养生药膳房

天南星冰糖水

药材：天南星9克。
食材：冰糖适量。
制作：
①天南星洗净，备用。
②加水200毫升，煎煮20分钟，去渣。
③加入适量冰糖，以微甜为准。
功效：本品有燥湿化痰、祛风解痉作用，适合寒痰或湿痰阻肺、咳喘痰多、胸膈胀闷的寒性哮喘患者食用。

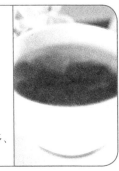

● 歌诀

清气化痰丸

清气化痰星夏橘，
杏仁枳实瓜蒌实，
芩苓姜汁糊为丸，
气顺火消痰自失。

中医专家图解药方

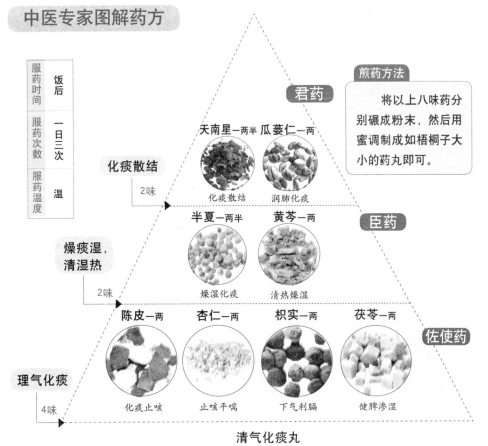

服药时间	饭后
服药次数	一日三次
服药温度	温

君药

煎药方法
将以上八味药分别碾成粉末，然后用蜜调制成如梧桐子大小的药丸即可。

化痰散结 ——2味

天南星—两半　瓜蒌仁—两
化痰散结　润肺化痰

臣药

燥痰湿，清湿热 ——2味

半夏—两半　黄芩—两
燥湿化痰　清热燥湿

佐使药

理气化痰 ——4味

陈皮—两　杏仁—两　枳实—两　茯苓—两
化痰止咳　止咳平喘　下气利膈　健脾渗湿

清气化痰丸

37

马兜铃 清肺降气，止咳平喘，清肠消痔

● 中药图解

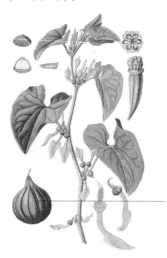

果实
[性味] 味苦，性微寒，无毒。
[主治] 肺热咳嗽、痰结喘促、痔瘘。

【释名】都淋藤、兜铃、水马香果、蛇身果。
【性味归经】性微寒，味苦，无毒；入肺、大肠经。
【养生功效】主肺热咳嗽、痰结喘促、痔瘘。治肺气上急、坐息不得、咳嗽连连不止。清肺气，补肺，清肺中湿热。
【选购与储存】本品以表面黄绿色、灰绿色或棕褐色，个大、完整、灰绿色者为佳。置通风干燥处，防蛀。

● 传世经典药方

材料	煎法	服药法	服药温度	功效	主治
补肺阿胶散					
马兜铃一钱、杏仁二钱、阿胶一两、甘草一钱、粳米一两、牛蒡子一钱	将以上六味中药碾成粉末，搅拌均匀即可	每服三钱，不拘时候，以粥饮调下	冷服	清热降气，养阴清肺，宁嗽止血	肺脏气虚，胸中短气，咳嗽声微，四肢少力
马兜铃甘草散					
马兜铃二两、炙甘草一两、酥油半两	马兜铃去壳及膜，加酥油拌匀后用慢火炒干，再加炙甘草，同研成末	每次取一钱，加水一盏，煎至六成，或噙口中咽服	温服	通顺气机，化痰止咳	肺气上逆，喘急
阿胶散					
阿胶一两五钱、牛蒡子二钱五分、甘草二钱五分、马兜铃五钱、杏仁七枚、糯米一两	将阿胶麸炒，牛蒡子炒香，炙甘草、马兜铃焙，杏仁去皮、尖，糯米炒熟，一起碾成粉末即可	每服二钱，用水一盏，煎至六分，饭后服用	温服	补益肺气，化痰顺气	小儿肺虚，气粗喘促

● 中药手札

　　马兜铃了临床上多用于肺热喘咳、痰中带血、肠热便血、痔疮肿痛等症。注意虚寒咳喘及脾弱便溏者慎服。

● 歌诀

補肺阿胶散

补肺阿胶散清肺，降气止咳马兜铃，
杏仁阿胶和甘草，再加粳米和牛蒡。

● 养生药膳房

马兜铃丹参饮

药材：丹参、马兜铃各8克。
食材：冰糖适量。
制作：
①马兜铃、丹参一起洗净，备用。
②二者一起加水煎汁，滤取药汁，即可饮用
功效：可活血化淤、凉血止血，可增加冠脉流量。有效防治因肝经火盛引起的血热性出血症，如高血压性脑出血、蛛网膜下腔出血等。

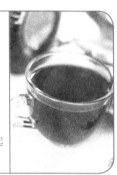

中医专家图解药方

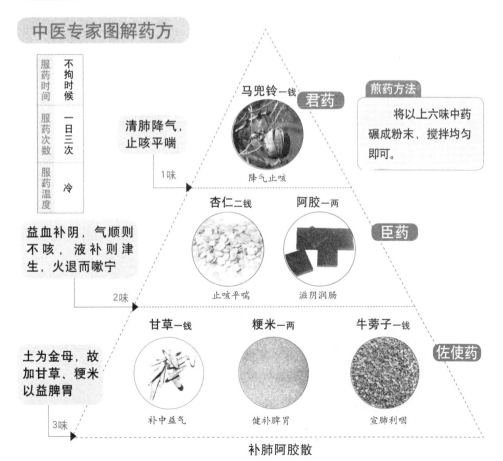

服药时间	不拘时候
服药次数	一日三次
服药温度	冷

清肺降气，
止咳平喘

1味

马兜铃一钱　君药

降气止咳

煎药方法

将以上六味中药碾成粉末，搅拌均匀即可。

益血补阴，气顺则不咳，液补则津生，火退而嗽宁

2味

杏仁二钱　　阿胶一两

臣药

止咳平喘　　滋阴润肠

土为金母，故加甘草、粳米以益脾胃

3味

甘草一钱　　粳米一两　　牛蒡子一钱

佐使药

补中益气　　健补脾胃　　宣肺利咽

补肺阿胶散

38

款冬花 润肺下气，止咳化痰

● 中药图解

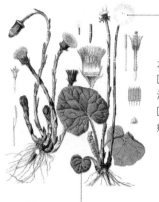

花
[性味]味辛，性温，无毒。
[主治]各种惊痫、寒热邪气。

叶
[性味]味辛、微苦，性温，无毒。
[主治]咳嗽上气、哮喘、喉痹。

【释名】款冬、款花、看灯花、艾冬花、虎须。

【性味归经】性温，味辛、微苦，无毒；入肺经。

【养生功效】主咳嗽上气、哮喘、喉痹、及各种惊痫寒热邪气。治消渴、喘息呼吸。疗肺气促急、热伤劳咳、咳声不断、涕唾黏稠、肺痿肺痈、吐脓血。润心肺，益五脏，除烦消痰，清肝明目，治中风等疾病。

【选购与储存】本品以朵大、色紫红、无花梗者，体轻，撕开后可见白色茸毛，气香，味微苦而辛者为佳。置通风干燥处，防蛀。

● 传世经典药方

材料	煎法	服药法	服药温度	功效	主治
款冬花汤					
款冬花二两、杏仁三分、桑白皮半两、贝母半两、五味子半两、甘草半两、知母一分	先将贝母去心、杏仁去皮尖，炒、研，然后将全部草药一起捣碎过筛即可	每服三钱匕，水一盏，煎至七分，除去药渣，一日三次，饭前服用	温服	止咳化痰，补益肺虚	暴发咳嗽，肺劳咳痰，日渐羸瘦
款冬花百合丸					
款冬花二两、百合二两、生姜汤一碗	款冬花、百合，蒸后焙，等份为末，加蜜做成龙眼大的丸子即可	每天临睡时嚼服一丸，生姜汤送下	温服	化淤祛痰	咳嗽痰中带血
款冬花润肺汤					
款冬花五钱、百部四钱、桑白皮三钱、五味子三钱、天花粉五钱、麦门冬五钱、冬瓜子五钱、党参五钱、知母三钱	将以上九味草药分别切细，加水一斗煎至五升，除去药渣即可	早晚各一次	温服	滋阴润肺，化痰止咳	阴虚肺燥型咳嗽，如干咳无痰、痰少色白黏稠、咯吐不利、咽干口渴

● 中药手札

　　款冬花含款冬二醇等甾醇类、芦丁、三萜皂苷、挥发油等物质，在临床上常用于治疗咽炎、支气管炎、哮喘、肠痉挛等症。

● 歌诀

款冬花汤

款冬花止咳化痰，甘草加桑根白皮，知母另加五味子，杏仁贝母化痰好。

● 养生药膳房

款冬花百合绿豆汤

药材：鲜款冬花花蕾9克，百合150克。
食材：绿豆250克，凉薯500克，白糖、蜂蜜适量。
制作：
　　绿豆淘洗干净，下入锅中，加入清水烧烂。将百合逐瓣剥下，放入清水中浸泡1～2个小时，放入铝锅内煮烂。凉薯洗净，去皮、切块。然后和已煮烂的绿豆并为一锅，下入款冬花花蕾、蜂蜜和白糖即可。
功效：润肺止咳，宁心安神。

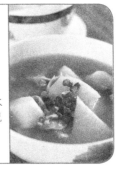

中医专家图解药方

服药时间	饭前
服药次数	一日三次
服药温度	温

款冬花二两　【君药】

止咳化痰

润肺下气 1味

煎药方法
　　先将贝母去心、杏仁去皮尖，炒，研，然后将全部草药一起捣碎过筛即可。

杏仁三分　　　**桑白皮**半两　　【臣药】

止咳平喘　　　泻肺平喘

平喘止咳 2味

甘草一钱　　**贝母**半两　　**知母**一分　　**五味子**半两　【佐使药】

祛痰止咳　　化痰止咳　　润燥清热　　收敛肺气

止咳化痰 4味

款冬花汤

39

瓜蒌 清热涤痰，宽胸散结，润燥滑肠

● 中药图解

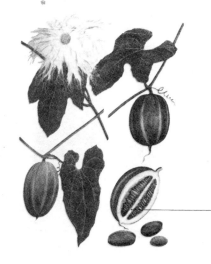

果实
[性味] 味苦，性寒，无毒。
[主治] 治胸痹，能使人皮肤悦泽。

【释名】果蠃、天瓜、地楼、泽姑。

【性味归经】性寒，味甘，无毒；入肺、胃、大肠经。

【养生功效】润肺燥，降火，治咳嗽，涤痰结，利咽喉，止消渴，利大肠，消痈肿疮毒。治胸痹，能使人皮肤悦泽。润心肺，治吐血、肠风泻血、赤白痢、手面皱。

【选购与储存】瓜蒌以个大，表面橙红色或橙黄色，气如焦糖，味微酸甜者为佳。置通风干燥处，防蛀。

● 传世经典药方

	材料	煎法	服药法	服药温度	功效	主治
瓜蒌陷胸汤						
	瓜蒌五钱、柴胡一钱、桔梗一钱、半夏三钱、黄连八分、黄芩一钱半、枳实一钱半	将以上七味药分别切细，加水一斗五升煎至三合，除去药渣即可	早晚各一次，饭前服用	温服	和解少阳，清化痰热，宽胸散结	胸胁痞痛，呕恶不食，咳嗽痰稠，口苦苔黄
瓜蒌牛蒡汤						
	瓜蒌仁二两、牛蒡子二两、天花粉二两、黄芩二两、生栀子二两、连翘二两、皂刺二两、金银花二两、生甘草二两、陈皮二两、青皮二两、柴胡二两	将以上十二味药分别切细，加水一斗八升煎至五升，除去药渣即可	一日三次，饭后服用	温服	理气疏肝，清热解毒，消肿排脓	肝气郁结、热毒壅滞所致的乳疽、乳痈
瓜蒌文蛤丸						
	瓜蒌仁一两、文蛤七分	将瓜蒌仁和文蛤共同碾成粉末，用浓姜汁调成弹子大的丸子即可	饭后含于口直到溶于口中，咽下即可	凉服	止咳化痰	咳痰不止

● 中药手札

瓜蒌多用于肺热咳嗽、痰浊黄稠、胸痹心痛、结胸痞满、乳痈、肺痈、肠痈肿痛、大便秘结等症。注意不宜与乌头类药材同用。

● 歌诀

瓜蒌陷胸汤

瓜蒌陷胸汤化痰，瓜蒌柴胡润肺燥，
桔梗半夏清化痰，黄连黄芩和枳实。

● 养生药膳房

复方菊花瓜蒌茶

药材：金银花 20 克，菊花、瓜蒌各 9 克，杏仁 6 克，芦根 30 克（鲜的加倍）。
食材：蜂蜜适量。
制作：
① 将金银花、菊花、瓜蒌、杏仁、芦根用水略冲洗。
② 上料放入锅中用水煮，将汤盛出。
③ 待凉后再加入蜂蜜即可。
功效：本品具有清热润肺、止咳化痰的功效，可用于咳嗽、咳吐黄痰、发热、小便发黄的肺炎患者食用。

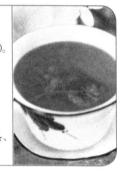

中医专家图解药方

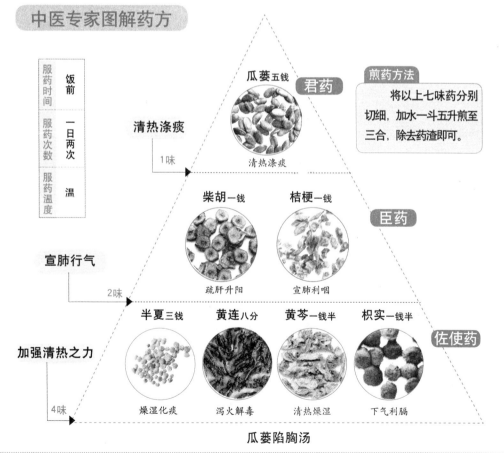

服药时间	饭前
服药次数	一日两次
服药温度	温

清热涤痰

1味

瓜蒌 五钱 【君药】

清热涤痰

煎药方法

将以上七味药分别切细，加水一斗五升煎至三合，除去药渣即可。

宣肺行气

2味

柴胡 一钱 ‖ 桔梗 一钱 【臣药】

疏肝升阳 ‖ 宣肺利咽

加强清热之力

4味

半夏 三钱 ‖ 黄连 八分 ‖ 黄芩 一钱半 ‖ 枳实 一钱半 【佐使药】

燥湿化痰 ‖ 泻火解毒 ‖ 清热燥湿 ‖ 下气利膈

瓜蒌陷胸汤

本章看点

● 秦艽 祛风湿，清湿热，止痹痛

● 防风 解表祛风，胜湿止痉

● 天麻 熄风止痉，祛风通络

● 蒺藜 祛风和血，平肝解郁，明目止痒

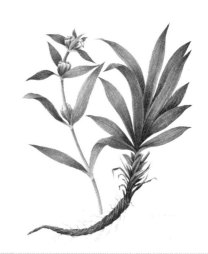

第五章
祛风散寒药

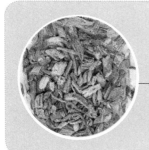

凡是由辛散祛风或熄风止痉等药物为主组成，具有疏散外风或平熄内风等作用，以治疗风证的方剂，统称祛风方，如以牛膝为君药组成的镇肝熄风汤具有镇肝熄风、滋阴潜阳的作用。凡以温热药为主组成，具有温里助阳、散寒通脉等作用，用于治疗里寒证的方剂，统称散寒方。

秦艽 祛风湿，清湿热，止痹痛

● 中药图解

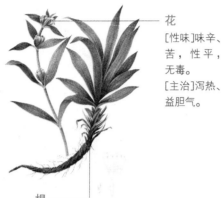

花
[性味]味辛、苦，性平，无毒。
[主治]泻热、益胆气。

根
[性味]味苦，性平，无毒。
[主治]寒热邪气、风寒湿痹、关节疼痛。

【释名】秦胶、秦纠、左秦艽。

【性味归经】性平，味辛、苦，无毒；入胃、肝、胆经。

【养生功效】主寒热邪气、寒湿风痹、关节疼痛，能逐水利小便。疗新久风邪、筋脉拘挛。治肺痨骨蒸、疳证及流行性疾病。加牛奶冲服，利大小便，又可疗酒黄、黄疸，解酒毒，祛头风。除阳明风湿，及手足不遂，治口噤牙痛口疮，肠风泻血，能养血荣筋，泻热益胆气，治胃热虚劳发热。

【选购与储存】秦艽以气特殊，味苦而涩，体粗大、肉厚、色棕黄者为佳。置通风干燥处，防蛀。

● 传世经典药方

材料	煎法	服药法	服药温度	功效	主治
大秦艽汤					
秦艽三两、羌活一两、白芷一两、细辛半两、川芎二两、当归二两、白芍二两、黄芩一两、白术一两	将以上九味中药碾为粗末，每服一两，水煎，除去药渣即可	不拘时候，一日两次	温服	祛风清热，养血活血	风邪初中经络，舌强不能言语，手足不能运动
独活秦艽酒					
独活半斤、秦艽二两、肉桂一两、白酒二斤	将上上三味药切碎，装入纱布袋内，扎紧口，放酒中密封浸泡二十天即可	每日三次，每次一合	温服	祛风除湿，活血通络	风湿性关节炎，关节疼痛，下肢酸痛，行走不利等
秦艽丸					
川芎二两、当归二两、秦艽二两、荆芥穗一两	将以上四味药共研成细末，酒糊为丸，如绿豆大	每服三钱，空腹时用白汤送下	温服	祛风散寒，补血和血	产后气血大虚，风邪入于头脑作痛

中药手札

秦艽在临床上有镇静神经、降压、调节血糖、抗菌、抗炎的作用。在配伍方面常与防风、羌活、独活、桑枝等同用。

养生药膳房

秦艽延胡索酒

药材：秦艽、延胡索各 50 克，制草乌 10 克，桂枝、川穹、桑枝、鸡血藤各 30 克，片姜黄、羌活 25 克。
食材：白酒 1000 毫升。
制作：
将前九味捣碎，置容器中；加入白酒，密封，浸泡 7～10 天后，过滤去渣，即成。
功效：祛风除湿，温经散寒，通络止痛。

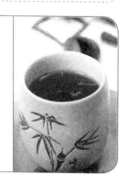

中医专家图解药方

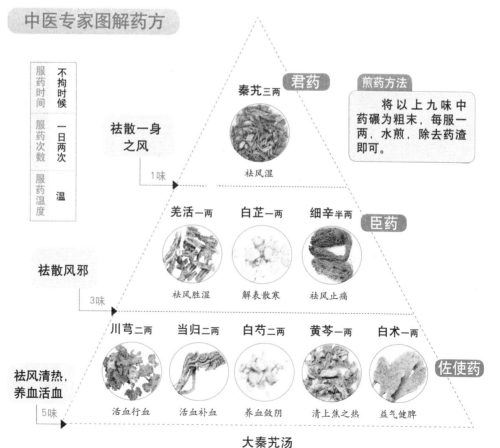

服药时间	不拘时候
服药次数	一日两次
服药温度	温

君药

煎药方法

将以上九味中药碾为粗末，每服一两，水煎，除去药渣即可。

祛散一身之风 —— 1味 → 秦艽 三两（祛风湿）

臣药

祛散风邪 —— 3味 → 羌活 一两（祛风胜湿）　白芷 一两（解表散寒）　细辛 半两（祛风止痛）

佐使药

祛风清热，养血活血 —— 5味 → 川芎 二两（活血行血）　当归 二两（活血补血）　白芍 二两（养血敛阴）　黄芩 一两（清上焦之热）　白术 一两（益气健脾）

大秦艽汤

41

防风 解表祛风，胜湿止痉

● 中药图解

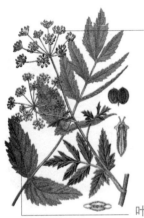

花
[性味]味甘，性微温，无毒。
[主治]治四肢拘急、不能走路、骨节间痛。

叶
[性味]味辛、甘，性微温，无毒。
[主治]中风出热汗。

【释名】屏风、关防风、东防风。

【性味归经】性微温，味辛、甘，无毒；入膀胱、肝、脾经。

【养生功效】主大风、恶风头痛眩晕及风邪所致的视物不清、风行周身、骨节疼痛、烦满，久服身轻。疗胁痛、肝风、头风、四肢挛急、破伤风。治上焦风邪，泻肺实，散头目中滞气、经络中湿邪。

【选购与储存】防风以条粗壮、皮细而紧、无毛头、断面有棕色环、中心色淡黄者为佳。外皮粗糙、有毛头，带硬苗者质次。置通风干燥处，防蛀。

● 传世经典药方

材料	煎法	服药法	服药温度	功效	主治
川芎茶调散					
防风一两半、川芎四两、荆芥四两、薄荷八两、白芷二两、羌活二两、甘草二两、细辛一两	将以上八味药碾为细末，每服二钱，食后清茶调下	饭后服用，一日两次	温服	疏风止痛	风邪头痛，偏正头痛，恶寒发热，目眩鼻塞
防风散					
防风一两半、黄芩、人参、甘草、川芎、麦门冬各一两	上药为末，每服三撮，食后沸水调服	每日三次	热服	祛风行气	鼻渊，头风，涕浊不止
羌活防风茶					
羌活二钱、防风一钱、苍术一钱、川芎一钱、白芷一钱、绿茶二钱	用沸水冲泡以上六味中药即可	不拘时候	热服	祛风胜湿	外感风寒湿邪

● 中药手札

防风含挥发油、甘露醇、苦味苷等物质，在临床上具有解热镇痛、抗菌止痒的作用。另外，防风能祛风湿而止痛，常配合羌活、防己等治疗风湿痹痛等症。

● 养生药膳房

归芪防风瘦肉汤

药材：当归、黄芪各20克，防风10克。
食材：猪瘦肉60克，盐适量。
制作：
① 将当归、黄芪、防风洗净；猪瘦肉洗净，切块。
② 将当归、黄芪、防风与猪瘦肉一起炖熟。
③ 最后加盐调味即可。
功效：本品具有补气活血、祛风透疹的功效，适合体质虚弱、反复发作的湿疹患者食用。

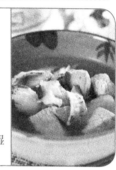

● 歌诀

川芎茶调散

川芎茶调有荆防，
辛芷薄荷甘草羌，
目昏鼻塞风攻上，
偏正头痛悉能康。

中医专家图解药方

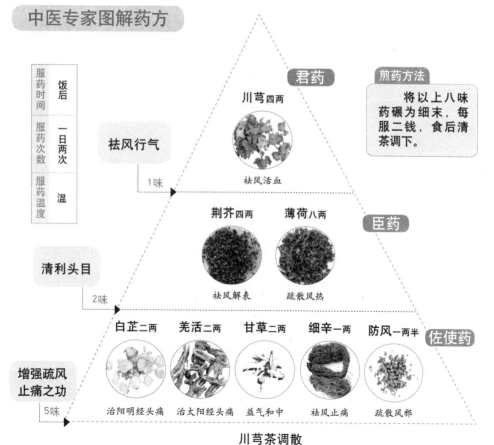

服药时间	饭后
服药次数	一日两次
服药温度	温

君药

川芎 四两

祛风活血

祛风行气

1味

煎药方法

将以上八味药碾为细末，每服二钱，食后清茶调下。

臣药

荆芥 四两　　薄荷 八两

祛风解表　　疏散风热

清利头目

2味

佐使药

白芷 二两　　羌活 二两　　甘草 二两　　细辛 一两　　防风 一两半

治阳明经头痛　治太阳经头痛　益气和中　祛风止痛　疏散风邪

增强疏风止痛之功

5味

川芎茶调散

42

天麻 熄风止痉，祛风通络

● 中药图解

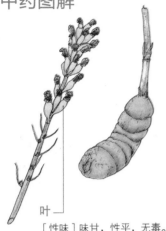

叶

[性味] 味甘，性平，无毒。
[主治] 能祛邪气，杀蛊毒恶气。

【释名】赤箭芝、独摇芝、定风草、离母、合离草、神草、鬼督邮。

【性味归经】性平，味甘，无毒；入肝经。

【养生功效】能祛邪气，杀蛊毒恶气。久服能益气力、轻身延年。能消痈肿，除下肢肿胀、治寒疝便血。主治各种风湿麻痹、四肢拘挛、小儿风痫、惊悸、利腰膝、强筋骨。并治寒湿痹痛、瘫痪不遂、语多恍惚、善惊失志。

【选购与储存】本品以表面黄白色至淡黄棕色，有纵皱纹及由潜伏芽排列而成的横环纹多轮，质坚硬，不易折断，断面较平坦，黄白色至淡棕色，角质样，气微，味甘，体质坚实粗壮者为佳。置于阴凉干燥处保存，防潮，防蛀。

● 传世经典药方

	材料	煎法	服药法	服药温度	功效	主治
天麻钩藤饮						
	天麻三钱、钩藤四钱、川牛膝四钱、石决明六钱、栀子三钱、黄芩三钱、杜仲三钱、益母草三钱、桑寄生三钱、夜交藤三钱、茯神三钱	将以上十一味药分别切细，加水一升，煎至五合，除去药渣即可	饭后服用，一日三次	温服	平肝息风，止痛止眩，补益肝肾	肝阳偏亢，肝风上扰之头痛，眩晕，失眠
天麻丸						
	天麻半两、川芎二两	共研为末，炼蜜做成丸子，如芡实大即可	每次饭后嚼服一丸，用茶或酒送服	凉服	祛风化痰，清利头目，宽胸利膈	心烦头晕，肩背拘挛，神昏嗜睡，肢节疼痛，皮肤瘙痒，偏头痛，鼻痒及面目浮肿
天麻防风丸						
	天麻、防风、僵蚕、蝎尾、朱砂、雄黄、牛黄、人参、甘草、麝香各一两	研为末，炼蜜做成丸子，如芡实大即可	每次饭后嚼服一丸，用凉开水送服	凉服	补虚定风，平肝息风	小儿惊风，手脚抽搐

● 中药手札

天麻富含天麻素、天麻多糖、维生素A、苷类、生物碱等，其中天麻素和天麻多糖是主要成分。可入膳，制成天麻核桃鱼、天麻炖土鸡、天麻竹沥粥、天麻乌鸡汤等食用，亦可起到一定治疗作用。

● 歌诀

天麻钩藤饮

天麻钩藤石决明，
杜仲牛膝桑寄生，
栀子黄芩益母草，
茯神夜交安神宁。

● 养生药膳房

天麻鸡肉饭

药材：天麻 5 克。
食材：蓬莱米 100 克，鸡肉 25 克，竹笋、胡萝卜各 50 克。
制作：
　　将鸡肉、竹笋、胡萝卜洗净切成粒。将蓬莱米、天麻、鸡肉、竹笋、胡萝卜放入有水的砂锅内。以小火煨煮，煮成稠饭即可。
功效：熄风定惊，健脑强身，镇静安眠。

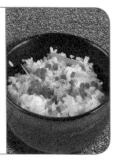

中医专家图解药方

服药时间	饭后
服药次数	一日三次
服药温度	温

君药

平息肝风

2味

天麻 三钱　　钩藤 四钱
平肝息风　　平肝息风

煎药方法

将以上十一味药分别切细，加水一升，煎至五合，除去药渣即可。

加强平肝息风之功

2味

川牛膝 四钱　　石决明 六钱
引血下行　　平肝潜阳

臣药

栀子 三钱　　黄芩 三钱　　杜仲 三钱
清热泻火　　清热泻火　　补益肝肾

佐使药

清热活血，补益肝肾

7味

益母草 三钱　　桑寄生 三钱　　夜交藤 三钱　　茯神 三钱
活血通经　　补益肝肾　　安神定志　　安神定志

天麻钩藤饮

43

177

44 蒺藜 祛风和血，平肝解郁，明目止痒

● 中药图解

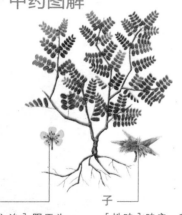

花
[主治] 阴干为末，每次用温酒送服二钱，治白癜风。

子
[性味] 味辛、苦，性微温，无毒。
[主治] 祛恶血、破腹部肿块、治喉痹乳少。

【释名】旁通、屈人、止行、豺羽、升推。

【性味归经】性微温，味辛、苦，无毒；入肝经。

【养生功效】治风邪所致的大便秘结及蛔虫心腹痛。祛恶血，破腹部肿块，治喉痹乳少。久服长肌肉、明目轻身。治身体风痒、头痛、咳逆伤肺、肺痿，能止烦解郁。治小儿头疮、痈肿、阴痒。

【选购与储存】本品以背部黄绿色，隆起，有纵棱及多数小刺，两侧面粗糙，有网纹，灰白色，质坚硬者为佳。置于阴凉干燥处保存，防潮，防蛀。

● 传世经典药方

材料	煎法	服药法	服药温度	功效	主治
蒺藜散					
蒺藜一两、防风二钱、菊花三钱、荆芥二钱、木贼草二钱、蝉蜕一副	将以上六味药一起捣成粉末，白汤调下	饭后服用，一日两次	温服	祛风和血，明目止痒	目赤肿痛，或生翳膜
蒺藜皂荚散					
蒺藜子（炒）一两、猪牙皂荚（去皮、酥炙）五钱	将以上两味药共研为末	每次用盐茶汤送服一钱	温服	祛风解表	大便秘结
蒺藜葳蕤丸					
蒺藜四两（带刺炒，磨为末）、胡麻仁二两（泡汤去衣，捣如泥）、葳蕤三两、金银花一两（炒磨为末）	四味炼蜜为丸	早晚各服三钱，白汤送服	凉服	清热止痒	身体风痒、燥涩顽痹

本草纲目对症养生全书

● 中药手札

　　有研究发现蒺藜具有调节血脂、调节体内微量元素含量、抗菌镇痛、保护视网膜神经细胞等作用。在临床上亦发现蒺藜中的蒺藜皂苷能增强机体免疫细胞活性，可用来防治老年人免疫功能降低。

● 歌诀

蒺藜散

蒺藜散中有蒺藜，
防风菊花和荆芥，
再加木贼和蝉蜕，
祛风和血又明目。

● 养生药膳房

五子下水汤

药材：蒺藜子、覆盆子、车前子、菟丝子、茺蔚子各10克。
食材：鸡内脏1副，盐、姜丝、葱丝各适量。
制作：
①将所有鸡内脏洗净、切片备用；姜洗净、切丝；葱去根须，洗净，切丝。
②将药材放入纱布包中，扎紧，放入锅中；锅中加适量水，至水盖住所有材料，用大火煮沸，再转成小火继续炖煮约20分钟。
③转中火，放入鸡内脏、姜丝、葱丝等，待汤沸后，加入盐调味即可。
功效：调理肾气，温肾固精。

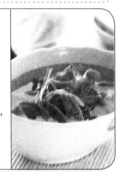

中医专家图解药方

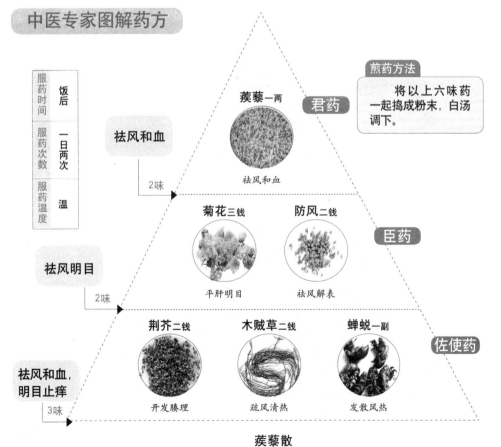

服药时间	饭后
服药次数	一日两次
服药温度	温

祛风和血
2味

祛风明目
2味

祛风和血，明目止痒
3味

蒺藜 一两
祛风和血
君药

煎药方法
将以上六味药一起捣成粉末，白汤调下。

菊花 三钱
平肝明目

防风 二钱
祛风解表
臣药

荆芥 二钱
开发腠理

木贼草 二钱
疏风清热

蝉蜕 一副
发散风热
佐使药

蒺藜散

44

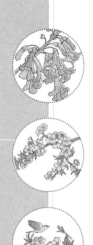
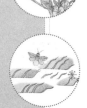

本章看点

● **藿香** 芳香化浊，开胃止呕，发表解暑

● **茵陈蒿** 清湿热，退黄疸

● **豆蔻** 化湿消痞，行气温中，开胃消食

● **瞿麦** 利尿通淋，破血通经

● **羌活** 祛风除湿，散寒止痛

● **木瓜** 和胃化湿，舒筋缓急

● **麦门冬** 养阴生津，润肺清心

● **地黄** 清热生津，凉血止血

......

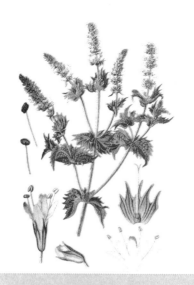

第六章
利湿化湿药

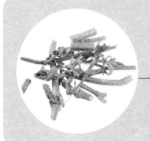

　　利湿化湿药，是以通利水道、渗泄水湿为主要作用的一类中药。药物性平，甘淡渗泄；主入膀胱、脾、肾经。药性下行，能通畅小便，增加尿量，促进体内水湿之邪的排泄，故有利水渗湿的作用。有的药物性寒凉，又有清热利湿、止泻止痢止带、利胆退黄、通淋止痛、利尿排石等作用，如茵陈蒿汤；部分药物兼有健脾止泻、行滞通乳、清热逐痹等作用，如实脾散。

㊺ 藿香　芳香化浊，开胃止呕，发表解暑

● 中药图解

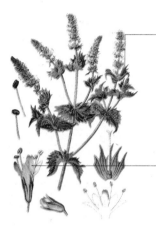

叶
[性味]味辛，性微温，无毒。
[主治]治肺虚有寒、上焦壅热之证，煎汤漱口可除酒后口臭。

花
[性味]味辛，性微温，无毒。
[主治]主风水肿毒，能祛秽气。

【释名】兜娄婆香、土藿香、广藿香。

【性味归经】性微温，味辛，无毒；入脾、胃、肺经。

【养生功效】主风水毒肿，能祛秽气，止霍乱心腹疼痛。有助胃气、开胃及增进食欲的作用。能温中行气，治肺虚有寒、上焦壅热之证，煎汤漱口可除酒后口臭。

【选购与储存】本品以茎略呈方柱形，多分枝，枝条稍曲折，表面被柔毛，质脆，易折断，断面中部有髓，叶两面均被灰白色茸毛，气香特异，味微苦者为佳。置于阴凉干燥处保存，防潮，防蛀。

● 传世经典药方

材料	煎法	服药法	服药温度	功效	主治
藿香正气散					
藿香三两、半夏二两、厚朴二两、紫苏一两、白芷一两、大腹皮一两、茯苓一两、白术二两、陈皮二两、桔梗二两、甘草二两半	将以上十一味中药碾为细末，加水一盏，生姜三片、红枣一枚，同煎至七分，除去药渣即可	睡前服用，每服二钱，一日一次	热服	解表化湿，理气和中	外感风寒、内伤湿滞证，头痛，恶寒，发热，胸脘满闷，脘腹疼痛
六和汤					
砂仁、半夏、杏仁、人参、甘草、赤茯苓、藿香叶、白扁豆、木瓜、香薷、厚朴各等份	将上述中药切细，加水一盏半，生姜三片、红枣一枚，煎至八分，去渣即可	每服四钱，不拘时服	温服	祛暑化湿，健脾和胃	脾胃湿盛，暑湿外袭，霍乱吐泻，倦怠嗜卧，胸膈痞满
藿香黄连饮					
藿香三钱、黄连一钱、生姜一钱	将药材略为冲洗后，加水煎煮即可	不拘时候，一日一次	温服	芳香化浊，开胃止呕	上吐下泻，肠胃炎

● 中药手札

　　藿香的食用部位一般为嫩茎叶，其嫩茎叶为野味之佳品。可凉拌、炒食、炸食，也可做粥。藿香亦可作为烹饪佐料或材料。

● 歌诀

藿香正气散

藿香正气大腹苏，甘桔陈苓术朴俱，
夏曲白芷加姜枣，感伤岚瘴并能驱。

● 养生药膳房

藿香粥

药材：鲜藿香 30 克（干品 15 克）。
食材：粳米 100 克。
制作：
　　将鲜藿香煎汁，另用粳米煮粥，粥成后加入藿香汁调匀煮沸即可。
功效：降逆止呕，开胃消暑。适宜于脾胃吐逆、霍乱、心腹痛等症，对暑热引起的呕吐有一定疗效。

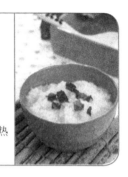

中医专家图解药方

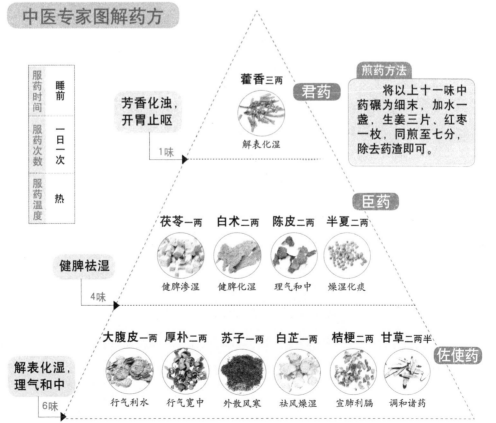

服药时间　睡前
服药次数　一日一次
服药温度　热

芳香化浊，开胃止呕
1味

藿香 三两 ── 君药
解表化湿

煎药方法
　　将以上十一味中药碾为细末，加水一盏，生姜三片、红枣一枚，同煎至七分，除去药渣即可。

臣药

健脾祛湿
4味

茯苓 一两　白术 二两　陈皮 二两　半夏 二两
健脾渗湿　健脾化湿　理气和中　燥湿化痰

解表化湿，理气和中
6味

大腹皮 一两　厚朴 二两　苏子 一两　白芷 一两　桔梗 二两　甘草 二两半 ── 佐使药
行气利水　行气宽中　外散风寒　祛风燥湿　宣肺利膈　调和诸药

藿香正气散

(45)

46 茵陈蒿 清湿热，退黄疸

● 中药图解

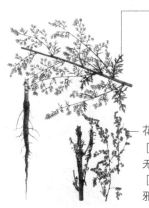

叶
[性味]味苦，性微寒，无毒。
[主治]头痛头昏、风眼痛、瘴疟。

花
[性味]味苦，性寒，无毒。
[主治]祛风湿、寒热邪气、热结黄疸。

【释名】绵茵陈、绒蒿、马先。

【性味归经】性寒，味苦，无毒；入脾、胃、肝、胆经。

【养生功效】祛风湿、寒热邪气、热结黄疸。治通身发黄、小便不利，除头热，祛伏瘕。通关节，祛滞热，疗伤寒。石茵陈可治天行时疾、狂热、头痛头昏、风眼疼痛、瘴疟。治女性下腹结块胀痛。

【选购与储存】本品以茎呈圆柱形，多分枝，表面淡紫色或紫色，有纵条纹，被短柔毛，体轻，质脆，断面类白色，叶密集，气芳香，味微苦者为佳。置于阴凉干燥处保存，防潮，防蛀。

● 传世经典药方

材料	煎法	服药法	服药温度	功效	主治
茵陈蒿汤					
茵陈蒿六两、栀子十四枚、大黄二两、甘草一两、侧柏叶五钱	将以上五味药切细，以水一斗二升，先煮茵陈蒿，减六升，再加其余的几味，煮取三升，除去药渣	饭前服用，一日三次	温服	清热利湿，退黄	湿热黄疸，面目俱黄，汗出，小便短赤
茵陈四逆汤					
茵陈蒿六两、干姜一两半、炙甘草二两、附子一枚	先将附子泡好，然后把这四味药放入锅中，加水一盏，煎至一合，除去药渣即可	睡前服用，一日一次	凉服	温里助阳，利湿退黄	皮肤冷，背恶寒，手足不温，身体沉重，神倦食少
茵陈蒿田螺方					
茵陈蒿四根、栀子七个、大田螺一个	连壳捣烂即可	用煮沸的白酒一大盏，冲服	热服	清热利湿	男性酒疸

● **中药手札**

　　临床实验研究表明，茵陈蒿具有利胆作用，可促进胆汁分泌。还具有解热、降血脂、降血压、抗菌消炎等作用。其幼嫩枝、叶可作菜蔬或酿制茵陈酒。

● **歌诀**

茵陈蒿汤

茵陈蒿汤治阳黄，栀子大黄组成方，
栀子柏皮加甘草，茵陈四逆治阴黄。

● **养生药膳房**

茵陈甘草蛤蜊汤

药材：甘草5克，茵陈蒿5克，红枣6颗。
食材：蛤蜊300克，盐、葱花适量。
制作：
① 蛤蜊用水冲净，以薄盐水浸泡吐沙，随后用清水冲洗一遍。
② 茵陈蒿、甘草、红枣洗净，放入锅中，倒入水，熬成高汤，去渣留汁。
③ 将吐好沙的蛤蜊，加入汤汁中煮至开口，酌加盐调味，撒上葱花即成。
功效：清热利湿，滋阴利水，化痰软坚。

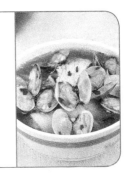

中医专家图解药方

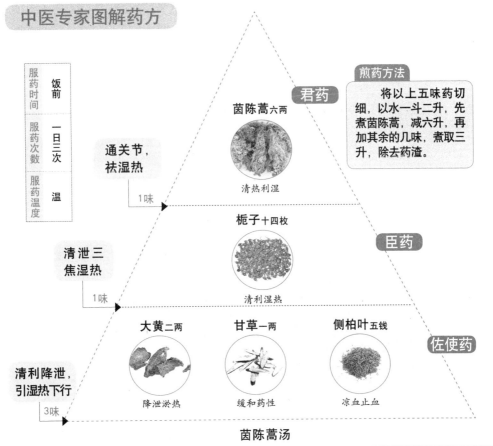

服药时间	饭前
服药次数	一日三次
服药温度	温

煎药方法

将以上五味药切细，以水一斗二升，先煮茵陈蒿，减六升，再加其余的几味，煮取三升，除去药渣。

君药

茵陈蒿六两

清热利湿

通关节，祛湿热
1味

臣药

栀子十四枚

清利湿热

清泄三焦湿热
1味

佐使药

大黄二两
降泄淤热

甘草一两
缓和药性

侧柏叶五钱
凉血止血

清利降泄，引湿热下行
3味

茵陈蒿汤

豆蔻 化湿消痞，行气温中，开胃消食

中药图解

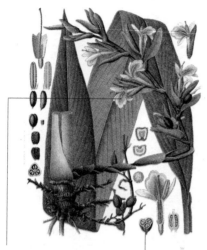

花
[性味] 味辛，性温，无毒。
[主治] 降气，止呕逆，行胃气，消酒毒。

仁
[性味] 味辛，性温，无毒。
[主治] 能温中，治疗心腹痛，止呕吐，除口臭。

【释名】草豆蔻、漏蔻、草果、迦拘勒、肉果、顶头肉、玉果、扎地、麻失。

【性味归经】性温，味辛，无毒；入脾、胃经。

【养生功效】能温中，治疗心腹痛，止呕吐，除口臭。下气，止霍乱，主一切寒证，消酒毒。能调中补胃，健脾消食，祛寒，治心腹疼痛。治疗瘴疠寒疟、伤暑吐下泻痢、噎膈反胃、痞满吐酸。

【选购与储存】以个大、体重、坚实，破开后香气浓者为佳。置于密闭容器内保存，防潮，防蛀。

传世经典药方

材料	煎法	服药法	服药温度	功效	主治
三仁汤					
豆蔻二钱、滑石六钱、通草二钱、竹叶二钱、杏仁五钱、厚朴二钱、薏苡仁六钱、半夏五钱	甘澜水[注]八碗，煮取三碗，每服一碗，一日三服	饭后服用，一日三次	温服	宣畅气机，清利湿热	湿温初起及暑温夹湿，头痛恶痛，身重疼痛，胸闷不饥，午后身热
太仓丸					
豆蔻二两、砂仁二两、陈米一升、丁香半两	将以上四味淘洗，炒香，碾为细末，同枣肉制成如赤小豆大小	每服七十丸至百丸，米汤饮下	温服	健脾消食	治气滞脾胃，全不进食
豆蔻汤					
豆蔻（去皮）一分、白术一两半、人参（去芦头）一两	上为粗散，每服三钱，加生姜一分（拍碎），水一盏，煎至六分，除去药渣即可	空腹服用，一日三次	温服	温中止泻	霍乱吐泻不止

注：甘澜水也称劳水，古医说法，即把水放在盆内，用瓢将水舀起来、倒下去，如此多次，看到水面上有无数水珠滚来滚去便是。

● 中药手札

脾胃气滞、食欲欠香、不思纳谷、胸闷腹胀、嗳气反胃、舌苔厚腻者宜食。阴虚内热、或胃火偏盛、口干口渴、大便燥结者忌食；干燥综合征及糖尿病患者忌食。阴虚血少、津液不足、无寒湿者忌服。

● 养生药膳房

豆蔻山楂粥

药材：豆蔻 8 克，山楂干 30 克。

食材：大米 100 克，冰糖 30 克，葱花少许。

制作：

　　在锅中倒入清水、大米和山楂干，一起用大火煮熟，然后加入冰糖并改成小火，最后加入磨好的豆蔻粉末，煮沸后出锅，撒上葱花即可。

功效：消食化积，温中行气。

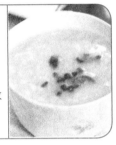

中医专家图解药方

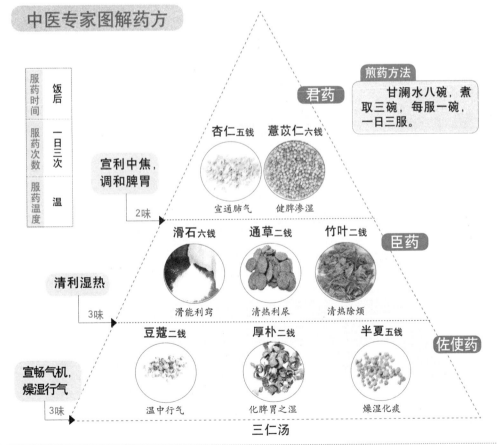

服药时间	饭后
服药次数	一日三次
服药温度	温

煎药方法

甘澜水八碗，煮取三碗，每服一碗，一日三服。

君药

杏仁五钱　薏苡仁六钱

宣通肺气　健脾渗湿

宣利中焦，调和脾胃　2味

臣药

滑石六钱　通草二钱　竹叶二钱

滑能利窍　清热利尿　清热除烦

清利湿热　3味

佐使药

豆蔻二钱　厚朴二钱　半夏五钱

温中行气　化脾胃之湿　燥湿化痰

宣畅气机，燥湿行气　3味

三仁汤

47

瞿麦 利尿通淋，破血通经

● 中药图解

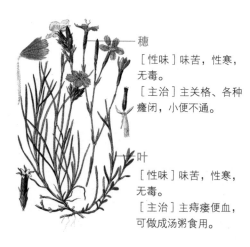

- 穗

[性味] 味苦，性寒，无毒。

[主治] 主关格、各种癃闭，小便不通。

- 叶

[性味] 味苦，性寒，无毒。

[主治] 主痔瘘便血，可做成汤粥食用。

【释名】蘧麦、巨句麦、大菊、大兰、石竹、南天竺草。

【性味归经】性寒，味苦，无毒；入心、小肠经。

【养生功效】主关格、各种癃闭、小便不通，去痈肿，明目去翳，破血堕胎，下淤血。养肾气，逐膀胱邪气，止霍乱，长毛发。主治五淋，治月经不通，有破血块、排脓的作用。又治小儿蛔虫，以及丹石药发。眼睛肿痛及肿毒，将其捣烂外敷。可治浸淫疮和妇人阴疮。

【选购与储存】本品以茎圆柱形，上部有分枝，表面淡绿色或黄绿色，光滑无毛，节明显，略膨大，断面中空，无臭，味淡者为佳。置于阴凉干燥处保存，防潮，防蛀。

● 传世经典药方

材料	煎法	服药法	服药温度	功效	主治
八正散					
瞿麦一斤、萹蓄一斤、山栀子一斤、木通一斤、车前子一斤、滑石一斤、炙甘草一斤、大黄一斤	将以上中药碾成药散，每服二钱，水一盏，煎至七分，除去药渣即可	睡前服用，一日一次	温服	清热泻火，利水通淋	尿频尿急，淋沥不畅，尿色浑赤，癃闭不通，口燥咽干
瓜蒌瞿麦丸					
瓜蒌根二两、茯苓三两、山药三两、附子一枚（炮）、瞿麦一两	将以上五味药切细，加水一升，煎至五合，除去药渣即可	不拘时候，一日两次	温服	通利水道，清热利尿	肾气不化，小便不利，水气内停，津不上承
立效散					
山栀子（去皮炒）五钱、瞿麦穗一两、甘草（炙）一两	将以上中药碾为粉末，加水一升，入灯芯五十茎，生姜五片，煎至五合，除去药渣即可	不拘时候，时时饮用	温服	利尿通淋	下焦结热，小便黄赤，淋闭疼痛，出血

● 中药手札

　　该品能破血通经，对于血热淤阻之经闭或月经不调尤宜，常与桃仁、红花、丹参、赤芍等同用。脾、肾气虚及孕妇忌服。小肠无大热者忌服。

● 养生药膳房

瞿麦排毒汁

药材：莲子 10 克，瞿麦 5 克。

食材：苹果 50 克，梨 50 克，小豆苗 15 克，果糖 1 大匙。

制作：

① 全部药材与清水置入锅中浸泡 30 分钟后，以小火加热煮沸，约 1 分钟后关火，滤取药汁待凉。

② 苹果、梨子洗净切小丁；小豆苗洗净切碎。

③ 全部材料、果糖、药汁放入果汁机混合搅拌即可。

功效：利尿通淋，润肠通便。

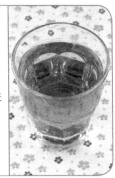

中医专家图解药方

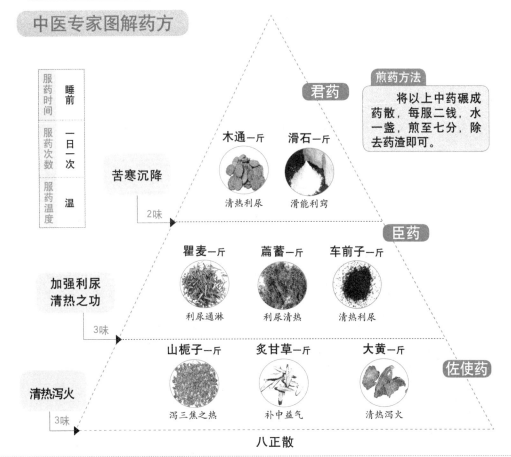

服药时间　睡前

服药次数　一日一次

服药温度　温

苦寒沉降　2味

加强利尿清热之功　3味

清热泻火　3味

君药

煎药方法

将以上中药碾成药散，每服二钱，水一盏，煎至七分，除去药渣即可。

木通—斤　清热利尿
滑石—斤　滑能利窍

臣药

瞿麦—斤　利尿通淋
蓄蓄—斤　利尿清热
车前子—斤　清热利尿

山栀子—斤　泻三焦之热
炙甘草—斤　补中益气
大黄—斤　清热泻火

佐使药

八正散

48

189

49 羌活 祛风除湿，散寒止痛

● 中药图解

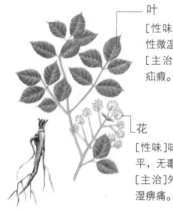

叶
[性味]味苦、甘，性微温，无毒。
[主治]惊痫、女子疝瘕。

花
[性味]味苦、甘，性平，无毒。
[主治]外感表证，风湿痹痛。

【释名】川羌、蚕羌、竹节羌。

【性味归经】性温，味苦、辛，无毒；入肾、膀胱经。

【养生功效】主风寒湿痹，酸痛不仁，颈项难伸。治项强及腰脊疼痛。疗全身关节风痛，治中风湿冷、咳喘逆气、皮肤瘙痒、手足挛痛、风毒牙痛。治头晕目赤疼痛，利五脏及消水气。

【选购与储存】本品以表面棕褐色至黑褐色，外皮脱落处呈黄色，体轻，质脆，易折断，断面不平整，有多数裂隙，髓部黄色至黄棕色，气香，味微苦而辛者为佳。置于阴凉干燥处保存，防潮，防蛀。

● 传世经典药方

材料	煎法	服药法	服药温度	功效	主治
当归拈痛汤					
羌活五钱、茵陈五钱、白术一钱、黄芩三钱、苦参二钱、防风三钱、升麻二钱、葛根二钱、猪苓三钱、泽泻三钱、苍术二钱、人参二钱、知母三钱、当归三钱、炙甘草五钱	将以上十五味药分别切细，加水一大盏，煮至一盏，除去药渣即可	一日两次，饭后服一两	温服	利湿清热，疏风止痛	外受风邪，遍身肢节烦痛，肩背沉重，脚膝生疮
蠲痹汤					
当归、羌活（去芦头）、姜黄、芍药、黄芪（蜜炙）、防风（去芦头）各一两，炙甘草五钱	每服五钱，用水一盏半，加生姜五片同煎至一盏	去滓温服，不拘时候	温服	祛风除湿，散寒止痛，活血通络	身体烦痛，项臂痛重，手足冷痹，腰腿沉重，筋脉无力
羌活胜湿汤					
羌活、独活、藁本、防风各一钱，甘草五分，川芎二分，蔓荆子三分，生姜三片	以水一盏半，煎至一盏，去滓	食后温服，缓取微似汗	温服	祛风湿，利关节	外感风寒，风湿在表，腰背重痛，全身疼痛，恶寒发热

● 中药手札

本品退热的功效很好，可配合清热药如蒲公英、板蓝根等品治风热表证，而且一般在热退之后无再度发热现象。但该品气味浓烈，用量过多，易致呕吐。

● 养生药膳房

羌活黑豆米酒汤

药材：羌活12克，黑豆60克。
食材：米酒100毫升。
制作：
羌活洗净，黑豆浸泡3个小时以上，然后将汤料放入瓦煲内，加入清水2000毫升，大火煮沸后，改为小火煲1个小时，去渣取汁，兑入米酒，再煲约15分钟即可。
功效：祛风胜湿，通络止痛。

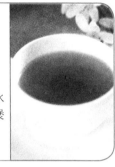

● 歌诀

当归拈痛汤

当归拈痛独防升，猪泽茵陈芩葛朋，
二术苦参知母草，疮疡湿热服皆应。

中医专家图解药方

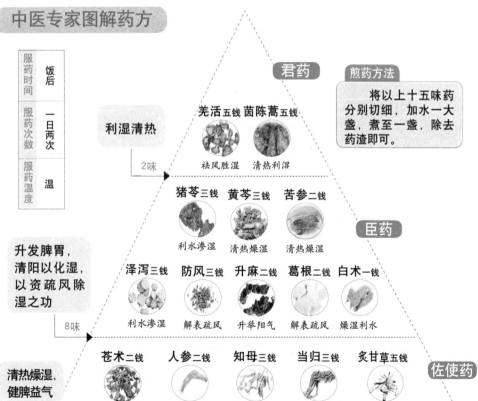

服药时间	饭后
服药次数	一日两次
服药温度	温

君药

煎药方法
将以上十五味药分别切细，加水一大盏，煮至一盏，除去药渣即可。

利湿清热
2味

羌活五钱 祛风胜湿
茵陈蒿五钱 清热利湿

臣药

猪苓三钱 利水渗湿
黄芩三钱 清热燥湿
苦参二钱 清热燥湿

升发脾胃，清阳以化湿，以资疏风除湿之功
8味

泽泻三钱 利水渗湿
防风三钱 解表疏风
升麻二钱 升举阳气
葛根二钱 解表疏风
白术一钱 燥湿利水

清热燥湿，健脾益气
5味

佐使药

苍术二钱 健脾燥湿
人参二钱 益气养血
知母三钱 清热润燥
当归三钱 益气养血
炙甘草五钱 调和诸药

当归拈痛汤

49

191

50 木瓜 和胃化湿，舒筋缓急

● 中药图解

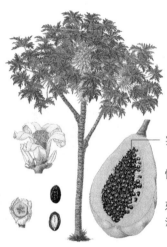

实
[性味] 味酸，
性温，无毒。
[主治] 治湿痹
邪气、霍乱吐
泻、转筋不止。

【释名】音茂、宣木瓜。

【性味归经】性温，味酸，无毒；入肝、脾经。

【养生功效】治湿痹邪气、霍乱吐泻、转筋不止。治脚气冲心，取嫩木瓜一个，去子煎服，效佳。能强筋骨，下冷气，止呕逆，祛心膈痰唾，可消食，止水利后渴不止，用木瓜煎汤，取汁饮用。止吐泻奔豚、水肿，下痢、心腹痛。调营卫，助谷气。

【选购与储存】本品以外表面紫红色或红棕色，有不规则的深皱纹，剖面边缘向内卷曲，果肉红棕色，中心部分凹陷，棕黄色，质坚硬，气微清香，味酸者为佳。置于阴凉干燥处保存，防潮，防蛀。

● 传世经典药方

材料	煎法	服药法	服药温度	功效	主治
实脾散					
木瓜一个（去瓤）、附子一两（泡，去皮脐）、干姜一两、茯苓一两、白术一两、厚朴一两（去皮，姜制，炒）、炙甘草半两、木香一两、草果一两、槟榔一两	将以上九味中药分别切细，加水一盏半，生姜五片、红枣一枚，煎至七分，除去药渣即可	饭后服四钱，一日两次	温服	温阳健脾，行气利水	脾肾阳虚，阳不化水，阳虚水肿，手足不温，胸腹胀满
木瓜煎丸					
木瓜一个、甜瓜子一两（炒）、天麻一两、薏苡仁一两、乳香半两、龙骨半两	将以上六味中药碾成粉末，与乳香拌匀，用大木瓜一枚，酒一升同熬成膏	饭前服用五十丸，一日两次	温服	散淤活血	治脚气肿满不仁，或时作痛
木瓜没药乳香膏					
木瓜二个、没药二两、乳香二钱半	将木瓜取盖去瓤，填入没药、乳香，盖严，捆好，置饭上蒸烂，捣成膏	每次取三钱，加生地黄汁半盏、酒二盏暖化	温服	活血，行气，舒筋	项强筋急，不可转侧

本草纲目对症养生全书

● 中药手札

　　木瓜果实味涩，常水煮或浸渍糖液中供食用，入药有解酒、祛痰、顺气、止痢之效，助消化之余还能消暑解渴、润肺止咳。木材坚硬可作床柱用。

● 歌诀

实脾散

实脾苓术与木瓜，甘草木香大腹加，草果附姜兼厚朴，虚寒阴水效堪夸。

● 养生药膳房

木瓜冰糖炖燕窝
药材：红枣5颗，枸杞子10克，燕窝10克。
食材：木瓜2个，冰糖适量。
制作：
① 木瓜去皮、去籽，洗净备用；燕窝用水泡发，备用。
② 锅中水煮沸，将洗净的木瓜、泡发的燕窝一起入锅，先用大火烧开，再转为小火隔水蒸30分钟。
③ 30分钟后，起锅后调入冰糖盛起（或冰糖水也可以）即可。
功效：补肺养阴，和胃化湿，化痰，美容，促进儿童智力发育，通乳。

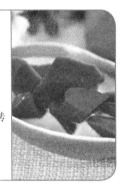

中医专家图解药方

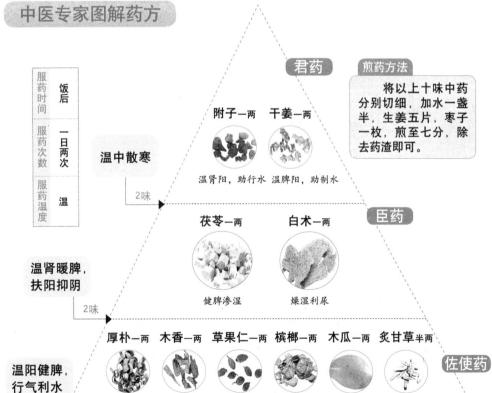

服药时间	饭后
服药次数	一日两次
服药温度	温

君药

煎药方法

将以上十味中药分别切细，加水一盏半，生姜五片，枣子一枚，煎至七分，除去药渣即可。

附子—两　干姜—两

温中散寒
2味

温肾阳，助行水　温脾阳，助制水

臣药

茯苓—两　白术—两

温肾暖脾，扶阳抑阴
2味

健脾渗湿　燥湿利尿

温阳健脾，行气利水
5味

厚朴—两　木香—两　草果仁—两　槟榔—两　木瓜—两　炙甘草半两

下气除满　行气止痛　燥湿温中　降气行水　和胃化湿　调和诸药

佐使药

实脾散

50

麦门冬 养阴生津，润肺清心

● 中药图解

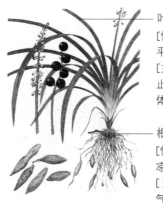

叶
[性味]味甘，性平，无毒。
[主治]清心热，止烦热、寒热体劳。

根
[性味]味甘，性凉，无毒。
[主治]心腹结气、伤中伤饱、胃络脉绝。

【释名】麦冬。

【性味归经】性微寒，味甘、微苦，无毒；入心、肺、胃经。

【养生功效】疗身重目黄、胃脘部胀满、虚劳客热、口干燥渴，止呕吐，愈痿蹶。强阴益精，助消化，调养脾胃，安神，定肺气，安五脏。去心热，止烦热，寒热体劳，下痰饮。除热毒，利水，治面目四肢水肿，泄精。治肺中伏火，补心气不足。

【选购与储存】麦门冬以表面淡黄白色、完整壮硕、皮细、味甘、半透明、气香、嚼之发黏、无发霉者为佳。杭麦门冬药用品质最佳。置阴凉干燥处保存，防潮。

● 传世经典药方

材料	煎法	服药法	服药温度	功效	主治
麦门冬汤					
麦门冬七升、粳米三合、人参三两、红枣十二枚、半夏一升、甘草二两	将以上六味中药切细，加水一斗二升，煮取六升，除去药渣即可	饭后服用，一日一次	温服	润肺益胃，降逆下气	肺痿，咳唾涎沫，短气喘促，咽喉干燥，舌干红少苔
麦门冬饮子					
麦门冬二两、瓜蒌实一两、知母一两、甘草一两、生地黄一两、人参一两、葛根一两、茯神一两	上药研末。用水一升五合，竹叶数片，同煎至七合，除去药渣即可	饭后服用，一日三次	温服	益气生津	上消，热伤气阴，胸满烦心，津液燥少，短气
加味麦门冬汤					
麦门冬五钱、野台参四钱、半夏三钱、生山药四钱、生杭芍三钱、丹参三钱、甘草两钱、生桃仁两钱、红枣三枚	将以上九味中药切细，加水一斗二升，煮取六升，除去药渣即可	一日两次	温服	养阴化淤	女性倒经

● **中药手札**

　　麦门冬性寒质润，滋阴润燥作用较好，适用于有阴虚内热、干咳津亏之象的病证，不宜用于脾虚运化失职引起的水湿、寒湿、痰浊及气虚明显的病证。

● **歌诀**

麦门冬汤

麦门冬汤用人参，枣草粳米半夏存，
肺痿咳逆因虚火，益胃生津此方珍。

● **养生药膳房**

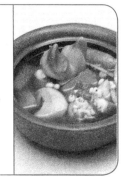

美肤猪脚汤

药材：人参须、黄芪、麦门冬各 10 克，薏苡仁 50 克。
食材：猪脚 200 克，胡萝卜 100 克，姜 3 片，盐适量。
制作：
①药材分别洗净，将人参须、黄芪、麦门冬放入棉布袋中，薏苡仁泡水 30 分钟，放入大锅中；猪脚洗净后剁成块，再余烫后备用。
②胡萝卜与猪脚一起放入锅中，再加姜、适量水。
③用大火煮沸后转小火，煮 30 分钟后将药材包捞出即可。
功效：催乳，美容。

中医专家图解药方

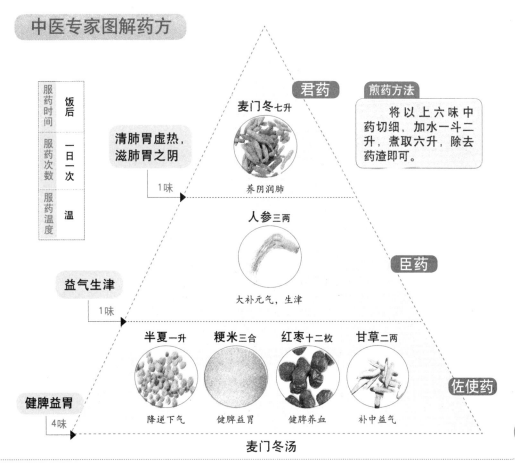

服药时间	饭后
服药次数	一日一次
服药温度	温

君药

麦门冬七升

清肺胃虚热，滋肺胃之阴

养阴润肺

1味

煎药方法

　　将以上六味中药切细，加水一斗二升，煮取六升，除去药渣即可。

人参三两

大补元气，生津

臣药

益气生津

1味

半夏一升　　粳米三合　　红枣十二枚　　甘草二两

降逆下气　　健脾益胃　　健脾养血　　补中益气

健脾益胃

4味

佐使药

麦门冬汤

51

52 地黄 清热生津，凉血止血

◉ 中药图解

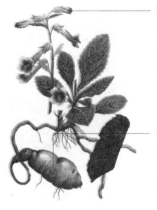

花
[性味] 味苦，性寒，无毒。
[主治] 肾虚腰脊疼痛。

实
[性味] 味苦，性寒，无毒。
[主治] 主元气受伤，驱逐血痹，填骨髓。

【释名】芐（音户）、芑（音起）、地髓。

【性味归经】性寒，味苦，无毒；入心、肝、肾经。

【养生功效】主妇人崩中血不止，产后血气上迫于心致闷绝，疗胎漏下血、堕坠骨折、淤血出血，都宜捣汁服用。填骨髓，长肌肉，生精补血，补益五脏内伤虚损不足，通血脉，利耳目，黑须发，治男性五劳七伤、女子伤中气、子宫出血、月经不调、产前产后百病。补血气，滋肾水，益真阴，去脐腹急痛。病后胫股酸痛，不能久坐。

【选购与储存】鲜地黄以呈纺锤形或条状，外皮薄，表面浅红黄色，易断，气微，味微甜、微苦者为佳。生地黄以呈不规则的团块状或长圆形，中间膨大，体重，质较软而韧，不易折断者为佳。置于阴凉干燥处保存，防潮，防蛀。

◉ 传世经典药方

材料	煎法	服药法	服药温度	功效	主治
养阴清肺汤					
生地黄二钱、麦门冬一钱二分、玄参一钱半、薄荷五分、贝母八分、牡丹皮八分、炒白芍八分、生甘草五分	将以上八味中药切细，加水一斗二升，煮取六升，除去药渣即可	饭前服用，一日两次	温服	养阴清肺	白喉，咽喉肿痛，初起发热，或不发热，鼻干唇燥，或咳或不咳
地黄当归黄连丸					
熟地黄半斤、当归二两、黄连一两	一起放在酒中泡一夜，取出焙干研为末，加炼蜜做成梧桐子大的丸子	每次服七十丸，米汤或温酒送下	温服	清热生津	月经不调，久不受孕，属冲任伏热
鼻痛杞菊地黄汤					
枸杞子、山茱萸、熟地、丹皮、泽泻、山药药、藁本、白芷各三钱	水煎服	不拘时候	温服	养阴益肾，利窍止痛	鼻痛，鼻塞，鼻炎

本草纲目对症养生全书

● 中药手札

将地黄作为食品，在民间已有悠久历史。早在一千多年前，中原地黄产区群众就将地黄"腌渍成咸菜，泡酒、泡茶而食之"。至今人们仍把地黄切丝凉拌，煮粥而食。

● 养生药膳房

地黄乌鸡汤

药材：生地黄 10 克，红枣 10 颗。
食材：乌鸡 1 只，猪肉 100 克，姜 20 克，葱和盐各 5 克，料酒 5 毫升。
制作：
① 将生地黄用水浸泡 5 个小时，猪肉切片，乌骨鸡去内脏，切成小块，用热水氽烫去除血水。
② 放入乌鸡块、猪肉片、地黄片、红枣、姜，待水烧开后加入盐、料酒、葱调味即可。
功效：补益气血，生津止渴。

● 歌诀

养阴清肺汤

养阴清肺是妙方，玄参草芍麦地黄，
薄荷贝母丹皮入，时疫白喉急煎尝。

中医专家图解药方

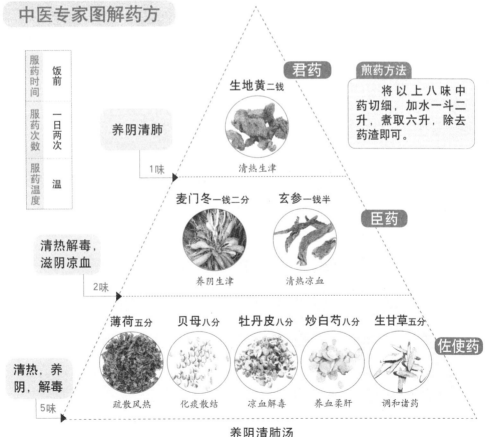

服药时间	饭前
服药次数	一日两次
服药温度	温

煎药方法

将以上八味中药切细，加水一斗二升，煮取六升，除去药渣即可。

君药

生地黄二钱
清热生津

养阴清肺
1味

臣药

麦门冬一钱二分
养阴生津

玄参一钱半
清热凉血

清热解毒，滋阴凉血
2味

佐使药

薄荷五分
疏散风热

贝母八分
化痰散结

牡丹皮八分
凉血解毒

炒白芍八分
养血柔肝

生甘草五分
调和诸药

清热，养阴，解毒
5味

养阴清肺汤

52

197

(53) 桑叶 清肺热，祛风湿，补肝肾

● 中药图解

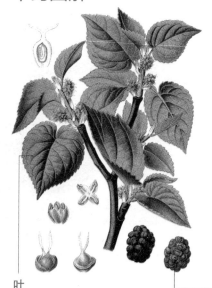

叶
[气味]味甘，性寒，有小毒。
[主治]除寒热出汗，汁能解蜈蚣毒。

果实
[气味]味苦，性寒，有小毒。
[主治]单独吃可止渴，利五脏、关节，通血气。

【释名】冬桑叶、霜桑叶、蒸桑叶。

【性味归经】性寒，味甘，无毒；入肺经。

【养生功效】治伤中五劳六极、消瘦、脉细弱，可补虚益气，去肺中水气、唾血热渴、水肿、腹满腹胀，利水道，敷金疮。治肺气喘满，虚劳客热和头痛，内补不足。煮汁饮利五脏。加入散用，下一切风气水气。调中下气，化痰止咳，开胃下食，杀肠道寄生虫，止霍乱吐泻。研汁可治小儿惊痫及鹅口疮，效果佳。

【选购与储存】桑叶以叶大而肥、色碧绿者为佳。冬桑叶以叶大而肥、色黄橙者为佳。鲜品宜及时食用，干品可置于密闭容器内保存，防潮。

● 传世经典药方

材料	煎法	服药法	服药温度	功效	主治
桑杏汤					
桑叶一钱、杏仁一钱五分、象贝一钱、淡豆豉一钱、沙参二钱、栀子一钱、梨皮一钱	将以上七味药分别切细，加水二杯，煮取汤药一杯，除去药渣即可	一日三次，重者再作服	温服	清宣温燥	头痛，身热不甚，口渴咽干，干咳无痰
桑菊饮					
桑叶三钱、菊花一钱、杏仁二钱、连翘一钱、薄荷一钱、苦梗二钱、甘草一钱、苇根二钱	加水一升，煮取汤药五合，除去药渣即可	一日两次	温服	疏风清热，宣肺止咳	咳嗽，身热不甚，口微渴，苔薄白
桑麻丸					
桑叶一斤、黑芝麻四两、白蜜一斤	将芝麻擂碎熬浓汁，和蜜炼至滴水成珠，入桑叶末为丸	早盐汤下，晚酒下	温服	明目养血，清热补虚	肝经虚热，久咳不愈，津枯便秘，须发早白

● 中药手札

本品甘寒质轻，轻清疏散，虽疏散风热作用较为缓和，但又能清肺热、润肺燥，故常用于风热感冒，或温病初起，温热犯肺，发热、咽痒、咳嗽等症。

● 歌诀

养阴清肺汤

桑杏汤中象贝宜，沙参栀豉与梨皮，
干咳鼻燥右脉大，辛凉甘润燥能医。

● 养生药膳房

桑杏菊花甜汤

药材：桑叶 10 克，菊花 10 克，枸杞子 10 克。
食材：杏仁粉 50 克，果冻粉 15 克，白糖 25 克。
制作：
① 桑叶入锅中，加水，以小火加热至沸腾，关火，滤汁备用。
② 杏仁粉与果冻粉倒入药汁中，以小火加热沸腾后倒入盒中待凉。
③ 菊花、枸杞子放入锅中倒入清水，以小火煮沸，加入白糖搅拌溶化备用；将凝固的杏仁冻切块倒入药汁中即可食用。
功效：祛风清热，凉血明目。

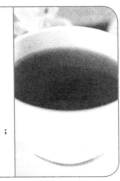

中医专家图解药方

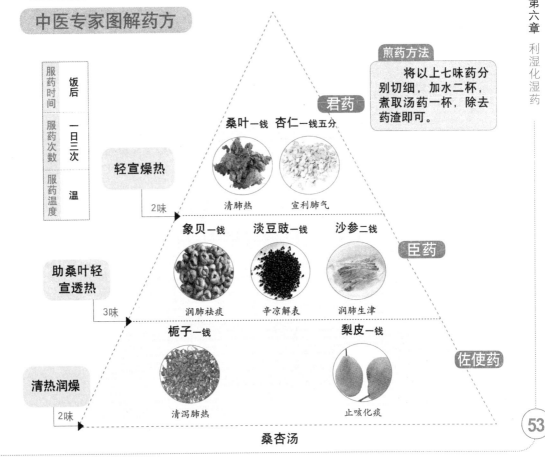

服药时间	饭后
服药次数	一日三次
服药温度	温

煎药方法

将以上七味药分别切细，加水二杯，煮取汤药一杯，除去药渣即可。

君药

桑叶一钱　杏仁一钱五分

轻宣燥热　2味

清肺热　　宣利肺气

臣药

象贝一钱　淡豆豉一钱　沙参二钱

助桑叶轻宣透热　3味

润肺祛痰　辛凉解表　润肺生津

佐使药

栀子一钱　　　梨皮一钱

清热润燥　2味

清泻肺热　　　止咳化痰

桑杏汤

54 紫苏 轻宣凉燥，理肺化痰

● 中药图解

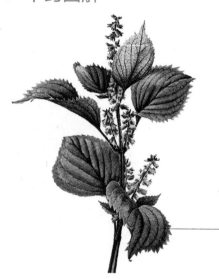

————叶

［性味］味辛，性温，无毒。
［主治］解肌发表，散风寒，消痰利肺。

【释名】赤苏、桂荏。

【性味归经】性温，味辛，无毒；入肺、脾经。

【养生功效】解肌发表，散风寒，行气宽中，消痰利肺，和血温中止痛，定喘安胎，解鱼蟹毒，治蛇犬咬伤。下气除寒，其籽功效更好。除寒热，治一切寒气所致的疾病。通心经，益脾胃，煮后饮用特别好，宜配橘皮同用。

【选购与储存】以叶片大、呈紫色、不带枝梗、香气浓郁者为佳。置干燥容器内，置阴凉干燥处保存。

● 传世经典药方

	材料	煎法	服药法	服药温度	功效	主治
杏苏散						
	紫苏叶三钱、杏仁三钱、前胡三钱、苦桔梗二钱、枳壳二钱、半夏三钱、陈皮二钱、茯苓三钱、生姜一钱、红枣三枚	将以上十味药分别切细，加水一升煎取汤药五合，除去药渣即可	饭前服用，一日两次	温服	轻宣凉燥，理肺化痰	外感凉燥证，头痛，恶寒无汗，咳嗽痰稀，**鼻塞**
紫苏散						
	紫苏叶、桑白皮（洗净，蜜涂，炙黄）、青皮（去白）、五味子、杏仁（去皮、尖，炒）、麻黄（去节）、甘草各等份	上药为细末。每服6克，用水200毫升，煎至140毫升	不拘时候服用	温服	宣肺散寒，止咳化痰	肺感风寒，咳嗽痰多，头痛，恶寒发热，口不渴
紫苏汤						
	紫苏茎叶二两、青橘皮半两（汤浸，去白瓤，焙）	以水两大盏，加红枣七枚，煎至一大盏，除去药渣即可	一日三次，不拘时候	温服	轻宣凉燥	短气

本草纲目对症养生全书

● **中药手札**

　　紫苏叶也叫苏叶，有解表散寒、行气和胃的功能，主治风寒感冒、咳嗽、胸腹胀满，恶心呕吐等症。种子也称苏子，有镇咳平喘、祛痰的功效。

● **歌诀**

杏苏散

杏苏散内夏陈前，枳桔苓草姜枣研，
轻宣温润治凉燥，咳止痰化病自痊。

● **养生药膳房**

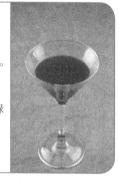

纤瘦蔬菜汤
药材：紫苏 10 克，苍术 10 克。
食材：白萝卜 200 克，西红柿 250 克，玉米笋 100 克，绿豆芽 15 克，白糖适量。
制作：
① 全部药材与清水入锅中，以小火煮沸，滤取药汁备用。
② 白萝卜去皮洗净，刨丝；西红柿去蒂头洗净，切片；玉米笋洗净切片，绿豆芽洗净。
③ 药汁放入锅中，加入全部蔬菜材料煮沸，放入调味料即可。
功效：养阴凉血，清热生津，止咳化痰。

中医专家图解药方

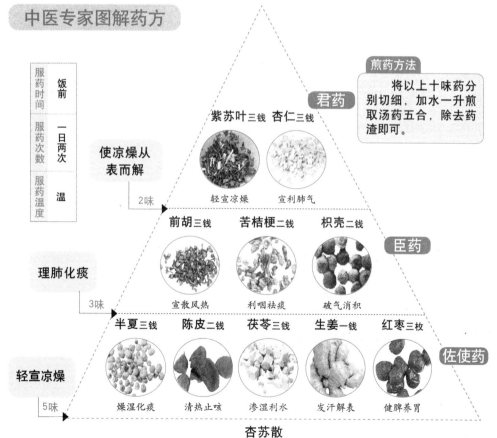

服药时间	饭前
服药次数	一日两次
服药温度	温

煎药方法
将以上十味药分别切细，加水一升煎取汤药五合，除去药渣即可。

君药
紫苏叶 三钱　杏仁 三钱
轻宣凉燥　　宣利肺气

使凉燥从表而解
2味

臣药
前胡 三钱　苦桔梗 二钱　枳壳 二钱
宣散风热　利咽祛痰　破气消积

理肺化痰
3味

佐使药
半夏 三钱　陈皮 二钱　茯苓 三钱　生姜 一钱　红枣 三枚
燥湿化痰　清热止咳　渗湿利水　发汗解表　健脾养胃

轻宣凉燥
5味

杏苏散

54

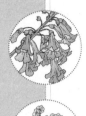

本章看点

- 麻黄 发汗解表，宣肺平喘
- 柴胡 和表解里，疏肝，升阳
- 紫菀 润肺下气，消痰止咳
- 香薷 发汗解表，和中化湿
- 葛根 发表出汗，开腠理，疗金疮
- 竹叶 清热除烦，生津利尿
- 葳蕤 滋阴解表，养阴润肺，益胃生津
- 菊花 疏风散热，养肝明目，清热解毒
- 升麻 发表透疹，清热解毒，升举阳气
- 牛蒡子 疏风散热，解毒消肿
- 大黄 攻下积滞，清热泻火，祛淤解毒
- 大戟 泻水逐饮，消肿散结
- 甘遂 泻水逐饮，散结除满，破积通便
- 牵牛子 泻水通便，消痰涤饮，杀虫攻积
- 肉苁蓉 润肠通便，补肾阳，益精血

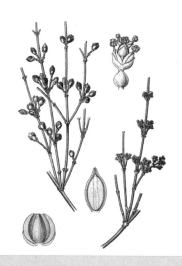

第七章

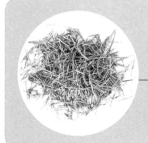

解表泻下药

　　凡由解表药为主组成，具有发汗、解肌、透疹等作用，可以解除表证的方剂，统称解表方，如以葳蕤为君药组成的加减葳蕤汤具有滋阴清热、发汗解表的作用。根据"其实者，散而泻之"的原则，以泻下药为主组成，具有通导大便、排除肠胃积滞、荡涤实热、攻逐水饮寒积等作用，以治里实证的方剂，统称泻下方，如以牵牛子为君药组成的牵牛子散具有泻水通便、消痰涤饮、杀虫攻积的作用。

麻黄 发汗解表，宣肺平喘

● 中药图解

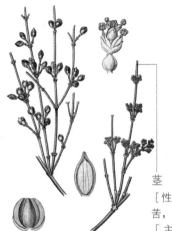

茎

[性味]味辛、微苦，性温，无毒。
[主治]中风伤寒头痛、温疟。

【释名】龙沙、卑相、卑盐。

【性味归经】性温，味辛、微苦，无毒；入肺、膀胱经。

【养生功效】治中风伤寒头痛、温疟，发表出汗，去邪热气，止咳逆上气，除寒热。治五脏邪气缓急、风胁痛，通腠理，解肌，泄邪恶气，消赤黑斑毒。治身上毒风、皮肉不仁，主壮热瘟疫、山岚瘴气。通九窍，调血脉，开毛孔皮肤。去营中寒邪，泄卫中风热。

【选购与储存】麻黄以表面呈淡绿色至黄绿色，触之微有粗糙感，体轻，质脆，易折断，断面略呈纤维性，气微香，味涩、微苦者为佳。宜置阴凉干燥处，防蛀。

● 传世经典药方

材料	煎法	服药法	服药温度	功效	主治
定喘汤					
麻黄三钱、白果二十一枚、苏子二钱、款冬花三钱、杏仁一钱五分、半夏三钱、甘草一钱、桑白皮三钱、黄芩一钱五分	将以上九味中药分别切细，加水三盅，煎至二盅，除去药渣即可	一日两次，每服一盅，不拘时候	温服	宣肺降气，清热化痰	哮喘，咳嗽，痰多气急，痰稠色黄，微恶风寒
甘草麻黄汤					
麻黄四两、甘草二两	用麻黄四两，加水五升煮，去沫，再加甘草二两，煮成三升即可	一日三次，每服一升	热服	去邪解热，利尿消肿	面目黄肿，脉沉，小便不利
麻黄牡蛎汤					
麻黄根一两、牡蛎一只、黄芪一两、小麦百粒	用黄芪、麻黄根各一两，牡蛎一两（米泔浸洗煅过），研为细末	每次用五钱，水二盏，小麦百粒，煎服	温服	除寒热，止虚汗	诸虚自汗，夜卧尤甚

● 中药手札

麻黄可发汗散寒、宣肺平喘、利水消肿。多用于风寒感冒、胸闷喘咳，风水浮肿、痰热内蕴之咳嗽等症。蜜麻黄润肺止咳，多用于表证已解之气喘咳嗽。

● 歌诀

定喘汤

定喘白果与麻黄，
款冬半夏白皮桑，
苏杏黄芩兼甘草，
外寒痰热喘哮尝。

● 养生药膳房

麻黄雪梨瘦肉汤

药材：麻黄 8 克，杏仁 12 克，红枣 5 颗。
食材：雪梨 2 个，姜适量，猪瘦肉 200 克，盐适量。
制作：
　　雪梨洗净，切成块状；药材洗净、浸泡；猪瘦肉洗净切块。将上面准备的食材入锅，加入适量的清水，大火烧开改用小火煲 2 个小时，然后加盐即可。
功效：发汗散寒，宣肺平喘，利水消肿。

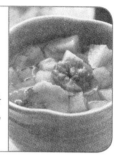

中医专家图解药方

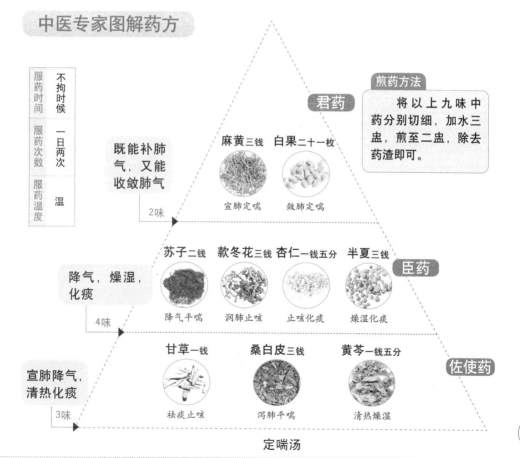

服药时间	不拘时候
服药次数	一日两次
服药温度	温

煎药方法

将以上九味中药分别切细，加水三盅，煎至二盅，除去药渣即可。

君药

既能补肺气，又能收敛肺气

2味

麻黄三钱　白果二十一枚
宣肺定喘　敛肺定喘

臣药

降气，燥湿，化痰

4味

苏子二钱　款冬花三钱　杏仁一钱五分　半夏三钱
降气平喘　润肺止咳　止咳化痰　燥湿化痰

佐使药

宣肺降气，清热化痰

3味

甘草一钱　桑白皮三钱　黄芩一钱五分
祛痰止咳　泻肺平喘　清热燥湿

定喘汤

55

56 柴胡 和表解里，疏肝，升阳

◉ 中药图解

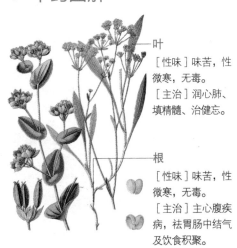

叶
[性味] 味苦，性
微寒，无毒。
[主治] 润心肺、
填精髓、治健忘。

根
[性味] 味苦，性
微寒，无毒。
[主治] 主心腹疾
病，祛胃肠中结气
及饮食积聚。

【释名】柴草、北柴胡、红柴胡。

【性味归经】性微寒，味苦，无毒；入肝、胆经。

【养生功效】除虚劳，散表热，去潮热、胆热口苦、妇人胎前产后各种发热、心下痞满、胸胁痛。补五劳七伤，除烦止惊，益气力，消痰止咳，润心肺，添精髓。除伤寒心下烦热、各种痰热壅滞、胸中气逆、五脏间游气。

【选购与储存】柴胡以表面黑褐色或浅棕色，具纵皱纹、支根痕及皮孔。质硬而韧，不易折断，断面显纤维性，气微香，味微苦者为佳。置通风干燥处，防蛀。

◉ 传世经典药方

材料	煎法	服药法	服药温度	功效	主治
大柴胡汤					
柴胡五钱、生姜五钱、大黄三钱、枳实四钱、黄芩四钱、白芍四钱、半夏四钱、红枣十二枚	将以上八味草药分别切细，用水十合，煮取汤药五合，除去药渣再煎至三合即可	一日三次，饭后服用	温服	和解少阳，内泻热结	胸胁苦满，呕吐不止，大便秘结，协热下利
柴胡朱砂丸					
柴胡四两、朱砂三两、桃仁一枚、乌梅一枚	柴胡、朱砂共研为末，用猪胆汁拌匀，放在饭上蒸熟后做成绿豆大的药丸	每次服一丸，用桃仁、乌梅汤送下，一日三次	温服	止咳化痰，清热败火	小儿骨热，日渐黄瘦，盗汗，咳嗽，烦渴
柴胡甘草汤					
柴胡四两、甘草一两	可将柴胡和甘草分别切细，加水一盏，煎至半盏，除去药渣，留有汤药一碗即可	一日两次，不拘时限	温服	疏表通络，清火温中	伤寒余热，伤寒之后，体瘦肌热

本草纲目对症养生全书

● **中药手札**

　　柴胡可和解表里、疏肝利胆、升提阳气。临床多用于治疗感冒发热、寒热往来、胸胁胀痛、月经不调、子宫脱垂、脱肛等症。

● **歌诀**

大柴胡汤

大柴胡汤用大黄，枳实芩夏白芍将，煎加姜枣表兼里，妙法内攻并外攘。

● **养生药膳房**

清心莲子田鸡汤

药材：人参、黄芪、茯苓、柴胡各10克，生姜、地骨皮、麦门冬、车前子、甘草各5克。
食材：田鸡3只，鲜莲子150克。
制作：
　　将所有药材放入棉布包中扎紧，放入锅中，加6碗水以大火煮开，再转小火熬煮约30分钟。将田鸡剁成块，放入汤中一起煮沸。
功效：健脾开胃，助消化，增进食欲，消除疳积。

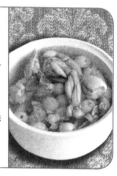

中医专家图解药方

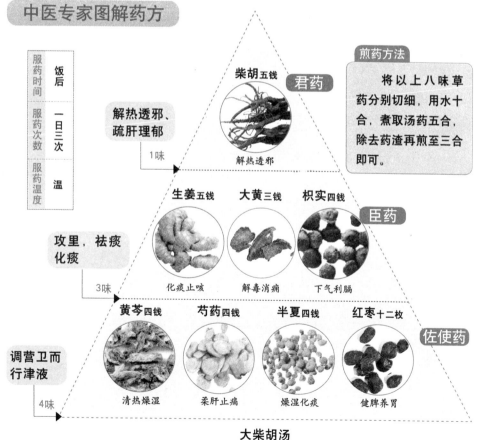

服药时间	饭后
服药次数	一日三次
服药温度	温

煎药方法

将以上八味草药分别切细，用水十合，煮取汤药五合，除去药渣再煎至三合即可。

柴胡五钱　**君药**
解热透邪

解热透邪、疏肝理郁
1味

生姜五钱　大黄三钱　枳实四钱　**臣药**
化痰止咳　　解毒消痈　　下气利膈

攻里，祛痰化痰
3味

黄芩四钱　芍药四钱　半夏四钱　红枣十二枚　**佐使药**
清热燥湿　柔肝止痛　燥湿化痰　健脾养胃

调营卫而行津液
4味

大柴胡汤

56

57 紫菀 润肺下气，消痰止咳

● 中药图解

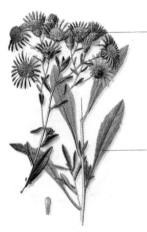

花
[性味]味苦，性温，无毒。
[主治]咳嗽上气、胸中寒热结气。

叶
[性味]味苦，性温，无毒。
[主治]和中、消痰止渴、润肌肤、填骨髓。

【释名】青菀、紫蒨、返魂草、夜牵牛。

【性味归经】性温，味苦，无毒；入肺经。

【养生功效】主治咳嗽上气，胸中寒热结气。能去蛊毒，安五脏。疗咳吐脓血，止哮喘、心悸，治五劳体虚，补中气不足，疗小儿惊痫。补虚顺气，疗劳作气虚发热。和中，消痰止咳，润肌肤，填骨髓，益肺气。

【选购与储存】本品以根茎呈不规则块状，大小不一，质稍硬，表面紫红色或灰红色，有纵皱纹，气微香，味甜、微苦者为佳。置于阴凉干燥处保存，防潮，防蛀。

● 传世经典药方

材料	煎法	服药法	服药温度	功效	主治
止嗽散					
紫菀二斤、百部二斤、白前二斤、桔梗二斤、荆芥二斤、陈皮一斤、甘草十二两	共为末，每服三钱开水调下，初感风寒，生姜汤调下	饭后服用，一日一次	热服	宣利肺气，疏风止咳	风邪犯肺证，咳嗽咽痒，咯痰不爽，或微有恶风发热
金沸草散					
旋覆花(去梗)、麻黄(去节)、前胡(去芦)各三两，荆芥穗四两，甘草、半夏、赤芍各一两	共为粗末，每服三钱，水一盏半、生姜三片、红枣一枚，同煎八分，除去药渣即可	不拘时候	温服	发散风寒，降气化痰	伤风咳嗽，恶寒发热，咳嗽痰多，鼻塞流涕
紫菀百部汤					
紫菀一两、款冬花一两、百部半两	研末筛过，每次取三钱，加姜三片，乌梅一个，煎汤调下	一天两次	温服	止咳化痰	久咳不愈

● 中药手札

紫菀具有温肺、下气、消痰、止咳的功效。实验表明，水煎剂有祛痰作用而无镇咳及平喘作用；苯及甲醇提取物也有祛痰作用。紫菀皂苷有溶血作用，制剂不宜静脉注射。

● 养生药膳房

紫菀款冬羊肺汤

药材：紫菀 15 克，款冬花 15 克。
食材：羊肺 1 副，盐适量。
制作：
　　将羊肺用清水洗干净，与紫菀、款冬花共煮，将熟时加入盐调味。
功效：滋补肺阴，止咳定喘。

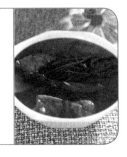

中医专家图解药方

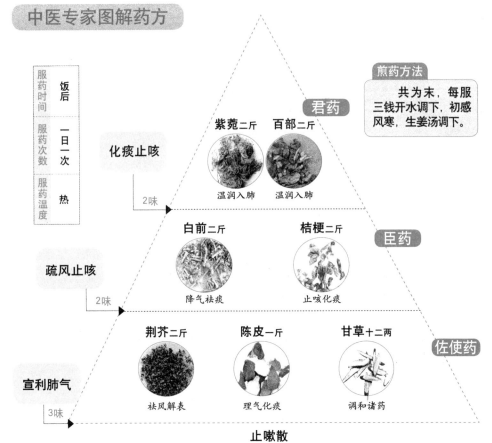

服药时间	饭后
服药次数	一日一次
服药温度	热

君药

化痰止咳　2味

紫菀 二斤　温润入肺
百部 二斤　温润入肺

煎药方法

共为末，每服三钱开水调下，初感风寒，生姜汤调下。

臣药

疏风止咳　2味

白前 二斤　降气祛痰
桔梗 二斤　止咳化痰

佐使药

宣利肺气　3味

荆芥 二斤　祛风解表
陈皮 一斤　理气化痰
甘草 十二两　调和诸药

止嗽散

57

58 香薷 发汗解表，和中化湿

中药图解

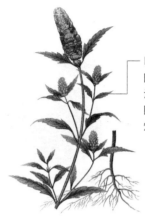

叶
[性味]味辛，性微温，无毒。
[主治]能下气、除烦热、治疗呕逆。

【释名】香菜、香茸、蜜蜂草。

【性味归经】性微温，味辛，无毒；入肺、胃经。

【养生功效】治疗霍乱腹痛吐泻，消水肿，祛热风。突然抽筋者，取香薷煮汁顿服半斤，即止。研末用水送服可止鼻出血。能下气，除烦热，治疗呕逆冷气。春季煎汤代茶饮，可预防热病，调中温胃。

【选购与储存】本品以基部紫红色，上部黄绿色或淡黄色，全体密被白色茸毛，节明显，质脆，易折断，气清香而浓，味微辛而凉者为佳。置于阴凉干燥处保存，防潮，防蛀。

传世经典药方

材料	煎法	服药法	服药温度	功效	主治
新加香薷饮					
香薷二钱、金银花三钱、鲜扁豆花三钱、厚朴二钱、连翘二钱	将以上五味中药碾成粉末，加水五杯，煮取汤药二杯，除去药渣即可	饭后服用，一日两次	温服	祛暑解表，清热化湿	暑温，发热头痛，恶寒无汗，口渴面赤，胸闷不舒
香薷散					
香薷一斤、白扁豆微炒半斤、厚朴姜制半斤	将以上中药碾为粗末即可	不拘时候	凉服	祛暑解表，化湿和中	阴暑，恶寒发热，腹痛吐泻，头重身痛，无汗，胸闷
香薷饮					
香薷一斤,厚朴(姜汁炙)白扁豆(微炒)各半斤	将以上中药碾为粉末，加水二盏、酒半盏，煎取一盏，放水中待冷即可	连服两剂	凉服	祛暑解表，止痛	暑天卧湿当风导致发热头痛，心腹痛，干呕，四肢逆冷，烦闷

● 中药手札

香薷有发汗解热作用，并可刺激消化腺分泌及胃肠蠕动，还有利尿作用，夏日常用香薷煮粥服食或泡茶饮用。但本品有耗气伤阴之弊，气虚、阴虚、表虚多汗者不宜选用。

● 歌诀

新加香薷饮

新加香薷饮香薷，金银花鲜扁豆花，
厚朴连翘清湿热，祛暑解表又化湿。

● 养生药膳房

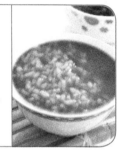

香薷粥

药材：香薷 10 克。
食材：大米 100 克，白糖适量。
制作：

将香薷择净，放入锅中，加清水适量，水煎取汁，加大米煮粥，待熟时调入白糖，再煮一二沸即成，每日 1～2 剂，连续 3～5 天。
功效：发汗解表，祛暑化湿。

中医专家图解药方

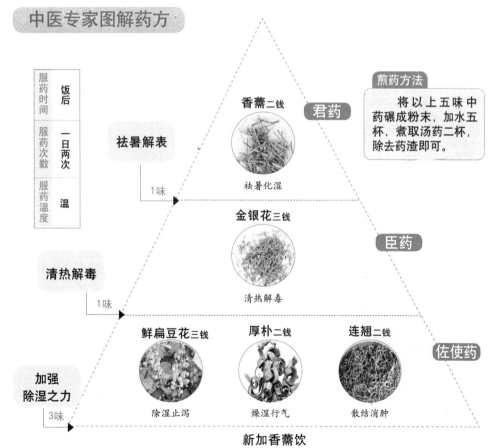

服药时间	饭后
服药次数	一日两次
服药温度	温

祛暑解表
1味

香薷二钱
祛暑化湿
君药

煎药方法
将以上五味中药碾成粉末，加水五杯，煮取汤药二杯，除去药渣即可。

清热解毒
1味

金银花三钱
清热解毒
臣药

加强除湿之力
3味

鲜扁豆花三钱
除湿止泻

厚朴二钱
燥湿行气

连翘二钱
散结消肿

佐使药

新加香薷饮

58

葛根 发表出汗，开腠理，疗金疮

◉ 中药图解

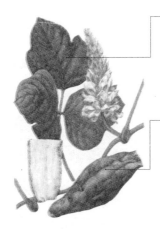

叶
[性味] 味甘、辛，性平，无毒。
[主治] 消渴、呕吐。

根
[性味] 味辛，性平，无毒。
[主治] 主诸痹，起阴风，解诸毒。

【释名】鸡齐、鹿藿、黄斤。

【性味归经】性平，味甘、辛，无毒；入脾、胃经。

【养生功效】主消渴，身大热，呕吐，诸痹，起阴风，解诸毒。疗伤寒中风头痛，解肌发表，开腠理，疗金疮，止胁风痛。治天行上气呕逆，开胃下食，解酒毒。治胸膈烦热发狂，止血痢，通小肠，排脓破血。还可外敷治蛇虫咬伤，毒箭伤。杀野葛、巴豆等百药毒。

【选购与储存】本品以外皮淡棕色，有纵皱纹，粗糙，切面黄白色，纹理不明显，质韧，纤维性强，无臭，味微甜者为佳。置于阴凉干燥处保存，防潮，防蛀。

◉ 传世经典药方

材料	煎法	服药法	服药温度	功效	主治
柴葛解肌汤					
葛根三钱、柴胡二钱、羌活一钱、白芷一钱、黄芩二钱、芍药二钱、甘草一钱、桔梗一钱	将以上八味药切细，加水二盅、生姜三片、红枣二枚、石膏三钱，煎至一盅，除去药渣即可	饭前服用，一日两次	热服	解肌清热	风寒感冒，无汗头痛，目疼鼻干，眼眶痛
葛根黄芩黄连汤					
葛根、黄芩、黄连、甘草各等份	将以上四味药碾成粉末，加水一升，煎至五合	不拘时候	温服	解表清里	外感表证未解，热邪入里
葛根汤					
葛根四两、麻黄三两（去节）、桂枝二两（去皮）、芍药二两（切）、甘草二两（炙）、生姜三两（切）、红枣十二枚（擘）	将以上七味中药，以水一斗，先煮麻黄、葛根，减二升，去白沫，加其余诸药，煮取三升，除去药渣即可	饭后服用，一日一次	温服	发汗兼解肌	太阳病，无汗恶风

● 中药手札

葛根中所含异黄酮具有滋润皮肤、恢复皮肤弹性的作用，还可以减缓骨骼组织细胞的老化，有助于钙质的吸收，减少骨钙丢失。但低血压和心动过缓的患者应慎用。

● 歌诀

柴葛解肌汤

陶氏柴葛解肌汤，邪在三阳热势张，芩芍桔甘羌活芷，石膏红枣与生姜。

● 养生药膳房

葛根粉稀粥

药材：葛根30克。

食材：大米100克，白糖适量。

制作：

① 将大米洗净，用水泡发。将洗净的葛根晾干后，先剁成碎粒，再打成粉末。

② 砂锅洗净，白米与葛根粉同入砂锅中，加600毫升水，先用大火烧开，再用小火煮至米开粥稠，起锅前放入适量白糖，搅拌均匀即可。

功效：生津解热，降血糖。

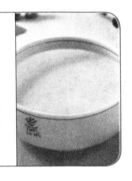

中医专家图解药方

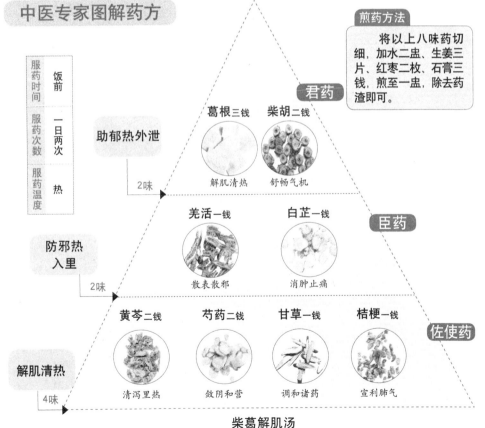

服药时间	饭前
服药次数	一日两次
服药温度	热

煎药方法

将以上八味药切细，加水二盅、生姜三片、红枣二枚、石膏三钱，煎至一盅，除去药渣即可。

君药

助郁热外泄 — 2味

葛根三钱 — 解肌清热
柴胡二钱 — 舒畅气机

臣药

防邪热入里 — 2味

羌活一钱 — 散表散邪
白芷一钱 — 消肿止痛

佐使药

解肌清热 — 4味

黄芩二钱 — 清泻里热
芍药二钱 — 敛阴和营
甘草一钱 — 调和诸药
桔梗一钱 — 宣利肺气

柴葛解肌汤

59

竹叶 清热除烦，生津利尿

● 中药图解

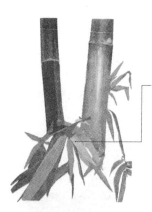

叶
[性味]味辛，性平、大寒，无毒。
[主治]胸中痰热、咳逆上气、热毒。

【释名】无。

【性味归经】性平、大寒，味辛，无毒；入胆、心、肺、胃经。

【养生功效】主胸中痰热，咳逆上气，吐血，热毒风。止消渴，压丹石毒。消痰，治狂热烦闷，中风失语，头痛头风，止惊悸，瘟疫迷闷，孕妇头旋倒地，小儿惊痫。疗喉痹、恶气、烦热，杀小虫。凉心经，益元气，除热缓脾。煎浓汁，漱齿中出血，洗可治脱肛不收。

【选购与储存】叶面深绿色；无毛，背面色较淡，基部具微毛；质薄而较脆。气弱，味淡。以色绿、完整、无枝梗者为佳。置于阴凉干燥处保存，防潮，防蛀。

● 传世经典药方

材料	煎法	服药法	服药温度	功效	主治
竹叶石膏汤					
竹叶二钱、石膏一两、半夏三钱、麦门冬五钱、人参二钱、粳米四钱、甘草二钱	将以上七味中药，以水一斗，煮取六升，除去药渣，加入粳米煮熟，汤成去米	饭前服用，一日三次	温服	清热生津，益气和胃	身热多汗，心胸烦闷，气逆欲呕，口干喜饮
清暑益气汤					
西洋参一钱半、石斛三钱、麦门冬一钱半、黄连半钱、竹叶二钱、荷梗二钱、知母二钱、甘草一钱、粳米五钱、西瓜翠衣十钱	将上药浸入清水中，水位高出药品约二厘米，浸泡半小时。微火煎煮约半小时，去滓即可	饭前服用，少量频服	温服	清暑益气，养阴生津	身热汗多，口渴心烦，小便短赤，体倦少气，精神不振，脉虚数
竹叶玉女煎					
生石膏六钱、干地黄四钱、麦门冬四钱、知母二钱、牛膝二钱、竹叶三钱	水八杯，先煮石膏、地黄得五杯，再入余四味，煮成二杯	先服一杯，十二小时再服，病解停后服，不解再服	温服	表里两清	女性温病，经水适来，脉数耳聋，干呕烦渴

本草纲目对症养生全书

● 中药手札

竹叶提取物具有典型的竹叶清香，清爽怡人，微苦、微甜。竹叶提取物可广泛用于医药、食品、抗衰老产品及美容化妆品、饲料等领域。

● 歌诀

竹叶石膏汤

仲景竹叶石膏汤，呕吐虚烦元气伤，参半麦冬甘草等，生姜粳米水煎尝。

● 养生药膳房

竹叶酒

药材：竹叶 30 克。

食材：白酒 500 毫升。

制作：

　　将竹叶洗净，剪成 2 厘米长的节，放入纱布袋内，扎紧口，放入酒罐中。将白酒倒入酒罐中，盖好盖，浸泡 3 天后即可饮用。

功效：清热、利尿、安神。

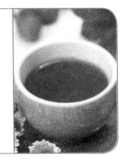

中医专家图解药方

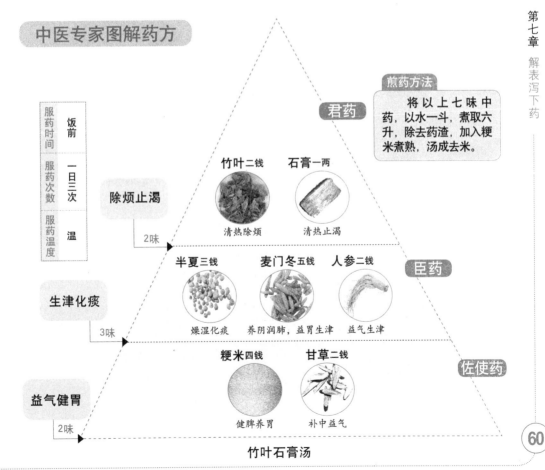

服药时间	饭前
服药次数	一日三次
服药温度	温

煎药方法

将以上七味中药，以水一斗，煮取六升，除去药渣，加入粳米煮熟，汤成去米。

君药

除烦止渴

2味

竹叶二钱　　石膏一两

清热除烦　　清热止渴

臣药

生津化痰

3味

半夏三钱　　麦门冬五钱　　人参二钱

燥湿化痰　　养阴润肺，益胃生津　　益气生津

佐使药

益气健胃

2味

粳米四钱　　甘草二钱

健脾养胃　　补中益气

竹叶石膏汤

60

61 葳蕤 滋阴解表，养阴润肺，益胃生津

● 中药图解

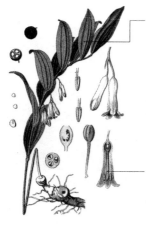

叶
［性味］味甘，性平，无毒。
［主治］可消除面部黑斑，使人容光焕发，面色润泽。

花
［性味］味甘，性平，无毒。
［主治］能补中益气。

【释名】女萎、萎蕤、委萎、萎香、玉竹、地节。

【性味归经】性平，味甘，无毒；入肺、胃经。

【养生功效】主中风发热、身体不能动弹，并疗各种虚损。疗胸腹结气、虚热、湿毒、腰痛，阴茎中寒，目痛、眼角溃烂流泪。用于流行疾病的恶寒发热，内补不足，祛虚劳发热。

【选购与储存】本品以表面黄白色或淡黄棕色，半透明，具纵皱纹及微隆起的环节，质硬而脆或稍软，易折断，断面角质样或显颗粒性，气微，味甘，嚼之发黏者为佳。置于阴凉干燥处保存，防潮，防蛀。

● 传世经典药方

材料	煎法	服药法	服药温度	功效	主治
加减葳蕤汤					
葳蕤二钱、葱白三钱、淡豆豉三钱、桔梗一钱、薄荷一钱、白薇五分、红枣二枚、炙甘草五分	将以上八味药分别切细，加水一盏，煎至半盏，除去药渣即可	不拘时候，一日三次	温服	滋阴清热，发汗解表	头痛身热，微恶风寒，咳嗽，心烦，口渴
甘露汤					
葳蕤（焙）四两、薄荷二两、生姜一片、蜜少许	将以上中药碾为粉末，每次取二钱，加水一盏，同煎至七分即可	睡前服用，用蜜调下每日一剂	温服	滋阴解表，清热	视物昏花
葳蕤丸					
葳蕤八分、黄连八分、防风六分、人参六分、茯神五分、淡豆豉三分	上为末，炼蜜为丸，如梧桐子大	每服十五丸，一日两次	温服	解表发汗	热风冲头面，烦闷

● 中药手札

临床可用以治疗心力衰竭。痰湿气滞者禁服，脾虚便溏者慎服。阴虚有热宜生用，热不甚者宜制用。

● 歌诀

加减葳蕤汤

加减葳蕤用白薇，豆豉生姜桔梗随，
草枣薄荷八味共，滋阴发汗功可慰。

● 养生药膳房

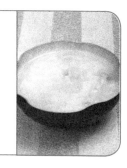

葳蕤粥
药材：葳蕤50克。
食材：粳米50克。
制作：
　　将葳蕤洗净，去须切细，加水煎汤取汁，去渣，再选用粳米，加水300毫升左右，煮成稀粥。
功效：养阴润燥，生津止渴。

中医专家图解药方

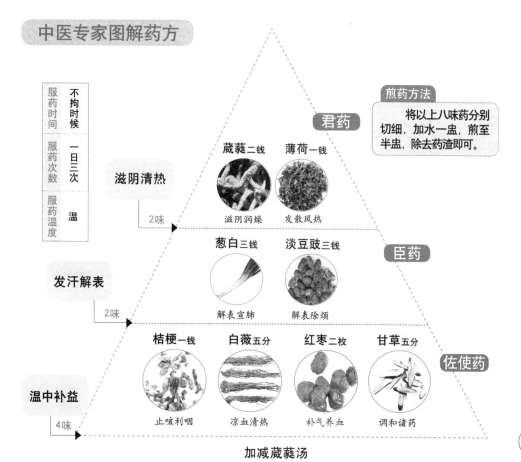

服药时间	不拘时候
服药次数	一日三次
服药温度	温

君药

煎药方法
将以上八味药分别切细，加水一盏，煎至半盏，除去药渣即可。

滋阴清热

2味

葳蕤二钱　滋阴润燥
薄荷一钱　发散风热

臣药

发汗解表

2味

葱白三钱　解表宣肺
淡豆豉三钱　解表除烦

佐使药

温中补益

4味

桔梗一钱　止咳利咽
白薇五分　凉血清热
红枣二枚　补气养血
甘草五分　调和诸药

加减葳蕤汤

61

菊花 疏风散热，养肝明目，清热解毒

● 中药图解

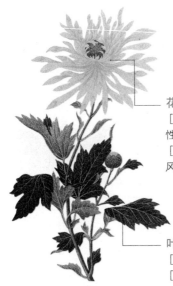

花
[性味] 味苦，性平，无毒。
[主治] 治诸风头眩肿痛。

叶
[性味] 味苦，性平，无毒。
[主治] 治恶风及风湿性关节炎。

【释名】节华、女节、女华、女茎、日精、更生、治蔷、金蕊、阴成。

【性味归经】性平，味苦，无毒；入肺、肝经。

【养生功效】治诸风头眩肿痛、流泪、皮肤死肌、恶风及风湿性关节炎。长期服用利血气、抗衰老。治腰痛无常，除胸中烦热，安肠胃，利五脉，调四肢。治头目风热、晕眩倒地、脑颅疼痛，利血脉。

【选购与储存】保健用应选杭白菊，一般有散朵和压制成块状两种。密封，置于干燥阴凉处保存，注意防潮。

● 传世经典药方

材料	煎法	服药法	服药温度	功效	主治
菊花散					
菊花三钱、石膏一钱、防风一钱、旋覆花一钱、枳壳一枚、蔓荆子二钱、甘草一钱、羌活一钱	每服四钱，用水十合，加生姜五片，煎至五合，除去药渣即可	不拘时候，一日一次	温服	疏风散热，清热解毒	风热上攻，头痛不止，口干烦热
桑菊饮					
桑叶三钱、菊花一钱、杏仁二钱、连翘一钱、薄荷一钱、苦桔梗二钱、甘草一钱、芦苇二钱	加水一升，煮取汤药五合，除去药渣即可	一日两次	温服	疏风清热，宣肺止咳	咳嗽，身热不甚，口微渴，苔薄白
杞菊地黄丸					
菊花一两、枸杞子一钱、熟地黄四钱、山茱萸二钱、牡丹皮一两、山药二两、茯苓一两、泽泻一两	以上八味，粉碎成细粉，过筛，混匀，干燥，用适量蜜糖制成水蜜丸	不拘时候，一日两次	凉服	滋肾养肝	肝肾阴亏，眩晕耳鸣，迎风流泪

● 中药手札

　　菊花可以做成精美的佳肴，这些菊餐不但色香味俱佳，而且营养丰富。但气虚胃寒、食少泄泻之病，宜少用之。凡阳虚或头痛而恶寒者均忌用。

● 歌诀

菊花散

菊花散里有菊花，石膏防风旋覆花，
枳壳蔓荆甘草羌，疏风散热又解毒。

● 养生药膳房

菊花山楂饮

药材：菊花 10 克，山楂 15 克。
食材：红茶包 1 袋，白糖少许。
制作：
① 锅洗净，倒入适量清水；煮沸后，加入菊花、山楂。待水沸后，将大火转为小火，续煮 10 分钟。
② 加入红茶包，待红茶入味时，用滤网将茶汁里的药渣滤出，加入适量白糖调味即可。
功效：散淤消积，清肝明目，解毒。

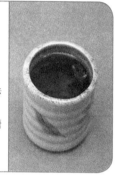

中医专家图解药方

服药时间	不拘时候
服药次数	一日一次
服药温度	温

煎药方法

每服四钱，用水十合，加生姜五片，煎至五合，除去药渣即可。

君药

菊花 三钱
疏风散热

疏风解表
1味

臣药

石膏 一钱
清热止渴

防风 一钱
防风解表

旋覆花 一钱
消痰行水

清热泻火，除烦止渴
3味

佐使药

枳壳 一枚
下气利膈

蔓荆子 二钱
疏散风热

羌活 一钱
散表散邪

甘草 一钱
调和诸药

疏风散热，清热解毒
4味

菊花散

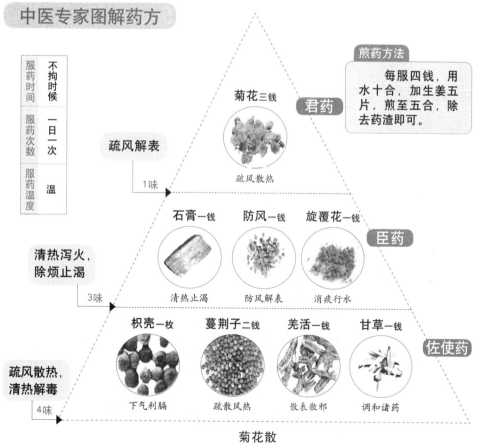

62

63 升麻 发表透疹，清热解毒，升举阳气

● 中药图解

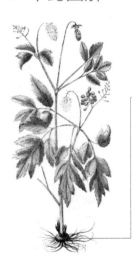

根
[性味]味微甘、辛，性微寒。
[主治]解百毒，辟瘟疫瘴气、邪气蛊毒。

【释名】周麻。

【性味归经】性微寒，味微甘、辛；入肺、脾、胃、大肠经。

【养生功效】治阳明头痛，补脾胃，祛风邪，解肌肉间风热，疗肺痿咳唾脓血。能发汗，消斑疹，治眩晕、胸胁虚痛、久泄下痢、脱肛遗浊、带下崩中、血淋下血、阳痿。

【选购与储存】本品以表面黑褐色或棕褐色，粗糙不平，有坚硬的细须根残留，体轻，质坚硬，不易折断，断面黄绿色或淡黄白色，气微，味微苦而涩者为佳。置于阴凉干燥处保存，防潮，防蛀。

● 传世经典药方

材料	煎法	服药法	服药温度	功效	主治
宣毒发表汤					
升麻二钱、葛根一钱、桔梗一钱、枳壳一钱、荆芥一钱、防风一钱、薄荷叶一钱、木通一钱	将以上八味药分别切细，加水一盏，煎至半盏，除去药渣即可	睡前服用，一日一次	温服	解表透疹，止咳利咽	麻疹初起，欲出不出
七物升麻丸					
升麻、犀角、黄芩、朴硝、栀子、大黄各二两，豆豉二升	微熬后同捣为末，以蜜调成梧桐子大的药丸	大便困难时，服三十丸；四肢微热时，只需在饭后服二十丸	凉服	清热通便	小儿痘疹，脉里有热，四肢大热，便秘
升麻散					
升麻、细辛（去叶、土）、荜茇、胡椒、川芎、川椒、甘松（洗去土）、香白芷各等份	上药为细末。每用少许掺患处，良久漱去	若痛甚，用沸汤调药二钱，乘热盥漱，涎出立愈	凉敷	解表清热	风火牙痛，齿根动摇

● 中药手札

升麻服用过量可产生头晕、震颤、四肢拘挛等症，故应严格控制服用量。阴虚阳浮，喘满气逆及麻疹已透者禁服。

● 歌诀

宣毒发表汤

宣毒发表升葛翘，杏桔荆防枳薄草，前胡木通牛蒡竹，催疹现点此方绕。

● 养生药膳房

人参升麻粥

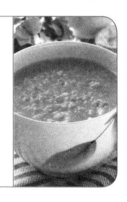

药材：人参 10 克，升麻 5 克。
食材：粳米 30 克。
制作：
　　将人参和升麻洗净，备用，将水烧开，依次加入人参、升麻、粳米，转为小火，熬制半小时。除去人参和升麻喝粥即可。
功效：补气摄血，升阳举陷。

中医专家图解药方

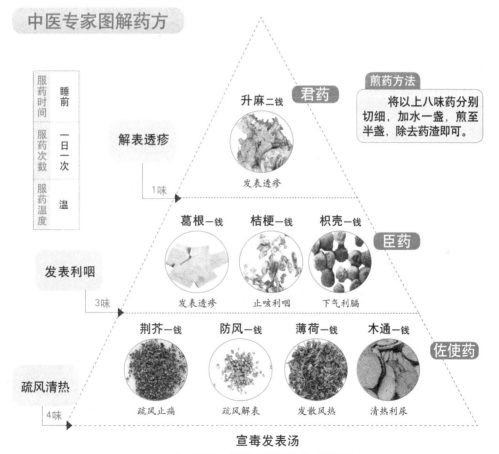

服药时间	睡前
服药次数	一日一次
服药温度	温

君药

升麻二钱

解表透疹

1味

发表透疹

煎药方法

将以上八味药分别切细，加水一盏，煎至半盏，除去药渣即可。

臣药

葛根一钱　桔梗一钱　枳壳一钱

发表利咽

3味

发表透疹　止咳利咽　下气利膈

佐使药

荆芥一钱　防风一钱　薄荷一钱　木通一钱

疏风清热

4味

疏风止痛　疏风解表　发散风热　清热利尿

宣毒发表汤

63

64 牛蒡子 疏风散热，解毒消肿

● 中药图解

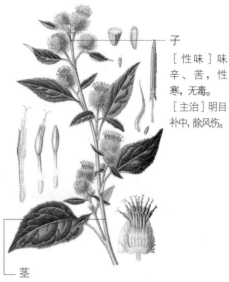

子

[性味]味辛、苦，性寒，无毒。

[主治]明目补中，除风伤。

茎

[性味]味苦，性寒，无毒。

[主治]主伤寒寒热出汗、中风面肿、口渴、尿多。

【释名】鼠粘子、牛蒡、大力子、蒡翁菜、便牵牛、蝙蝠刺。

【性味归经】性寒，味辛、苦，无毒；入肺、胃经。

【养生功效】宣肺透疹，利咽膈，去皮肤过敏，通十二经。消斑疹毒，明目补中，除风伤。治疗风毒肿，各种瘘管。研末浸酒服，每日服二三盏，能除各种风证，去丹石毒，利腰脚。又在吃饭前揉捏三枚恶实子吞服，可散各种结节筋骨烦热毒。吞一枚，出痈疽根。炒研煎饮，通利小便。

【选购与储存】本品以表面灰褐色，带紫黑色斑点，有数条纵棱，顶端钝圆，稍宽，顶面有圆环，中间具点状花柱残迹，无臭，味苦后微辛而稍麻舌者为佳。置于阴凉干燥处保存，防潮，防蛀。

● 传世经典药方

材料	煎法	服药法	服药温度	功效	主治
消风散					
牛蒡子一钱、苍术一钱、木通五分、苦参一钱、防风一钱、当归一钱、知母一钱、胡麻仁一钱、荆芥一钱	将以上九味中药分别切细，加水二盅，煎至八分，除去药渣即可	饭前服用，一日两次	温服	疏风养血，清热除湿	风疹，湿疹，皮肤疹出色红，或遍身云片斑点，瘙痒，抓破后渗出津水
牛蒡旋覆散					
牛蒡子（炒）、旋覆花各等份	将以上两味药研为粉末，用茶清送服一钱	一日两次	温服	祛风疏表	痰厥头痛
牛蒡地黄酒					
牛蒡根一升,生地黄、枸杞子、牛膝各三升	装在袋子里，泡在三升酒中，每天饮适量	不拘时候	温服	疏风散热	一切风疾之年久不愈

● 中药手札

牛蒡子滑肠，气虚便溏者忌用。该品辛散苦泄，寒能清热，故有疏散风热，宣肺利咽之效，临床上常用于治疗风热感冒、咽喉肿痛，常配金银花、连翘、荆芥、桔梗等同用，如银翘散。

● 歌诀

消风散

消风散内有荆防，
胡麻苦参和苍术，
知母蒡通归地草，
风疹湿疹服之康。

● 养生药膳房

牛蒡子杜仲羹

药材：牛蒡子100颗，杜仲30克，枸杞子15克，姜8克，红枣10克。
食材：鹌鹑3只，盐适量。
制作：
先将洗净的鹌鹑与牛蒡、杜仲、枸杞子、去核红枣、姜一起放入锅内，加水适量，用大火煮沸，再转用小火煮3个小时，加盐调味即可。
功效：补益肝肾，强肾壮骨。

中医专家图解药方

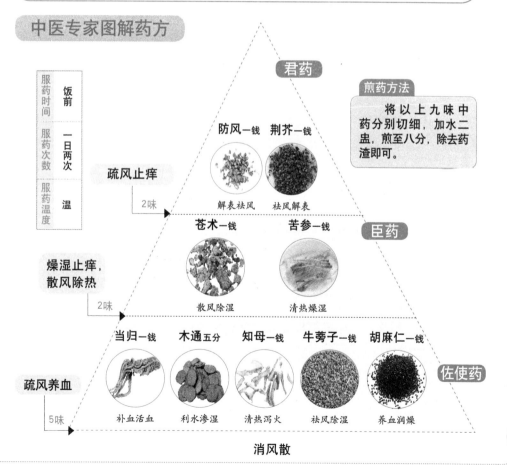

服药时间	饭前
服药次数	一日两次
服药温度	温

君药

疏风止痒 2味

防风一钱　荆芥一钱
解表祛风　祛风解表

臣药

燥湿止痒，散风除热 2味

苍术一钱　苦参一钱
散风除湿　清热燥湿

佐使药

疏风养血 5味

当归一钱　木通五分　知母一钱　牛蒡子一钱　胡麻仁一钱
补血活血　利水渗湿　清热泻火　祛风除湿　养血润燥

煎药方法

将以上九味中药分别切细，加水二盅，煎至八分，除去药渣即可。

消风散

64

223

65 大黄 攻下积滞，清热泻火，祛淤解毒

中药图解

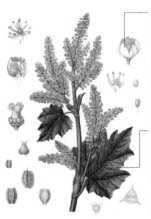

花
[性味]味苦，性寒，无毒。
[主治]泻各种实热不通，除下焦湿热，消宿食，泻心下痞满。

叶
[性味]味苦，性寒，无毒。
[主治]可平胃下气，除痰、肠间积热。

【释名】黄良、将军、火参、肤如。

【性味归经】性寒，味苦，无毒；入脾、胃、大肠、肝、心包经。

【养生功效】能下淤血，除寒热，破肿块，通利水谷，调中化食，安和五脏。可平胃下气，除痰、肠间积热。宣通气积，调血脉，利关节，泄壅滞水气，温瘴热疟。泻各种实热不通，除下焦湿热，消宿食，泻心下痞满。

【选购与储存】本品以除尽外皮者表面黄棕色至红棕色，残留的外皮棕褐色，质坚实，断面淡红棕色或黄棕色，显颗粒性，气清香，味苦而微涩，嚼之粘牙，有砂粒感者为佳。置于阴凉干燥处保存，防潮，防蛀。

传世经典药方

材料	煎法	服药法	服药温度	功效	主治
温脾汤					
大黄五两、附子二两、人参二两、芒硝二两、甘草二两、干姜三两、当归三两	将以上七味中药分别切细，加水七升，煮取汤药三升，除去药渣即可	饭后服用，一日三次	温服	攻下寒积，温补脾阳	寒积腹痛，便秘腹痛，脐下绞痛，手足冰凉
大黄附子汤					
大黄三两、附子三枚、细辛二两	将以上三味药分别切细，加水五升，煮取汤药二升，除去药渣即可	饭后服用，一日三次	温服	温阳散寒，泻结行滞	寒积腹痛，便秘腹痛，胁下偏痛，发热，手足不温
大承气汤					
大黄四两、厚朴八两、枳实五枚、芒硝三合	以水一斗，先煮厚朴和枳实，取五升，除去药渣，入大黄煮取二升，除去药渣，入芒硝，微火一两沸	饭后服用，一日一次	凉服	急下存阴，峻下热结	大便不通，脘腹痞满，腹痛

● 中药手札

一般人每次1～5克比较适宜；脾胃虚弱、虚寒等病症患者忌服；不能超量服用，更不可长期服用。凡表证未罢，血虚气弱，脾胃虚寒，无实热、积滞、淤结，以及胎前、产后，均应慎服。

● 歌诀

温脾汤

温脾参附与干姜，甘草当归硝大黄，寒热并行治寒积，脐腹绞结痛非常。

● 养生药膳房

大黄槐花饮

药材：生大黄 4 克，槐花 30 克。
食材：蜂蜜 15 克，绿茶 2 克。
制作：
① 先将生大黄拣杂，洗净，晾干或切成片，放入砂锅，加水适量，煎煮 5 分钟，去渣，留汁，待用。
② 锅中加槐花、茶叶，加清水适量，煮沸，倒入生大黄煎汁，离火，稍凉，趁温热时，调拌入蜂蜜即成。
功效：清热解毒，凉血止血。

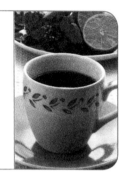

中医专家图解药方

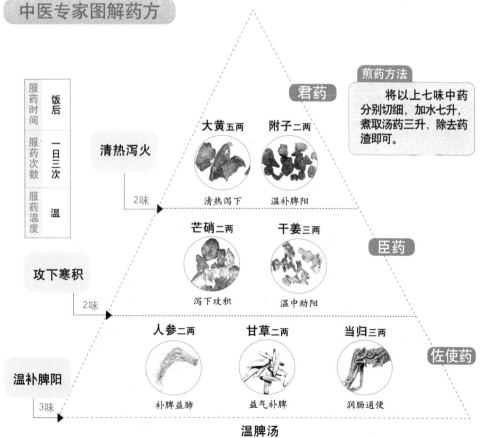

服药时间	饭后
服药次数	一日三次
服药温度	温

煎药方法

将以上七味中药分别切细，加水七升，煮取汤药三升，除去药渣即可。

君药

清热泻火

大黄 五两　　**附子** 二两
清热泻下　　温补脾阳

2味

芒硝 二两　　**干姜** 三两
泻下攻积　　温中助阳

臣药

攻下寒积

2味

人参 二两　　**甘草** 二两　　**当归** 三两
补脾益肺　　益气补脾　　润肠通便

佐使药

温补脾阳

3味

温脾汤

65

大戟 泻水逐饮，消肿散结

● 中药图解

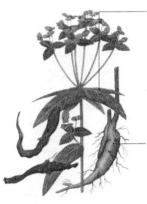

叶

[性味] 味苦，性寒，有小毒。

[主治] 治颈腋痈肿，头痛，能发汗，利大小便。

根

[性味] 味苦，性寒，有小毒。

[主治] 蛊毒、水肿、腹满急痛、吐逆。

【释名】京大戟、下马仙。

【性味归经】性寒，味苦，有小毒；入肺、脾、肾经。

【养生功效】主蛊毒、水肿、腹满急痛、中风皮肤疼痛、吐逆。治颈腋痈肿、头痛，能发汗，利大小便。泻毒药，除时疫黄病温疟，破肿结。能下恶血癖块，除腹内雷鸣，通经，堕胎。

【选购与储存】本品以表面灰棕色或棕褐色，粗糙，有纵皱纹、横向皮孔及支根痕，质坚硬，不易折断，断面类白色或淡黄色，纤维性，气微，味微苦涩者为佳。置于阴凉干燥处保存，防潮，防蛀。

● 传世经典药方

材料	煎法	服药法	服药温度	功效	主治
舟车丸					
甘遂一两、大戟一两、芫花一两、牵牛子四两、大黄二两、青皮五钱、陈皮五钱、木香五钱、槟榔五钱、轻粉一钱	将以上中药一起碾为粉末，水糊丸如小豆大，水下，初服五丸	清晨服用，每日一次	温服	行气逐水	水肿，水胀，口渴，气粗、腹坚，大小便秘
大戟散					
大戟一两、前胡一两、木通一两（锉）、当归半两、陈皮三分（焙）、桑白皮半两、赤茯苓一两、紫苏茎叶三分、防己半两、槟榔一两	每服四钱，以水一盏，加生姜半分，煎至六分，除去药渣即可	不拘时候	温服	泻水逐饮，消肿散结	四肢水肿，心胸痞满，痰毒壅滞，喘息稍急，小便不利
大戟干姜散					
大戟（炒）二两、干姜（炮）半两	先将大戟炒熟，再将干姜炮制，然后将以上两味中药一起碾成粉末	每次用姜汤送服三钱，以大小便通畅为度	温服	泄水消肿	水肿喘急，小便涩

● **中药手札**

    体弱者慎服人戟；虚寒水肿者及孕妇禁服。不宜与甘草同用。外用时可取适量研末调敷，或煎水熏洗。

● **养生药膳房**

大戟牵牛饮

药材：大戟 1.5 克，牵牛子 3 克。
食材：红枣 5 颗。
制作：
①大戟用水洗净，牵牛子用纱布包好，红枣去核。
②三者一起入锅，加水适量，水煎去渣饮用。
功效：治腹水胀满、二便不通。

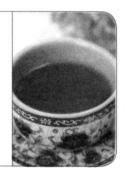

中医专家图解药方

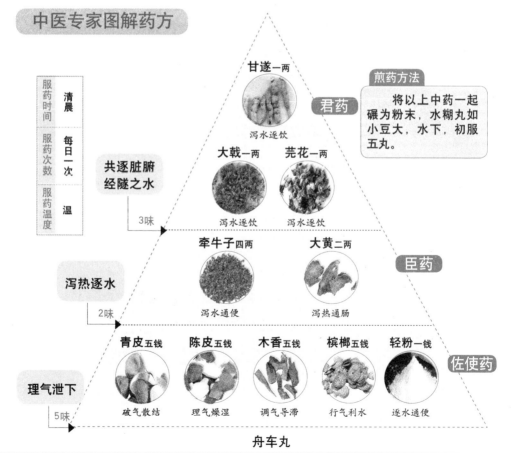

服药时间	清晨
服药次数	每日一次
服药温度	温

甘遂一两
泻水逐饮

君药

煎药方法

将以上中药一起碾为粉末，水糊丸如小豆大，水下，初服五丸。

共逐脏腑经隧之水

3味

大戟一两　　芫花一两
泻水逐饮　　泻水逐饮

牵牛子四两　　大黄二两
泻水通便　　泻热通肠

臣药

泻热逐水

2味

青皮五钱　陈皮五钱　木香五钱　槟榔五钱　轻粉一钱
破气散结　理气燥湿　调气导滞　行气利水　逐水通便

佐使药

理气泄下

5味

舟车丸

66

67 甘遂 泻水逐饮，散结除满，破积通便

● 中药图解

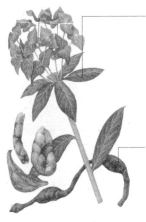

叶
[性味]味苦，性微寒，有毒。
[主治]能泻十二种水疾，去痰水。

根
[性味]味苦，性寒，有毒。
[主治]能破症瘕积聚，利水谷道。

【释名】甘藁、陵藁、陵泽、甘泽、重泽、苦泽、白泽、主田、鬼丑。

【性味归经】性寒，味苦，有毒；入肺、肾、大肠经。

【养生功效】主大腹疝瘕、腹满、面目水肿、留饮宿食，能破症瘕积聚，利水谷道。下五水，散膀胱留热、皮中痞、热气肿满。能泻十二种水疾，去痰水。泻肾经及隧道水湿，疗足癣，阴囊肿坠，痰迷癫痫，噎膈痞塞。

【选购与储存】本品以表面类白色或黄白色，质脆，易折断，断面粉性，白色，木部微显放射状纹理，气微，味微甘而辣者为佳。置于阴凉干燥处保存，防潮，防蛀。

● 传世经典药方

	材料	煎法	服药法	服药温度	功效	主治
甘遂汤						
	甘遂一钱、杏仁一两、泽泻三两、黄芩一两、泽漆一两、茯苓二两、郁李仁一两、陈皮一两	将以上八味分别碾成粉末，加水一升，煎至五合，除去药渣即可	饭后服用，一日三次	温服	泻水逐饮，破积通便	水气遍身水肿，心胸急硬，气满上喘，大小便涩
甘遂半夏汤						
	甘遂一钱、半夏三钱、芍药五钱、甘草三钱	将以上四味中药切细，加水一升，煮取四合，除去药渣即可	饭后服用，一日三次	温服	消痞散结	治留饮脉伏，其人欲自利，利后虽自觉轻快，但心下仍然坚满者
十枣丸						
	甘遂、大戟、芫花各等份	将以上三味药同研为末，用枣肉和成梧桐子大小的丸子	每天清晨用热汤送服四十丸，以利去黄水为度	热服	泻水逐饮，破积通便	水肿喘急，大小便不通

● 中药手札

身体虚弱及孕妇禁服；中病即止，不可过剂；不宜与甘草同用。内服时宜入丸散，且宜用炮制品。外用时研末调敷。

● 歌诀

甘遂汤

甘遂汤里有甘遂，杏仁泽泻和黄芩，泽漆茯苓郁李仁，陈皮朴消通积便。

● 养生药膳房

百杯散

药材：甘遂 10 克。
食材：葛花 30 克，陈皮 30 克。
制作：

　　先将甘遂、葛花和陈皮分别洗净、晾干，然后一起切细，加 1000 毫升水，先用大火烧开，然后改用小火炖半小时，除去药渣即可。
功效：理胃肠，解酒毒。适用于饮酒过多、胸膈痞闷、饮食不快等。

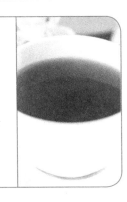

中医专家图解药方

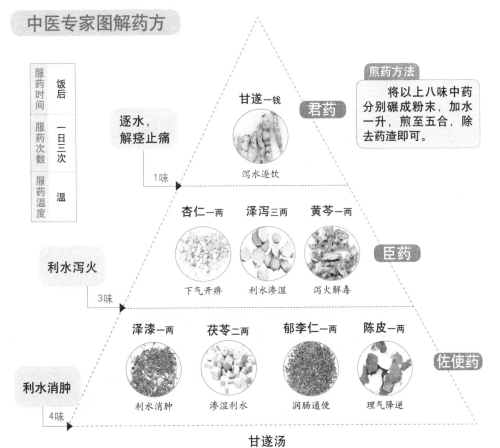

服药时间	饭后
服药次数	一日三次
服药温度	温

逐水，解痉止痛

甘遂—钱　君药
泻水逐饮
1味

煎药方法
将以上八味中药分别碾成粉末，加水一升，煎至五合，除去药渣即可。

利水泻火
3味

杏仁—两　泽泻三两　黄芩—两
下气开痹　利水渗湿　泻火解毒
臣药

利水消肿
4味

泽漆—两　茯苓二两　郁李仁—两　陈皮—两
利水消肿　渗湿利水　润肠通便　理气降逆
佐使药

甘遂汤

第七章　解表泻下药

67

229

牵牛子 泻水通便，消痰涤饮，杀虫攻积

● 中药图解

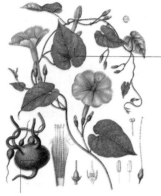

叶
[性味] 味苦，性寒，有毒。
[主治] 治腹部肿块气结，利大小便，除虚肿，落胎。

子
[性味] 味苦，性寒，有毒。
[主治] 主下气，疗水肿，除风毒，利小便。

【释名】二丑、黑丑、白丑。

【性味归经】性寒，味苦，有毒；入肺、肾、大肠经。

【养生功效】主下气，疗水肿，除风毒，利小便。治腹部肿块气结，利大小便，除虚肿，落胎。治腰痛，下寒性脓液，为泻蛊毒药，疗一切气壅滞。与山茱萸同服，去水病。除气分湿热，三焦壅结。能祛痰消饮，通大肠气秘，杀虫，达命门。

【选购与储存】本品以表面灰黑色或淡黄白色，质硬，横切面可见淡黄色或黄绿色皱缩折叠的子叶，微显油性，无臭，味苦，有麻感者为佳。置于阴凉干燥处保存，防潮，防蛀。

● 传世经典药方

材料	煎法	服药法	服药温度	功效	主治
牵牛子散					
牵牛子三两、木香一两、郁李仁一两、青皮一两、木通一两、枳壳一两、肉桂一两	将以上七味药分别切细，加水一升，煎至五合，除去药渣即可	不拘时候，一日两次	温服	泻水通便，消痰涤饮，杀虫攻积	水肿胀满，二便不通，痰饮积聚，气逆喘咳，虫积腹痛，蛔虫、绦虫病
牵牛子厚朴汤					
黑牵牛子末一两、厚朴半两	同研为末，每次用姜汤送服二钱	不拘时候，一日两次	温服	祛湿利尿	湿气中满，足胫微肿，小便不利，气急咳嗽
钩虫咳方					
牵牛子一钱、槟榔二钱、百部二钱、乌梅一钱、杏仁一钱、榧子一钱、贯众一钱、白前一钱、射干一钱、枳壳一钱、黄芩一钱、炙麻黄一钱、甘草一钱	将以上十三味药分别切细，加水一升，煎至五合，除去药渣即可	不拘时候，一日一次	温服	杀虫止咳	腹痛，咳嗽，蛔虫病等

本草纲目对症养生全书

● **中药手札**

　　孕妇及脾胃气虚者禁服。不宜多服、久服。不宜与巴豆、巴豆霜同用。内服宜煎汤或入丸、散。

● **歌诀**

牵牛子散

牵牛子散牵牛子，木香青皮郁李仁，
木通枳壳和桂心，泻水通便消痰饮。

● **养生药膳房**

牵牛子粥

药材：牵牛子末 1 克。
食材：粳米 50 ~100 克，姜 2 片，葱花少许。
制作：
　　用粳米煮粥，待煮沸后放入牵牛子粉末及姜，煮成稀粥，撒上葱花服食。空腹食用，从小量开始逐渐增量。
功效：通便下气，泻水消肿。适用于大便秘结、小便不利、水肿、脚气水肿。

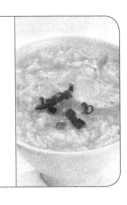

中医专家图解药方

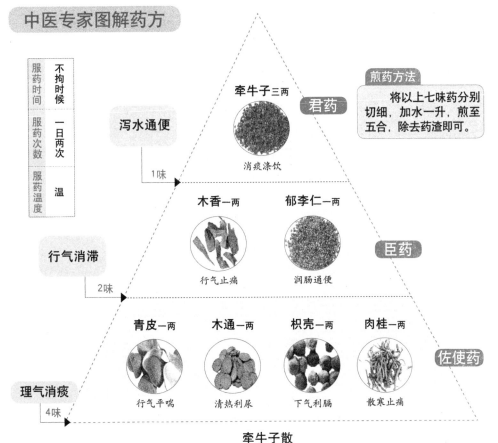

服药时间	不拘时候
服药次数	一日两次
服药温度	温

泻水通便

牵牛子 三两

君药

消痰滌饮

1味

煎药方法

将以上七味药分别切细，加水一升，煎至五合，除去药渣即可。

行气消滞

木香 一两　　郁李仁 一两

臣药

行气止痛　　润肠通便

2味

理气消痰

青皮 一两　　木通 一两　　枳壳 一两　　肉桂 一两

佐使药

行气平喘　　清热利尿　　下气利膈　　散寒止痛

4味

牵牛子散

68

肉苁蓉 润肠通便，补肾阳，益精血

● 中药图解

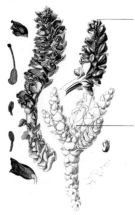

花
[性味]味甘，性微温，无毒。
[主治]治女性腹内积块，久服则轻身益髓。

茎
[性味]味甘，性微温，无毒。
[主治]主五劳七伤，补中，除阴茎寒痛。

【释名】肉松容、黑司命。

【性味归经】性微温，味甘、咸；入肾、大肠经。

【养生功效】主五劳七伤，补中，除阴茎寒痛，养五脏，强阴益精气，增强生育能力。治女性腹内积块，久服则轻身益髓。除膀胱邪气及腰痛，止痢。大补有壮阳之功，并疗女子血崩。治男性阳衰不育、女子阴衰不孕。能滋五脏，生肌肉，暖腰膝。

【选购与储存】本品以表面棕褐色或灰棕色，密被覆瓦状排列的肉质鳞叶，体重，质硬，微有柔性，不易折断，断面棕褐色，气微，味甜、微苦者为佳。置于阴凉干燥处保存，防潮，防蛀。

● 传世经典药方

	材料	煎法	服药法	服药温度	功效	主治
济川煎						
	肉苁蓉三钱、当归三钱、牛膝二钱、泽泻一钱半、升麻五分、枳壳一钱	将以上六味药分别切细，加水一盏半，煎七分，除去药渣即可	饭前服用，一日两次	温服	润肠通便，温肾益精	肾虚便秘，大便秘结，小便清长，腰虚软
肉苁蓉沉香丸						
	肉苁蓉二两（酒浸焙干）、沉香末一两，研成末，加麻子仁汁	将肉苁蓉酒浸焙干、沉香研成末，加麻子仁汁打糊做丸如梧桐子大即可	每次白开水送服七十丸	温服	润肠通便	汗多便秘，年老或体虚
肉苁蓉鹿茸丸						
	肉苁蓉、鹿茸、山药、白茯苓各等份	将以上三味中药一起研为末，加米糊调和做成梧桐子大的丸子即可	每次用枣汤送服三十丸	凉服	补肾阳，益精血	肾虚小便混浊

● 中药手札

相火偏旺、胃弱便溏、实热便结者禁服。内服可煎汤，或入丸、散，或浸酒。

● 歌诀

济川煎

济川归膝肉苁蓉，泽泻升麻枳壳从，肾虚津亏肠中燥，寓通于补法堪宗。

● 养生药膳房

苁蓉黄精骶汤

药材：肉苁蓉 15 克，黄精 15 克。

食材：猪尾骶骨 1 副，罐头白果 1 大匙，胡萝卜 1 段，盐 1 小匙。

制作：

① 猪尾骶骨洗净，放入沸水中氽烫，去掉血水，备用；胡萝卜削皮、冲净、切块备用。

② 将所有材料一起放入锅中，加水至盖过所有材料。火煮沸，再转用小火续煮约 30 分钟，加入白果再煮 5 分钟，加盐调味即可。

功效：补肾、益气、强精、改善性功能、刺激精液分泌和精子的产生。

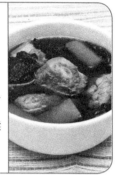

中医专家图解药方

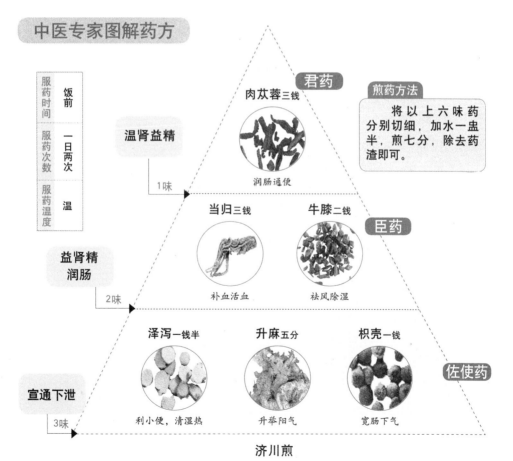

服药时间	饭前
服药次数	一日两次
服药温度	温

君药

肉苁蓉 三钱

润肠通便

温肾益精 —1味

煎药方法

将以上六味药分别切细，加水一盏半，煎七分，除去药渣即可。

当归 三钱

补血活血

牛膝 二钱

祛风除湿

臣药

益肾精润肠 —2味

泽泻 一钱半

利小便，清湿热

升麻 五分

升举阳气

枳壳 一钱

宽肠下气

佐使药

宣通下泄 —3味

济川煎

69

本章看点

● 罂粟 涩肠止泻，敛肺止咳，止痛

● 五味子 收敛固涩，益气生津，补肾宁心

● 补骨脂 补肾助阳，纳气平喘，温脾止泻

● 芡实 固肾涩精，补脾止泻

● 益智 温脾止泻，暖肾，固精缩尿

● 金樱子 固肾缩尿，解毒消肿，活血散淤

● 苏合香 芳香开窍，行气温中

● 浮小麦 除热止渴，止汗，益气

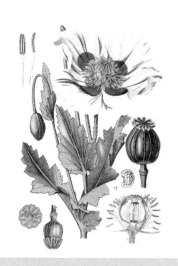

第八章
固涩开窍药

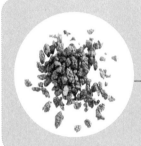

　　凡以固涩药物为主组成，具有收敛固涩作用，用以治疗气、血、精、津液耗散滑脱之证的方剂，统称为固涩方，如以补骨脂为君药组成的四神丸具有温肾暖脾，固肠止泻的作用。凡以芳香开窍药为主组成，具有开窍醒神作用，治疗神昏窍闭之证的方剂，统称开窍方，如以苏合香为君药组成的苏合香丸具有芳香开窍、行气温中的作用。

罂粟 涩肠止泻，敛肺止咳，止痛

70

● 中药图解

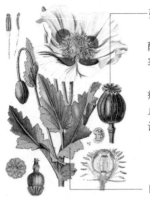

壳
[性味] 味酸、涩，性微寒，无毒。
[主治] 止泻痢，固脱肛，止心腹筋骨诸痛。

叶
[性味] 味甘，性微寒，无毒。
[主治] 除热润燥，开胃厚肠。

【释名】罂子粟、阿芙蓉，御米，象谷，米囊，囊子，莺粟。

【性味归经】性微寒，味酸、涩，有毒；入肺、大肠、肾经。

【养生功效】止泻痢，固脱肛，治疗遗精久咳，敛肺涩肠，止心腹筋骨诸痛。治泻痢脱肛不止，能收涩男性的精气。

【选购与储存】本品以外表面黄白色、浅棕色至淡紫色，略有光泽，内表面淡黄色，微有光泽，气微清香，味微苦者为佳。置通风干燥处，防蛀。

● 传世经典药方

材料	煎法	服药法	服药温度	功效	主治
真人养脏汤					
罂粟壳三两六钱、肉豆蔻半两、诃子一两二钱、人参六钱、当归六钱、白术六钱、肉桂八钱、芍药一两六钱、木香一两四钱	将以上九味中药碾成粗末，每服二钱，水一盏半，煎至八分，除去药渣即可	饭前服用，一日两次。忌酒、鱼腥、油腻	温服	涩肠止泻，温中补虚	久泻久痢，泻痢无度，脱肛坠下，脐腹疼痛，不思饮食
百劳散					
罂粟壳二两、乌梅半两	粟壳二两半，去蒂膜，醋炒，取一两，加乌梅半两，焙后研为末	每服二钱，临睡时用白开水送下	温服	祛邪热	久咳虚嗽，自汗
罂粟木香丸					
罂粟、木香、黄连、白术各一份	同研成末，加饭做成小豆大的丸子	空腹用米汤送服，忌食酸物、生冷、油腻、茶、酒、面	温服	止痢疾	赤白痢下

本草纲目对症养生全书

● 中药手札

罂粟壳性平味酸涩，有毒，内含吗啡、可待因、罂粟碱等30多种生物碱，为镇痛、止咳、止泻药，用于肺虚久咳不止、胸腹及筋骨的各种疼痛、久痢不止、肾虚遗精等症。

● 养生药膳房

罂粟甘草饮

药材：罂粟壳3克，甘草6克。
食材：白糖适量。
制作：
① 将罂粟壳、甘草洗净，备用。
② 加500毫升水，煮沸后小火续煮20分钟。
③ 滤渣加入白糖调味。
功效：敛肺止咳、涩肠止泻。

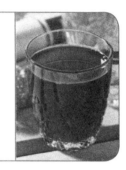

中医专家图解药方

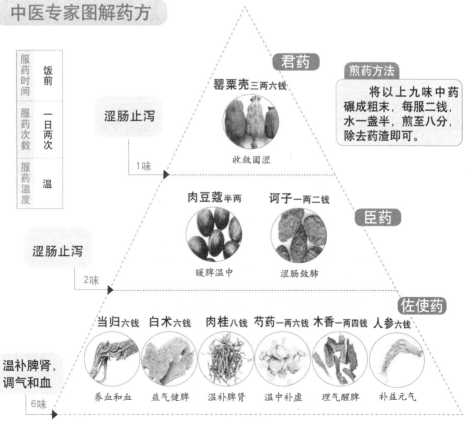

服药时间	饭前
服药次数	一日两次
服药温度	温

君药

罂粟壳 三两六钱
收敛固涩

涩肠止泻 1味

煎药方法

将以上九味中药碾成粗末，每服二钱，水一盏半，煎至八分，除去药渣即可。

肉豆蔻 半两　　诃子 一两二钱
暖脾温中　　涩肠敛肺

臣药

涩肠止泻 2味

佐使药

当归 六钱　白术 六钱　肉桂 八钱　芍药 一两六钱　木香 一两四钱　人参 六钱
养血和血　益气健脾　温补脾肾　温中补虚　理气醒脾　补益元气

温补脾肾，调气和血 6味

真人养脏汤

第八章 固涩开窍药

70

237

71 五味子 收敛固涩，益气生津，补肾宁心

● 中药图解

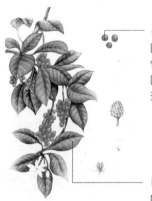

果
[性味]味酸、甘，性温，无毒。
[主治]益气，治咳逆上气。

叶
[性味]味酸，性温，无毒。
[主治]强阴，益男性之精。

【释名】玄及、会及、五梅子、血藤子、壮味。

【性味归经】性温，味酸、甘，无毒；入肺、心、肾经。

【养生功效】益气，治咳逆上气、劳伤羸瘦，补不足，益男性之精。养五脏，除热，生阴。治下气，止呕逆，补虚劳，令人体悦泽。明目，暖肾脏，壮筋骨，治风消食，疗反胃霍乱转筋，消水肿气胀，止渴，除烦热，解酒毒。

【选购与储存】五味子以紫红色、粒大、肉厚、有油性及光泽者为佳。置通风干燥处，防蛀、防潮、防霉变。

● 传世经典药方

材料	煎法	服药法	服药温度	功效	主治
九仙散					
五味子一两、罂粟壳八两、乌梅一两、桔梗一两、人参一两、款冬花一两、桑白皮一两、阿胶一两、贝母半两	将以上九味中药碾成粉末，每服三钱，白汤点服	不拘时候，一日三次	温服	敛肺止咳，益气养阴	久咳肺虚证，久咳不已，咳甚则气喘自汗，痰少而粘
五味子甘草散					
五味子五钱，甘草一钱半，五倍子、风化消各二钱	将以上四味药一起碾成粉，用温汤送服即可	不拘时候，一日一次	温服	敛肺止咳	久咳不止
五味子散					
五味子二两、吴茱萸五钱	上二味，同炒香熟，研为细末	每服二分，陈米饮下	温服	益气生津，补肾宁心	肾泄，虚寒腹痛

本草纲目对症养生全书

● 中药手札

五味子含糖类、脂肪油、挥发油、苹果酸、柠檬酸、酒石酸、维生素C等成分。能增强中枢神经系统功能，提高大脑皮层的调节作用，减轻疲劳，调节血压；能增强心脏功能，并有祛痰、镇咳作用。

● 养生药膳房

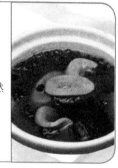

五味子爆羊肾
药材：杜仲15克，五味子6克。
食材：羊腰500克，淀粉、酱油、葱、姜、食用油、料酒各适量。
制作：
① 将杜仲、五味子洗净，放入锅中，加适量的水，一同煎煮40分钟左右，然后去掉浮渣，加热熬成稠液，备用。
② 羊肾洗净，处理干净筋膜和臊线，切成小块的腰花，用芡汁裹匀。
③ 烧热油锅，放入腰花爆炒，熟透后，再加入调味料等出锅即可。
功效：补肝益肾，强腰壮骨。

中医专家图解药方

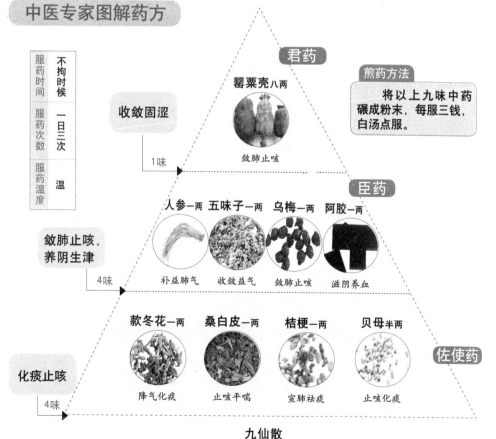

服药时间	不拘时候
服药次数	一日三次
服药温度	温

君药

收敛固涩 1味
罂粟壳 八两
敛肺止咳

煎药方法
将以上九味中药碾成粉末，每服三钱，白汤点服。

臣药

敛肺止咳，养阴生津 4味
人参一两　五味子一两　乌梅一两　阿胶一两
补益肺气　收敛益气　敛肺止咳　滋阴养血

佐使药

化痰止咳 4味
款冬花一两　桑白皮一两　桔梗一两　贝母半两
降气化痰　止咳平喘　宣肺祛痰　止咳化痰

九仙散

71

（72）补骨脂 补肾助阳，纳气平喘，温脾止泻

● 中药图解

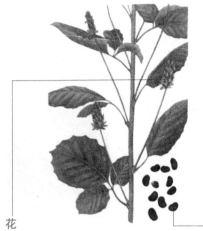

【释名】 破故纸、婆固脂、胡韭子。

【性味归经】 性温，味辛、苦，无毒；入肾、脾经。

【养生功效】 主五劳七伤，风虚冷，骨髓伤败，肾虚滑精，及妇人血气堕胎。治男性腰疼，膝冷囊湿，逐诸冷顽痹，止小便，祛腹中寒气。兴阳事，明耳目。治肾泻，通命门，暖丹田，敛精神。

【选购与储存】 以粒大、色黑、饱满、坚实、无杂质者为佳。密闭，置干燥阴凉处保存，防潮。

花
[性味] 味辛，性大温，无毒。
[主治] 治肾泻，通命门，暖丹田，敛精神。

子
[性味] 味辛、苦，性温，无毒。
[主治] 主五劳七伤、风虚冷、骨髓伤败。

● 传世经典药方

材料	煎法	服药法	服药温度	功效	主治
四神丸					
补骨脂四两、肉豆蔻二两、五味子二两、吴茱萸二两、生姜四两、红枣五十枚	将前四味中药碾成粉末；用水一碗，煮生姜、红枣，水干，取枣肉，加粉末制成如梧桐子大的药丸	饭前服用，一日三次	凉服	温肾暖脾，固肠止泻	泄泻，不思饮食，食不消化，或腹痛肢冷，神疲乏力
补骨脂丸					
补骨脂四两（炒香），菟丝子四两（酒蒸），核桃肉一两（去皮），乳香、没药、沉香各二钱半	研末，加炼蜜做成梧桐子大的丸子，每次空腹服二三十丸，用盐汤或温酒送下	从夏至起，服到冬至止，每天一次	温服	壮筋骨，益元气	元阳虚败，四肢沉重，盗汗
青娥丸					
补骨脂（酒浸，炒）一斤、杜仲（去皮，姜汁浸炒）一斤、核桃肉（去皮）二十个	共研末，以蒜捣膏一两，和各药制成梧桐子大的丸子即可	每次空腹用温酒送服二十丸，妇人用淡醋汤送下	温服	补肾助阳	肾虚腰痛

本草纲目对症养生全书

● 中药手札

　　补骨脂温肾助阳，纳气止泻。多用于阳痿遗精、遗尿尿频、腰膝冷痛、肾虚作喘、五更泄泻；外用治白癜风，斑秃。

● 歌诀
四神丸
四神故纸与吴萸，肉蔻五味四般须，
红枣生姜为丸服，五更肾泄最相宜。

● 养生药膳房

补骨脂芡实鸭汤

药材：补骨脂15克，芡实50克。
食材：鸭肉300克，盐1小匙。
制作：
① 将鸭肉洗净，放入沸水中余烫，去除血水，捞出，备用。
② 将芡实淘洗干净，与补骨脂、鸭肉一起盛入锅中，加入7碗水。用大火将汤煮开，再转用小火续炖约30分钟，加盐调味即可。
功效：补肾养精，助阳气，健脾益气。

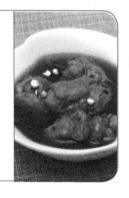

中医专家图解药方

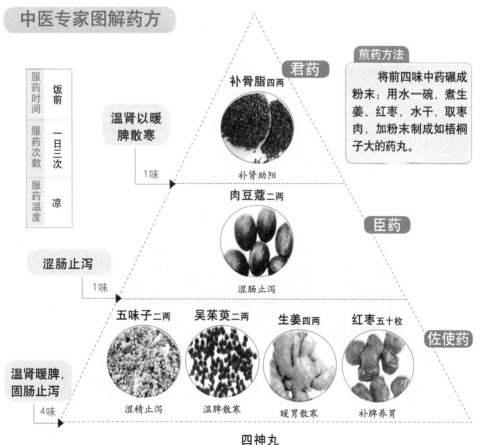

服药时间	饭前
服药次数	一日三次
服药温度	凉

煎药方法
将前四味中药碾成粉末；用水一碗，煮生姜、红枣，水干，取枣肉，加粉末制成如梧桐子大的药丸。

君药
补骨脂四两
温肾以暖脾散寒
1味
补肾助阳

臣药
肉豆蔻二两
涩肠止泻
1味
涩肠止泻

佐使药
五味子二两　吴茱萸二两　生姜四两　红枣五十枚
涩精止泻　温脾散寒　暖胃散寒　补脾养胃
温肾暖脾，固肠止泻
4味

四神丸

芡实 固肾涩精，补脾止泻

● 中药图解

花

[性味] 味甘、涩，性平，无毒。
[主治] 止渴益肾，治小便不禁、遗精、白浊带下。

叶

[性味] 味甘、涩，性平，无毒。
[主治] 治小腹结气痛。

【释名】鸡头、雁喙、雁头、鸿头、鸡雍、卯菱、水流黄。

【性味归经】性平，味甘、涩，无毒；入脾、肾经。

【养生功效】主湿痹、腰脊膝痛。补中，益精气，强志，令人耳聪目明。开胃助气，止渴益肾，治小便不禁、遗精、白浊带下。

【选购与储存】芡实以颗粒饱满均匀、粉性足、无碎末及皮壳者为佳。置通风干燥处，防蛀、防潮、防霉变。

● 传世经典药方

材料	煎法	服药法	服药温度	功效	主治
金锁固精丸					
芡实二两、沙苑蒺藜二两、莲子六枚、莲须二两、龙骨一两、牡蛎一两	将以上六味中药分别切细，用盐水调制成如梧桐子大小的药丸即可	不拘时候，一日两次，盐汤送下	温服	补肾涩精	遗精，遗精滑泄，神疲乏力，腰痛耳鸣
芡实粥					
芡实三合	芡实三合,煮熟后去壳,加粳米一合煮粥即可	每天空腹食用	温服	能益精气，强意志，利耳目	止渴益肾，治小便不禁，遗精，带下白浊
水陆二仙丹					
芡实、金樱子各等份	芡实去外皮，取实，连壳杂捣令碎，晒干为末。复取金樱子，去外刺、洗净，捣碎，蒸熟，一起制成如梧桐子大，每服盐汤下五十丸	不拘时候，一日一次	凉服	补肾涩精	男性遗精白浊，小便频数，女子带下异常，肾虚不摄

● 中药手札

　　芡实有固肾涩精、补脾止泻之效。主治遗精、白浊、淋浊、带下、小便不禁、大便泄泻等症。

● 歌诀

金锁固精丸

金锁固精芡莲须，蒺藜龙骨与牡蛎，
莲粉糊丸盐汤下，补肾涩精止滑遗。

● 养生药膳房

补肾固精鸭汤

药材：牡蛎10克，沙苑蒺藜10克，芡实50克，莲须100克，鲜莲子100克。
食材：鸭肉600克，排骨10克，盐1小匙。
制作：
① 将沙苑蒺藜、莲须、排骨、牡蛎放入棉布袋中，扎紧；鸭肉洗净，放入沸水中氽烫，去除血水；将莲子、芡实冲净，沥干。
② 将备好的所有材料放入煮锅中，加适量水至盖过所有的材料。大火煮沸，再转小火续炖40分钟左右。
功效：补肾益气，温阳涩精。

中医专家图解药方

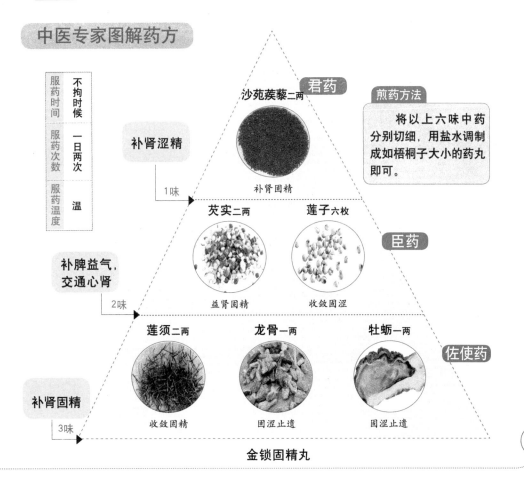

服药时间	不拘时候
服药次数	一日两次
服药温度	温

君药

补肾涩精 ——1味——→ 沙苑蒺藜二两
补肾固精

煎药方法

将以上六味中药分别切细，用盐水调制成如梧桐子大小的药丸即可。

臣药

补脾益气，交通心肾 ——2味——→
芡实二两　益肾固精
莲子六枚　收敛固涩

佐使药

补肾固精 ——3味——→
莲须二两　收敛固精
龙骨一两　固涩止遗
牡蛎一两　固涩止遗

金锁固精丸

73

74 益智 温脾止泻，暖肾，固精缩尿

● 中药图解

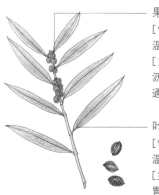

果
[性味]味辛，性温，无毒。
[主治]主小便淋沥，补虚调气，通利三焦。

叶
[性味]味辛，性温，无毒。
[主治]治风寒犯胃、多涎，能和中益气。

【释名】益智仁、益智子。

【性味归经】性温，味辛，无毒；入脾、肾经。

【养生功效】主遗精虚漏、小便淋沥、能益气安神、补虚调气、通利三焦。如果夜尿多的人，可取益智仁二十四枚研碎，加盐一同煎服，效果好。治风寒犯胃、多涎，能和中益气。能益脾胃，理元气，补肾虚，治疗滑精、小便淋沥。治心气不足、梦遗赤浊、热伤心系、吐血、血崩等证。

【选购与储存】以表面灰褐色或灰黄色，质硬，胚乳白色，有特异香气为佳。置通风干燥处，防蛀、防潮、防霉变。

● 传世经典药方

材料	煎法	服药法	服药温度	功效	主治
缩泉丸					
益智一两、乌药一两、川椒一两、山茱萸一两、山药一两	将以上中药碾成粉末，用酒制成如梧桐子大小的药丸即可。每服七十丸，盐、酒下	饭后服用，一日两次	温服	温肾祛寒，缩尿止遗	膀胱虚寒证，小便频数，遗尿不止
益智散					
川乌(炮,去皮)四两、益智(去皮)二两、干姜(炮)半两、青皮(去白)三两	上药为散。每服三钱，水二盏，入盐一捻，生姜五片，红枣两枚，同煎至八分，除去药渣即可	饭前服用，一日三次	温服	通经活络，活血化淤，补脾益肾	伤寒阴盛，心腹痞满，手足厥冷，腹胀绞痛
益智汤					
益智、干姜(炮)、甘草、茴香(炒)各三钱，川乌(炮,去皮)、生姜各半两，青皮(去白)二钱	药材细切。每服四钱，水二盏，入盐少许，煎至七分，除去药渣即可	饭前服用，一日一次	温服	温脾暖肾，固气涩精	治疝痛，小腹挛搐

本草纲目对症养生全书

● 中药手札

　　益智温脾止泻、摄唾涎、固精缩尿。多用于脾寒泄泻、腹中冷痛、口多唾涎、肾虚遗尿、小便频数、遗精白浊等症。

● 歌诀

缩泉丸

缩泉丸治小便频，膀胱虚寒遗尿斟，
乌药益智川椒茱，山药糊丸效更珍。

● 养生药膳房

益智粥

药材：益智5克。
食材：糯米50克，盐、姜丝各少许。
制作：
　　将益智研为细末，再用糯米煮粥，然后调入益智末，加少许盐和姜丝，稍煮片刻，待粥稠即可。每日早晚餐温服。
功效：固精缩尿，益智安神。

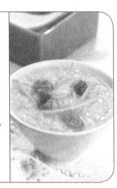

中医专家图解药方

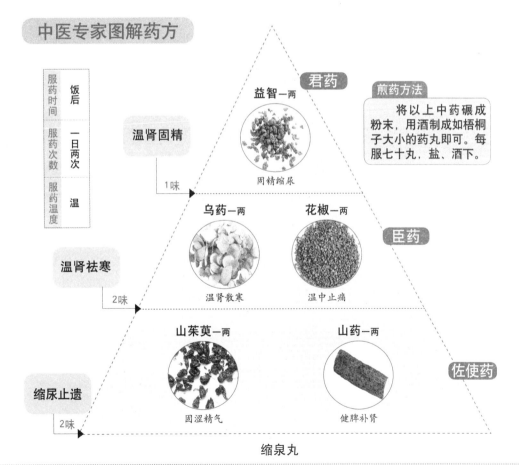

服药时间	饭后
服药次数	一日两次
服药温度	温

君药

益智—两

温肾固精

1味

固精缩尿

煎药方法

将以上中药碾成粉末，用酒制成如梧桐子大小的药丸即可。每服七十丸，盐、酒下。

乌药—两　　花椒—两

臣药

温肾祛寒

2味

温肾散寒　　温中止痛

山茱萸—两　　山药—两

佐使药

缩尿止遗

2味

固涩精气　　健脾补肾

缩泉丸

74

⑦⑤ 金樱子　固肾缩尿，解毒消肿，活血散淤

● 中药图解

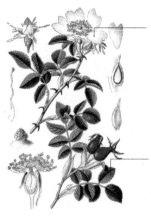

花
[性味]味酸，性平，无毒。
[主治]治各种腹泻，驱肠虫。

叶
[性味]味酸、涩，性平，无毒。
[主治]治因脾虚导致的泻痢。

【释名】刺梨子、山石榴、山鸡头子。

【性味归经】性平，味酸、涩，无毒；入肾、膀胱、大肠经。

【养生功效】治各种腹泻，驱肠虫。和铁物混合捣末，有染须发的作用。治痈肿，嫩叶研烂，加少量盐涂于患处，留出一头泄气的孔。另可止金疮出血，五月五日采叶后，同桑叶、苎叶等分，阴干后研末敷，血止伤口愈合，又称"军中一捻金"。

【选购与储存】本品以质坚硬，内壁及瘦果均有淡黄色绒毛，无臭，味甘、微涩者为佳。置通风干燥处，防蛀、防潮、防霉变。

● 传世经典药方

	材料	煎法	服药法	服药温度	功效	主治
右归丸						
	金樱子五钱、益智一钱、熟地黄八两、山药四两、枸杞子四两、菟丝子四两、杜仲四两、鹿角胶四两、山茱萸三两、当归三两、附子二两、肉桂二两	将以上十二味中药碾成粉末，加水一盏，煎至半盏，除去药渣即可	饭后服用，一日三次	温服	温补肾阳，填精益髓	肾阳虚之阳痿，遗精，早泄
金樱罂粟丸						
	金樱子、罂粟壳各等份	用罂粟壳(醋炒)、金樱子等份研末，加蜜做成如芡实大的丸子	每服五至七丸，陈皮煎汤化下	温服	固涩开窍	久痢不止
金樱子砂仁丸						
	金樱子四两、砂仁二两	将金樱子去刺及子，焙过和砂仁共研末，加炼蜜和成如梧桐子大的丸子	每服五十丸，空心温酒送服	温服	补血益精	肾虚，阳痿

● 中药手札

金樱子在临床上有止咳平喘、抗菌消炎、降血脂、治尿频的作用。

● 养生药膳房

加味金樱子粥

药材：金樱子 15 克，枳壳、棉花根各 30 克。
食材：粳米或糯米 50 克。
制作：
将金樱子、枳壳、棉花根水煎取浓汁，去渣，同粳米或糯米煮粥。
每日 2 次，温服，10 日为 1 个疗程。
功效：收涩固精，行气止泻。

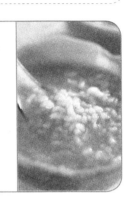

中医专家图解药方

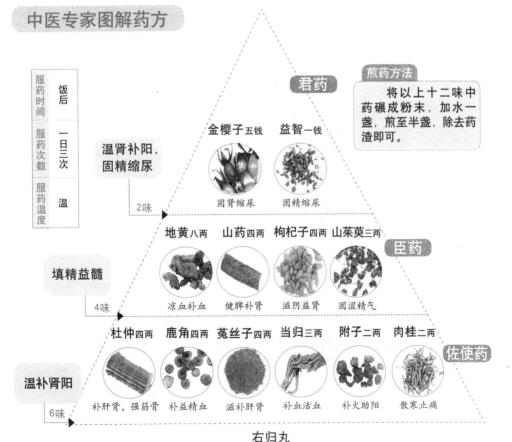

服药时间	饭后
服药次数	一日三次
服药温度	温

君药

煎药方法
将以上十二味中药碾成粉末，加水一盏，煎至半盏，除去药渣即可。

温肾补阳，固精缩尿

金樱子 五钱　　益智 一钱
固肾缩尿　　　固精缩尿
2味

填精益髓

地黄 八两　　山药 四两　　枸杞子 四两　　山茱萸 三两
凉血补血　　健脾补肾　　滋阴益肾　　固涩精气
臣药
4味

温补肾阳

杜仲 四两　　鹿角 四两　　菟丝子 四两　　当归 三两　　附子 二两　　肉桂 二两
补肝肾，强筋骨　补益精血　滋补肝肾　补血活血　补火助阳　散寒止痛
佐使药
6味

右归丸

(76) 苏合香 芳香开窍，行气温中

● 中药图解

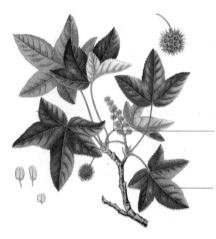

【释名】帝膏、苏合油、苏合香油。
【性味归经】性温，味甘，无毒；入心、脾经。
【养生功效】辟恶，主温疟蛊毒癫痫，消三虫，除邪。久服，通神明，轻身延年。
【选购与储存】以有特殊香气、无杂质者为佳；宜贮存于密闭容器内，置阴凉干燥处，防潮。

花
[性味] 味辛，性温，无毒。
[主治] 主水气水肿，轻身延年。

叶
[性味] 味甘，性温，无毒。
[主治] 主温疟蛊毒癫痫，消三虫，除邪。

● 传世经典药方

材料	煎法	服药法	服药温度	功效	主治
苏合香丸					
苏合香一两、安息香二两、香附二两、白檀香二两、丁香二两、沉香二两、冰片一两、木香二两、荜茇二两、白术二两、朱砂二两、水牛角二两	上为细末，入研药匀，用安息香膏炼白蜜和剂，每服药丸如梧桐子大	饭前服用，一日三次	温服	芳香开窍，行气温中	突然昏倒，牙关紧闭，不省人事，心腹卒痛，甚则昏厥
苏合香粉银丸					
苏合香、白粉、水银各等份	苏合香、白粉、水银等份，捣匀，以蜜制成如小豆大的药丸即可	每服二丸，白水送服	温服	开窍下水	水气内盛之水肿
苏合香远志散					
苏合香二两、远志一两	将以上两味中药分别碾成粉末，搅拌均匀做成药散即可	不拘时候，一日一次	凉服	开心窍，散心邪，强脑醒神	湿浊蒙蔽清窍，精神恍惚，健忘等

● **中药手札**

　　苏合香有开窍辟秽，开郁豁痰，行气止痛的功效。苏合香开窍辟秽的功效与麝香相似，但较麝香稍逊，用以治疗气郁暴厥、心腹闷痛、猝然昏倒等症。

● **歌诀**

苏合香丸

苏合香丸麝息香，木丁朱乳荜檀襄，
牛冰术沉和香附，中恶急救莫彷徨。

● **养生药膳房**

苏合香酒

药材：苏合香丸 50 克。
食材：米酒 1000 毫升。
制作：
　　将苏合香丸放入米酒中，用小火稍煮，使药丸完全溶化后备用。每日 2 次，每次服药酒 10 毫升，连服数日。
功效：散寒通窍，温经通脉。

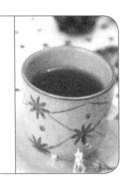

中医专家图解药方

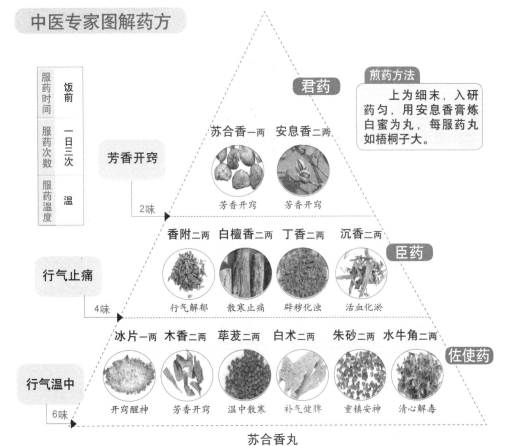

服药时间	饭前
服药次数	一日三次
服药温度	温

君药

煎药方法

　　上为细末，入研药匀，用安息香膏炼白蜜为丸，每服药丸如梧桐子大。

芳香开窍

2味

苏合香 一两　安息香 二两

芳香开窍　　芳香开窍

行气止痛

4味

香附 二两　白檀香 二两　丁香 二两　沉香 二两

行气解郁　散寒止痛　辟秽化浊　活血化瘀

臣药

行气温中

6味

冰片 一两　木香 二两　荜茇 二两　白术 二两　朱砂 二两　水牛角 二两

开窍醒神　芳香开窍　温中散寒　补气健脾　重镇安神　清心解毒

佐使药

苏合香丸

76

249

浮小麦 除热止渴，止汗，益气

◎ 中药图解

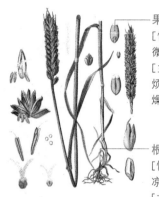

果实
[性味]味甘，性微寒，无毒。
[主治]除热，止烦渴、咽喉干燥，利小便。

根
[性味]味甘，性凉，无毒。
[主治]养心气，有心病的人适宜食用。

【释名】浮麦。

【性味归经】性凉，味甘，无毒；入心经。

【养生功效】除热，止烦渴、咽喉干燥，利小便，补养肝气，止崩漏血吐血，使妇人易于怀孕。养心气，有心病的人适宜食用。将它煎汤饮用，治突发淋证。熬成糊食用，能杀蛔虫。陈麦煎汤饮服，能止虚汗。将它烧灰存性，用油调和，可治各种疮及烫伤、烧伤。

【选购与储存】质硬而脆，易断，断面白色。无臭，味淡。以粒均匀、轻浮、无杂质为佳。宜置于阴凉干燥处，防潮、防虫蛀、防霉变。

◎ 传世经典药方

	材料	煎法	服药法	服药温度	功效	主治
牡蛎散						
	浮小麦百余粒、黄芪三钱、麻黄根三钱、牡蛎一枚	先用米泔浸泡牡蛎，刷去脏土，然后用火烧通赤，接着加入其余几味中药，用一盏水，煎至半盏，除去药渣即可	不拘时候，一日两次	温服	益气固表，敛阴止汗	自汗，盗汗，心悸惊惕，短气烦倦
甘麦红枣汤						
	浮小麦一两、炙甘草一钱、红枣五枚	将以上中药分别洗净，加水一盏，煎至八分，除去药渣即可	饭前服用，一日两次	温服	和中缓急，甘润滋养，养心安神	思虑过度，心阴受损，精神恍惚，心中烦乱，睡眠不安
小麦海藻散						
	浮小麦一升、海藻三两	用醋浸泡小麦，晒干后研为末，海藻洗净，研为末，搅拌均匀即可	每次用酒送服一匙，一日三次	凉服	消肿散结	颈上长瘤

● 中药手札

　　浮小麦甘能益气，凉可除热，而有止汗之效。凡阳虚自汗、阴虚盗汗均可饮用。气虚者，常同黄芪、牡蛎、麻黄根配伍，以益气固表止汗；阴虚者则配知母黄柏龟板之类以清热滋阴敛汗。实证汗出者慎服。

● 养生药膳房

麦枣甘草萝卜汤

药材：甘草 15 克，红枣 10 颗。
食材：浮小麦 100 克，白萝卜 15 克，排骨 250 克，盐 2 小匙。
制作：
① 浮小麦洗净，以清水浸泡 1 个小时，沥干。
② 排骨汆烫，捞起，冲净；白萝卜削皮、洗净、切块；红枣、甘草冲净。
③ 将所有材料盛入煮锅，加 8 碗水煮沸，转小火炖约 40 分钟，加盐即成。
功效：生津止渴，止汗。

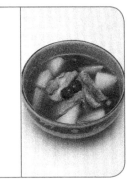

中医专家图解药方

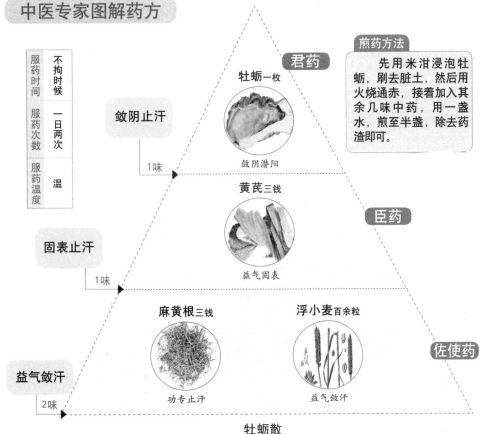

服药时间	不拘时候
服药次数	一日两次
服药温度	温

君药

敛阴止汗 → 1味

牡蛎一枚
敛阴潜阳

煎药方法

　　先用米泔浸泡牡蛎，刷去脏土，然后用火烧通赤，接着加入其余几味中药，用一盏水，煎至半盏，除去药渣即可。

臣药

固表止汗 → 1味

黄芪三钱
益气固表

佐使药

益气敛汗 → 2味

麻黄根三钱
功专止汗

浮小麦百余粒
益气敛汗

牡蛎散

⑦⑦

251

下篇

养生保健与
对症药膳

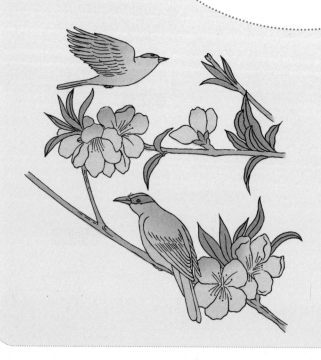

用千年的中医智慧来守护生命健康

用中药膳食进行养生保健这一理念，是我国传统医学历经五千年历史的洗礼，并经古代人民亲身实践，逐步积累而来的宝贵经验。辨证论治、对症用药、药食两用等理念，也都是我国传统医学的智慧结晶，一直守护着人们的生命健康。

本章看点

- ● 排毒塑形

  应多食豆类、谷类以及富含维生素的食物

- ● 美肤保湿

  将食补与美容护肤结合起来，护肤工作就会变得轻松有效

- ● 抗皱防衰老

  应多食用能抗氧化和富含蛋白质的果蔬

- ● 祛斑除痘

  要养成良好的生活习惯，做到饮食均衡

- ● 丰胸

  可多食用富含胶原蛋白的食物，如猪蹄、鸡脚等食物

- ● 乌发

  应多食黑木耳、黑豆、黑芝麻、黑米等"黑色系食物"

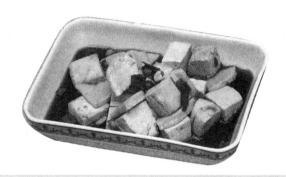

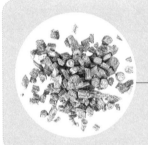

第一章
美容养颜精致药膳

美容养颜，作为一个永恒的话题，一直为无数的女性所关注。每个人都希望拥有光彩的容颜和健康的身体。爱美的女性更希望拥有娇美的容颜和完美的肌肤。然而，在生活中很多女性只注意外在的美容与保养，却忽视了内在的调理。本章主要介绍的就是美容养颜方面的常用药膳。

1 排毒塑形

用排毒的方法进行塑形，是健康科学的减肥方法。目前很多人都是因为身体里毒素堆积而导致肥胖的，这类型的肥胖者应该如何减肥，才能拥有苗条身材呢？当然首先是要排出毒素了。如何把脂肪减掉？你可以参照我们推荐的药膳瘦身法。

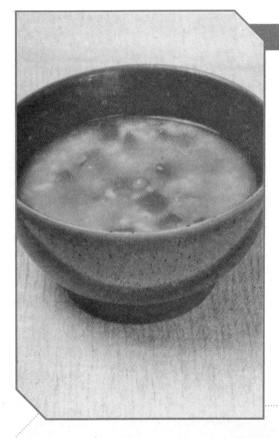

本草纲目对症养生全书

蘑菇海鲜汤

● 功效：

　　排毒、净化血液、美容护肤、降低胆固醇。

● 功效详述：

　　本汤能净化血液、排除毒素。经常食用可净化体内环境，是一种很好的减肥美容食品。蘑菇所含的大量纤维素，具有防止便秘、预防糖尿病及大肠癌、降低血液中的胆固醇含量等作用。而且蘑菇属于低热量食品，可以防止发胖，对高血压、心脏病患者十分有益。

药材：
防风5克，白术10克，甘草5克，红枣3颗。

食材：
虾仁35克，干贝2颗，蘑菇35克，洋葱1/4个，胡萝卜75克，豌豆仁20克，奶油15克，鲜奶50毫升，盐4克，黑胡椒粉少许。

制作：
①将药材洗净，包好后加水煮沸，滤取药汁备用；虾仁洗净（除泥肠后）切成小丁，其他材料照做。
②锅烧热，放入奶油，爆香洋葱丁，再倒入滤取的汤汁、胡萝卜丁等其他材料。
③煮开后盛盘，再撒上适量黑胡椒粉调味即可。

四神粉煲豆腐

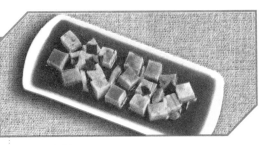

药材：

四神粉（中药店有售）100 克。

食材：

豆腐 600 克，香菇 50 克，笋片 30 克，胡萝卜 20 克，葱花、酱油、食用油、料酒各适量。

制作：

①豆腐切块抹上盐，香菇去蒂洗净，胡萝卜洗净切片。油锅烧热后，放入豆腐，稍油炸后捞起。

②将豆腐、香菇、笋片、胡萝卜放入锅后，再将酱油、料酒及调水后的四神粉倒入锅内。

③大火煮沸后转小火煲 1 个小时，撒上葱花即可起锅。

◉ **功效：**

清热、健脾、和胃，改善食欲、促进消化。

◉ **功效详述：**

本品含丰富的维生素，又可健脾和胃，适合想减肥者食用。四神粉是由山药、芡实、茯苓、莲子四味为主，再加少许薏苡仁组合而成，具温和平补之效。可改善食欲不振、消化吸收不良、容易腹泻等病症，也同样适合脾胃虚弱等患者食用。

多味百合蔬菜

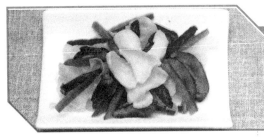

◉ **功效：**

滋肺阴、补气血、润肠道。

◉ **功效详述：**

此药膳具有补肺润肺、补血养神的功效，还具有美容润肤的功效。常食可以起到减肥、瘦身的效果。需要注意的是，百合性偏凉，患有风寒咳嗽、虚寒性出血、脾虚便溏的人应忌食。

药材：

百合 30 克。

食材：

豌豆荚 15 克，新鲜香菇、银耳、青椒、红椒各 10 克，盐 4 克，食用油少许，淀粉 4 克。

制作：

①将材料洗净，百合剥片；银耳泡软，摘除老蒂，放入开水中余烫，捞起沥干；香菇切粗条，放入开水中余烫捞起、沥干备用。

②起油锅，放入百合炒至透明，加入香菇、银耳拌炒，再加盐、豌豆荚、红椒快炒，放入淀粉、水勾薄芡，即可食用。

南瓜百合甜点

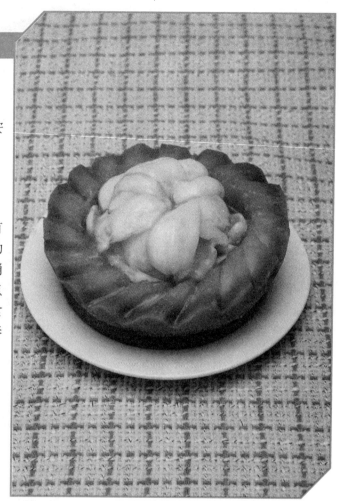

● 功效 :

　　润肺止咳、清心安神、清热解毒。

● 功效详述 :

　　百合含有蛋白质、钙、磷等营养成分,具有润肺止咳、清心安神的功效;南瓜可健脾养胃、消食减肥。因此,这款甜点可作肥胖及神经衰弱者食疗之用,也可作为日常养生健美之品。

药材 :
百合 250 克。

食材 :
南瓜 250 克,白糖 10 克,蜂蜜 15 毫升。

制作 :
①南瓜洗净,先切成两半,然后用刀在瓜面切锯齿形状的刀纹。
②百合洗净,逐片削去黄尖,用白糖拌匀,放入勺状的南瓜中,盛盘。以大火煮开后,转小火,蒸煮约 8 分钟。
③煮熟后取出,淋上备好的蜂蜜即可,蜂蜜可根据个人口味增减。

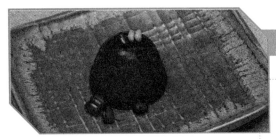

冰冻红豆薏苡仁

● 功效：

利尿消肿、健脾祛湿。

● 功效详述：

此汤能促进体内血液循环和新陈代谢，有利尿消肿的作用，还可以促进排便、减轻体重，是很好的减肥美容、滋润肌肤的食品。还具有舒筋除痹、健脾祛湿之功效。

药材：
薏苡仁 150 克。

食材：
红豆 150 克，琼脂、白糖各适量。

制作：
①红豆、薏苡仁洗净，浸泡 20 分钟后，加适量水煮至软烂，加糖调味后，倒入果汁机中打匀。
②将打匀的红豆、薏苡仁放入锅中，加入切细的琼脂一起煮，直到琼脂完全溶化。稍放凉后倒入布丁模型中，等再冷却些时，即可放入冰箱冷藏后食用。

芹菜蔬果汁

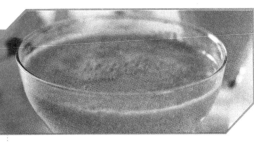

药材：
荷叶、决明子各 5 克。

食材：
西芹 20 克，西红柿 1 个，葡萄柚 1/4 个，蜂蜜少许。

制作：
①西芹洗净切段，西红柿洗净切块，葡萄柚挤汁。
②将所有食材和药材一起放入榨汁机中搅拌均匀。
③加蜂蜜调味即可。

● 功效：

润肠通便、调脂减肥、利尿消肿。

● 功效详述：

荷叶具有消暑、通便的作用；决明子能清肝明目、润肠通便，加上西芹和西红柿中丰富的维生素。本品有很好的调脂减肥功效，特别适合便秘、水肿的肥胖者饮用。

①

美肤保湿

　　面部保养，首先要注意的是如何保湿。其实，人体的肥胖与消瘦，皮肤的粗糙与细嫩，毛发的亮丽与枯黄，均与科学合理的饮食密切相关，许多食物具有独特的养颜、美发、减肥之效，且无任何毒副作用。在护肤过程中，如能合理调节饮食结构，将食补与美容护肤结合起来，要皮肤水嫩美丽也不难。如何间肌肤更水灵美丽？你可以参照我们推荐的美肤保湿药膳。

芦荟西红柿汤

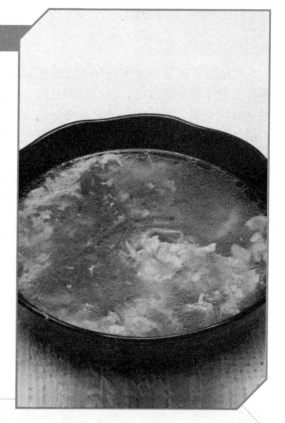

● 功效：

　　清热降火、通便调脂、调理肠胃、去除黑色素。

● 功效详述：

　　此汤可以清热降火、祛油减脂、调理肠胃，使肤质变好，并减轻皮肤的色素沉着，让皮肤更加光滑白嫩。这是因为芦荟具有清热、通便、杀虫的功效，可治热结便秘、闭经、小儿惊厥等疾病。西红柿清热生津、养阴凉血、健胃消食，适用于高血压、眼底出血等症。

药材：
芦荟叶肉100克。

食材：
西红柿2个，鸡蛋1个，香菜2根，食用油、葱丝、姜丝、盐、味精、香油各少许。

制作：
①将西红柿洗净、切片；芦荟切丝；鸡蛋搅匀；香菜切末，加入盐、味精等调味料备用。
②砂锅上火，倒入食用油加热后，放入姜丝、葱丝煸香，放入芦荟、西红柿翻炒。
③倒入清水，水开后加入淀粉，倒入鸡蛋搅拌均匀，淋上香油，撒上香菜末即可。

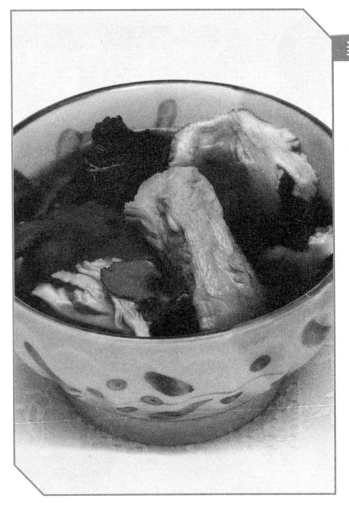

当归芍药炖排骨

● 功效：

　补血润肠、活血调经。

● 功效详述：

　本品既能补血，又能活血，常用于脸色萎黄、嘴唇及指甲苍白、头晕眼花、心悸、舌质淡等病症，是女性调养的佳品。凡月经不调、血虚经闭、胎产诸症均可应用。此外，还可用于治疗血虚肠燥引起的便秘等。

药材：
当归、芍药、熟地黄、丹参各 9 克，川芎 5 克，三七 5 克。

食材：
排骨 500 克，料酒 200 毫升。

制作：
①将排骨洗净，余烫去腥，再用冷开水冲洗干净，沥水，备用。
②将当归、芍药、熟地黄、丹参、川芎入水煮沸，放入排骨，加料酒，待水煮开，转小火，续煮 30 分钟。
③最后加入磨成粉的三七拌匀，适度调味即可。

2

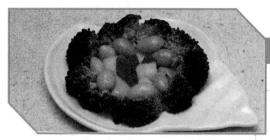

干贝西蓝花

药材：
白果 80 克。

食材：
西蓝花 300 克，新鲜干贝 300 克，葱、姜、蒜各少许，盐、鸡精、白糖、胡椒粉、食用油、淀粉各适量。

制作：
①将西蓝花、干贝及白果以水洗净（不需泡水）。
②先将西蓝花入水余烫，再把葱、姜、蒜下油锅中爆香，再加入新鲜干贝、白果一起炒，待熟后加调味料调味，以西蓝花摆盘装饰。

● 功效：

利尿、消肿 、抗癌。

● 功效详述：

西蓝花富含维生素 A，维生素B_2、维生素C、蛋白质及矿物质等，有利尿、抗癌的功效。白果能润泽皮肤，是一道美颜佳品。因此，两者的结合，对改善因疲劳而造成的肤质黯淡无光等很有帮助，适合爱美的人食用。

酒酿红枣蛋

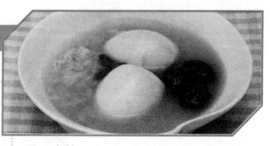

药材：
枸杞子 5 克，红枣 4 颗。

食材：
鸡蛋 2 个，甜酒酿 10 克，白糖 10 克。

制作：
①鸡蛋放入开水中煮熟，剥去外壳；红枣、枸杞子洗净，泡发，备用。
②红枣、枸杞子放入锅中，加入 300 毫升水，煮至还剩 150 毫升水。
③起锅前，加入甜酒酿、白糖，搅拌均匀后，即可熄火起锅。

● 功效：

补气养血、健脾养胃。

● 功效详述：

酒酿可以促进乳腺发育、活血通经，红枣可以养血。常服用此汤可以丰胸及使肌肤红润。此酿还具有养血安神、补气养血、健脾益胃和增强人体免疫力的特点。

猴头菇鸡汤

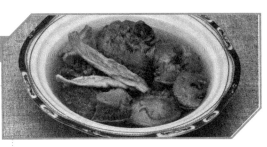

药材：
猴头菇 250 克，黄芪 50 克。

食材：
鸡 1 只，姜片少许，盐、香油、味精各适量。

制作：
①将鸡洗净，剁成约 3 厘米见方的小块。
②再将鸡块入沸水中略烫，捞出，用温水洗净；猴头菇摘去蒂，泡发、洗净切片。
③锅内注入适量清水，放入鸡肉块、黄芪、姜片、盐、味精，煮沸后捞去浮沫，改用小火煮约 1 个小时，再加入猴头菇续炖煮 30 分钟，滴入香油拌匀，盛入碗内即可。

◉ **功效：**

强筋健骨 、健胃消食、补益五脏。

◉ **功效详述：**

此汤有健体美容之功效，对治疗皮肤粗糙有明显效果。还能提高人体免疫功能、抗癌、调节血脂，对消化道肿瘤有辅助治疗的作用，是药食两用的理想菜品。猴头菇所含的不饱和脂肪有健胃消食、补益五脏的功效，适用于肝大腹胀、食欲不振的肝癌患者。

桂圆山药红枣汤

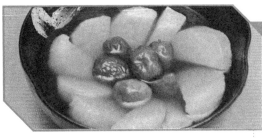

◉ **功效：**

滋阴补肾、补脾养胃、润肺生津、美容嫩肤。

◉ **功效详述：**

益心脾、补气血、安神志。主治虚劳羸弱、心悸怔忡、失眠健忘、脾虚腹泻、产后水肿、精神不振、自汗盗汗、皮肤干燥粗糙等病症。

药材：
新鲜山药 150 克，红枣 6 颗。

食材：
桂圆肉 100 克，冰糖适量。

制作：
①山药削皮洗净，切小块；红枣洗净，泡发，备用。
②锅中加 400 毫升水煮开，加入山药煮沸，再放红枣，转小火慢熬，待山药熟透、红枣松软，将桂圆肉剥散加入。
③待桂圆之香甜味渗入汤中即可熄火，可酌加冰糖调味。

②

抗皱防衰老

　　随着年龄的增加，肌肤中细胞与细胞之间的纤维也逐渐退变，令皮肤失去弹性，皮下脂肪流失，容易令皮肤失去支持而变得松弛。人总是抵不过岁月的消逝，到我们25岁的时候，皮肤就开始进入衰老期，皱纹、色斑、皮肤松弛等现象逐渐出现，这时，"抗衰老工程"也要正式开展了。不过也不要过分担忧，请看我们为你推荐的抗皱防衰老药膳，让你驻颜有妙方。

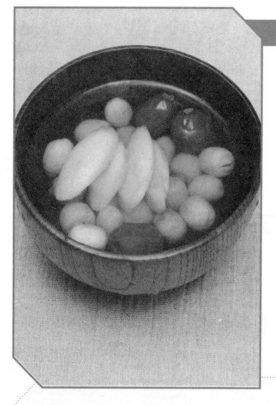

参药莲子红枣汤

● 功效：

　　补脑益智、延缓衰老、增强免疫、养心安神、健脾益气。

● 功效详述：

　　人参能大补元气，增强人体免疫力；山药能健脾益气；莲子能养心安神；红枣能养血补血。四者合用，对女性色斑、皱纹、皮肤黯淡等衰老现象，有很好的缓解作用。

药材：
莲子40克，人参片10克，山药片20克，红枣10克。

食材：
冰糖10克。

制作：
① 红枣洗净、去核，用水泡发30分钟；莲子洗净，泡发备用。
② 莲子、红枣、人参片、山药片放入炖盅，加水至盖满材料（约11分钟），移入蒸笼，以中火蒸煮1个小时。
③ 随后，加入冰糖（冰糖水亦可）续蒸20分钟，取出即可食用。

何首乌核桃粥

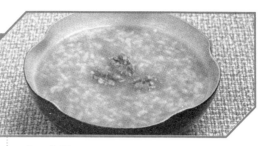

药材：
制何首乌 10 克。

食材：
核桃仁 50 克，大米 200 克，盐 4 克。

制作：
① 何首乌用清水冲洗干净，加 600 毫升水熬成汤汁，以大火煮沸，然后转为小火煮 15 分钟，去掉渣滓，保留汤汁，备用。
② 将大米淘洗干净，放入锅中，加入备好的何首乌汁一同熬煮约 30 分钟，直至大米软烂。
③ 加入适量的核桃仁、盐调味即可。

● 功效：

养血补气、补益肝肾、填精益髓、润肠通便、乌发、降血脂。

● 功效详述：

核桃是食疗佳品，具有养血补气、补肾填精、止咳平喘、润肠通便等功效，用来煮粥食用还可治肾虚腰痛、遗精、阳痿、健忘、耳鸣、尿频等病症。制何首乌则具有养血益肝、固肾益精、降低血脂、乌须发、防脱发等功效。两者相搭配可以起到延缓衰老、增强抵抗力的作用。

滋养灵芝鸡

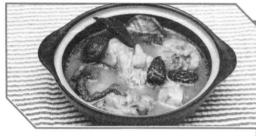

● 功效：

益气养血、补肾益精、养心安神。

● 功效详述：

这道菜是补益的佳品，特别适合想要增强体力、提高免疫力的人。这道菜将灵芝的补气养血功效与黑枣的滋补肝肾功效完美结合。这道菜不但适合男性食用，女性常食亦可具有补血养颜、延缓衰老的作用，是难得的美容食品。

药材：
灵芝 20 克，黑枣 10 颗。

食材：
香菇 10 朵，鸡半只，盐适量。

制作：
① 将香菇、黑枣、灵芝用清水洗净，香菇剥成小朵备用。
② 将鸡肉剁块，洗净，在沸水中余烫一下，去除血水。
③ 将所有材料放入锅中，加水至盖过所有材料，然后用中火煮至熟烂，快熟前加适量盐调味即可。

③

4 祛斑除痘

当身体内部新陈代谢和内分泌失调时，我们的脸上就会长痤疮和长色斑，此时很多人会选择去看医生和服用药物。其实，只要我们在日常生活中注意养成良好的生活习惯，做到饮食均衡，就可以减少和避免痤疮和色斑给我们造成的烦恼。下面是我们为你推荐的祛斑除痘药膳。

玫瑰枸杞子养颜羹

● 功效：

养颜祛斑、滋润排毒、养肝明目。

● 功效详述：

枸杞子能补肾益精、养肝明目、生津止渴、滋阴润肺，可治肝肾阴虚、腰膝酸软、头晕目眩、目昏多泪、口渴引饮。玫瑰可活血散瘀、调经止痛，有抗脂肪肝的作用，将二者结合，可以起到补血美容的作用。

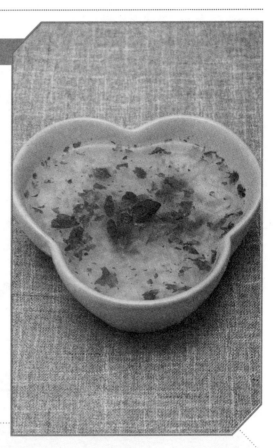

药材：
枸杞子、杏仁、葡萄干各 10 克。

食材：
玫瑰花瓣 20 克，酒酿 200 毫升，玫瑰露酒 200 毫升，白糖 10 克，淀粉 20 克，醋少许。

制作：
① 将新鲜的玫瑰花瓣洗净、切丝，备用。
② 锅中加水烧开，放入白糖、醋、酒酿、枸杞子、杏仁、葡萄干，再倒入玫瑰露酒，待煮开后，转小火。
③ 用少许淀粉勾芡，搅拌均匀后，撒上玫瑰花丝即成。

红豆燕麦粥

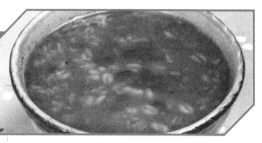

药材：
枸杞子 5 克。

食材：
红豆 10 克，燕麦片 10 克，白糖 15 克。

制作：
① 燕麦片、红豆洗净，泡水约 4 个小时，直到泡胀为止。
② 将泡软的红豆、燕麦片放入锅中，加入适当的水后，用中火煮。水滚后，转小火煮至熟透。
③ 此时加入泡发的枸杞子，最后加入适量的白糖调味即可。

● 功效：

健脾补血、祛斑美容、清肠通便。

● 功效详述：

燕麦含有丰富的B族维生素和锌，它们对糖类和脂肪的代谢具有调节作用，可有效降低人体中的胆固醇。红豆中含有较多的膳食纤维，可减少人体对糖分的吸收，既减脂又利尿。搭配燕麦一起烹煮，可以起到蛋白质互补的作用，也能增强降脂功效。

补气人参西红柿面

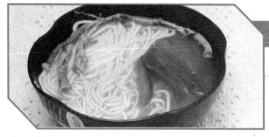

● 功效：

增强免疫力 、防治痤疮、 促进消化、补充丰富的微量元素。

● 功效详述：

本菜品适合免疫力底下、肌肤愈合性不好、痤疮反复发作的人。西红柿含有的番茄红素可增强人体抵抗力，对于破损肌肤有促进愈合的作用。秋葵营养丰富，含有各种微量元素，如钾、镁、叶酸等，可以帮助消化。与人参须、麦门冬、五味子搭配食用，更可增强人体免疫力。

药材：
人参须 5 克，麦门冬 15 克，五味子 5 克。

食材：
面条 90 克，西红柿 150 克，秋葵 100 克，低脂火腿肉 60 克，高汤 800 毫升，盐 5 克，香油 10 毫升，胡椒粉 5 克。

制作：
① 将药材洗净，与高汤同煮，制成药膳高汤；西红柿洗净切片；秋葵洗净切片；火腿肉切丝备用。
② 面条放入开水中煮熟，捞出放在面碗中，加入调味料；药膳高汤加热，加入西红柿、秋葵煮熟，倒入面碗中，搭配火腿丝即可。

④

木瓜炖银耳

● **功效：**

滋阴补肾、润肠通便、美容丰胸。

● **功效详述：**

此汤中银耳含有的胶质具有润胃、清肠的作用。木瓜富含胡萝卜素，是一种天然的抗氧化剂，能有效对抗全身细胞的氧化，破坏使人体加速衰老的氧自由基。两者结合食用，具有滋阴补肾、润肺生津、润肠通便、滋润皮肤等功效。因此，常吃有美容护肤、延缓衰老的功效。

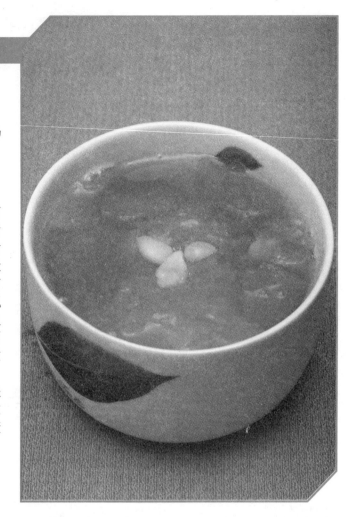

药材：
白木耳 100 克，杏仁 5 克。

食材：
木瓜 1 个，味精 1 克，白糖 2 克。

制作：
① 将木瓜洗净，去皮切块；银耳洗净，泡发；杏仁洗净，泡发。
② 炖盅中放水，将木瓜、银耳、杏仁一起放入炖盅，先以大火煮沸，再转小火炖煮 1～2 个小时。
③ 调入味精、白糖，拌匀即可。

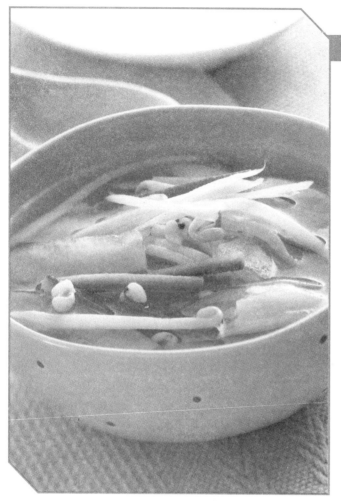

降火翠玉蔬菜汤

● 功效：

　　清热解毒、消暑止渴、祛痘美颜。

● 功效详述：

　　本品能清热、消暑、止渴、祛痘，是很好的美容药膳。其中的西瓜皮和丝瓜有很好的生津作用，板蓝根能清热利咽、牡丹皮清热凉血、薏苡仁健脾祛湿。适用于风热、热毒或湿热内蕴的痤疮及长色斑者食用。

药材：
薏苡仁 30 克，牡丹皮 10 克，板蓝根 8 克。

食材：
西瓜皮、丝瓜各 100 克，豆芽 10 克，盐、姜丝各适量。

制作：
① 西瓜皮洗净，取白肉切片；丝瓜洗净去皮切丝；豆芽洗净。
② 将药材洗净，加水置入锅中，烧沸后关火，滤取药汁和薏苡仁。
③ 将药汁和薏苡仁放入锅中，加西瓜皮、丝瓜和豆芽煮沸，加入盐、姜丝即可。

④

丰胸

　　乳房主要由结缔组织和脂肪组织构成，乳房大小取决于乳腺组织和脂肪的数量，而挺拔丰满的乳房很大程度上依靠结缔组织的承托。胶原蛋白是结缔组织的主要成分，在结缔组织中，胶原蛋白常与多糖蛋白相互交织成网状结构，产生一定的机械强度，是人体优美曲线、挺拔体态的物质基础。爱美女性平素也可以吃一些具有丰胸效果的膳食来达到美胸的效果。下面是我们为你推荐的药膳。

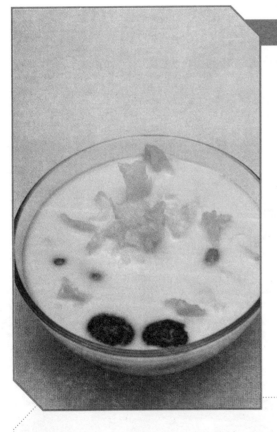

牛奶炖花生

● 功效：

　　补气养血、养心安神。

● 功效详述：

　　牛奶含有丰富的蛋白质，常饮有丰胸美白的效果，睡前饮用，尚有促进睡眠的作用。花生有补血养血的功效，且能丰胸下乳。二者结合，有很好的丰胸养颜效果。

药材：
枸杞子20克，银耳10克，红枣2颗。

食材：
花生100克，牛奶500毫升，冰糖适量。

制作：
① 将银耳、枸杞子、花生洗净。
② 砂锅上火，倒入牛奶，加入银耳、枸杞子、红枣、花生和冰糖同煮，待花生煮烂时加入冰糖调味即成。

通草丝瓜草虾汤

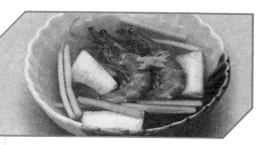

药材：
通草 6 克。

食材：
草虾 2 只，丝瓜 10 克，香油、葱段、蒜、盐各适量。

制作：
① 将通草、丝瓜、草虾洗干净，入锅加水煮汤。
② 同时下葱、蒜、盐，用中火煮至将熟时，放入香油，煮开即可。

● 功效：

益气补血、利尿通淋、丰胸催乳、通调乳房气血。

● 功效详述：

本品能疏通乳房气血、通调乳房经脉，具有很好的通脉下乳作用。其中的通草能清热、利尿、下乳；草虾性温味甘，有补肾、通乳、丰胸等功效。

猪蹄花生汤

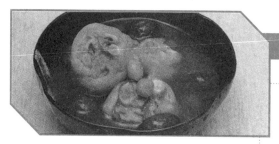

● 功效：

延缓衰老、理气通乳、壮腰健膝、健脾和胃、补血润燥。

● 功效详述：

猪蹄富含胶原蛋白，常吃有助于女性丰胸、美肤；花生富含人体必需的氨基酸，有很好的补益气血功效。二者搭配，尤其适合想要丰胸的女性，以及气血不足所致的缺乳者。

药材：
红枣 8 颗。

食材：
猪蹄 300 克，花生仁 200 克，酱油 10 毫升，盐 4 克。

制作：
① 猪蹄洗净泡软、余烫捞出切块；花生洗净，余烫去涩。
② 花生先入锅，加红枣、酱油、盐，并加水直至盖满材料，再以大火煮开，转小火慢煮 30 分钟。
③ 加猪蹄续煮 30 分钟即可。

乌发

一般说来，年轻人的头发乌黑油亮，而老年人往往白发苍苍。有的年轻人因为压力太大或是神经、内分泌、血液循环功能差和营养不良等因素也出现了白发、头发枯萎等问题。我们应在平时生活中注意合理安排膳食，从生活细节中改善头发问题。

何首乌党参乌发膏

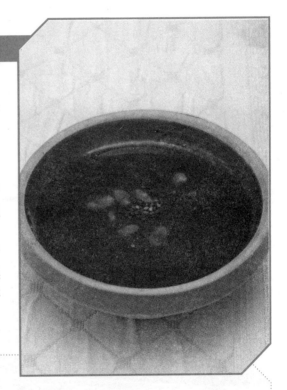

● **功效：**

延缓衰老、降低血脂、保护肝脏、补肾益精、乌发。

● **功效详述：**

何首乌具有养血益肝、补肾填精、降低血脂、乌须发、防脱发等功效。党参能益气养血，菟丝子补肾涩精，黑芝麻子补肾阴。经常食用本品，能有效乌黑头发、降低血脂、预防动脉粥样硬化、延缓衰老。

药材：
何首乌200克，茯苓100克，党参、枸杞子、菟丝子、牛膝、补骨脂各50克。

食材：
黑芝麻50克，蜂蜜1000毫升。

制作：
①将何首乌、茯苓、党参、枸杞子、菟丝子、牛膝、补骨脂、黑芝麻加入适量水，浸透，放入锅内煎煮。
②每20分钟取煎液1次，加水再煎，共取煎液3次。合并煎液，先以大火煮开，后转为小火熬至黏稠如膏时，加蜂蜜煮至沸，熄火，待冷却后装瓶备用。

何首乌芝麻茶

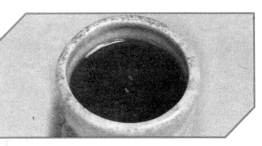

药材：
制何首乌 15 克。

食材：
黑芝麻粉 10 克，白糖适量。

制作：
① 何首乌洗净，沥干，备用。
② 砂锅洗净，放入何首乌，加清水 750 毫升，用大火煮滚后，转小火再煮 20 分钟，直到药味熬出。
③ 当熬出药味后，用滤网滤净残渣后，加入黑芝麻粉搅拌均匀，加入适量白糖调味，即可饮用。

● **功效：**

补肝肾、益精血、润肠道、乌须发。

● **功效详述：**

本药膳能乌发亮发，具有补血养血、滋阴补肾、润肠通便的功效。其中的何首乌更有补肾益精、乌发防脱的作用。经常食用本品，还可有效调节血脂、延缓衰老。

何首乌红枣粥

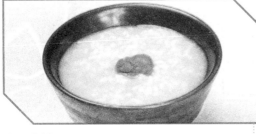

● **功效：**

补气血、益肝肾、乌须发、安心神。

● **功效详述：**

本药膳不仅能黑发养颜，还有补血安神的功效。其中丹参配合酸枣仁，既能活血养血，还能安神助眠，对于失眠引起的脱发、白发有很好的调理效果。红枣更有养血的作用，能使头发得到足够的气血滋养，而起到生发养发的作用。

药材：
何首乌 9 克，酸枣仁 6 克，丹参 3 克，红枣 10 颗。

食材：
虾米 5 克，香菇 4 朵，大米 200 克，盐、食用油、芹菜末各少许。

制作：
① 何首乌、酸枣仁、丹参加水 250 毫升，煎煮 20 分钟后去渣备用。
② 虾米、香菇用少许油炒香。
③ 将 1000 毫升的水加入药汁中，再和虾米、香菇、红枣、大米等煮成粥。
④ 加适量盐调味，吃前放些芹菜末更可口。

本章看点

● **促进代谢**

要促进代谢，应多喝水，注意饮食规律和适当运动

● **帮助消化**

宜食易消化的食物，不宜食辛辣、强刺激性的食物

● **清热解毒**

宜食用金银花、苦瓜、蒲公英、冬瓜等食物

● **提神醒脑**

宜食用富含维生素和优质蛋白的食品，适当做做运动

● **缓解体虚**

宜食用富含钾和优质蛋白的食物，以增强体力

● **滋阴补虚**

宜多食用富含水分及能补肾滋阴、滋阴养液的食物

● **增强免疫力**

可以多吃黄芪、党参、人参等能补益正气的药材

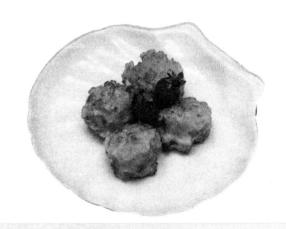

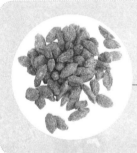

第二章
养生固本强身药膳

　　容易感冒、咳嗽，跑步容易气喘，上下楼梯时感觉气不足，扛抬一下东西就觉得疲惫不堪，都是体质较弱、正气不足的表现。此时，关键在于增强体质，养生固本。而如何养生固本？不是靠吃保健药品或者吃维生素片等，而是要注意调节饮食结构，养好良好的生活习惯，多参加体育锻炼，并通过对症药膳来调理体质，养生强身。

促进代谢

当你发觉你的体力越来越差，动不动就觉得倦怠时，就该好好想想怎样提升身体新陈代谢的速度了。平时多饮水，注意饮食规律并且适当进行运动，是促进新陈代谢最快捷的方式。而注重运动的质与量是加速新陈代谢的关键之一，只有这样，才有助于保持身体健康。当然，你也可以从饮食上加以调理，请参照我们为你推荐的药膳。

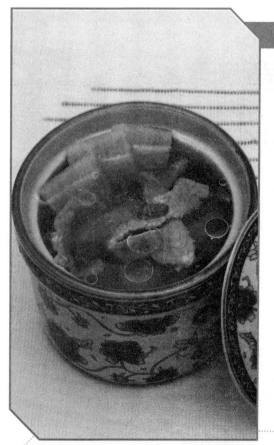

枸杞子山药牛肉汤

● 功效：

　　补脾胃、益气血、强筋骨、助消化。

● 功效详述：

　　本道菜可以促进消化、补益气血、强壮筋骨。牛肉含有丰富的蛋白质，能提高人体抗病能力，具有补中益气、滋养脾胃、强健筋骨等功效。另外，山药还具有降血糖、调节免疫功能的作用。

药材：
枸杞子 10 克。

食材：
新鲜山药 600 克，牛肉 500 克，盐 5 克。

制作：
① 牛肉切块、洗净余烫，捞起再冲净 1 次；山药削皮洗净切片。
② 将牛肉盛入锅中，加 800 毫升水以大火煮开，转小火慢炖 1 个小时。
③ 加山药、枸杞子续煮 10 分钟，加盐调味即可。

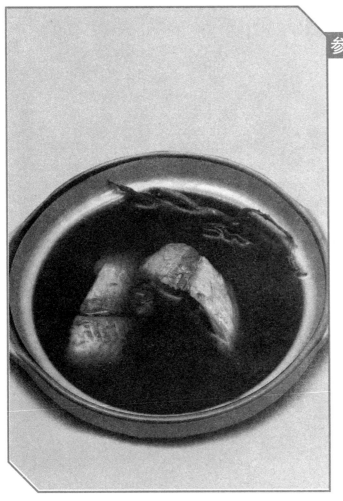

参须枸杞子炖鳗鱼

● 功效：

补益元气、生津润肺、益肝明目。

● 功效详述：

这道菜可以增强人体免疫力，促进人体新陈代谢。人参须有益气、生津、止渴的疗效，可治咳嗽、吐血、口渴、胃虚呕逆等症。枸杞子能滋肾补肝、养肝明目、补益精血，可治肝肾阴虚、头晕目眩等症。

药材：
人参须 15 克，枸杞子 10 克。

食材：
河鳗 500 克，盐 5 克。

制作：
① 鳗鱼洗净，去鱼鳃、肠腹后切段，氽烫去腥，捞出再冲净，盛入炖锅。人参须冲净，撒在鱼上，加水盖过材料。
② 移入电饭锅，外锅加 300 毫升水，按下开关。炖至开关跳起，揭开锅盖撒进枸杞子，再按 1 次开关直至跳起，加盐调味即可。

7

帮助消化

消化不良是一种由胃动力不足所引起的疾病，主要分为功能性消化不良和器质性消化不良。症状表现为断断续续的上腹部不适或疼痛、饱胀、嗳气等。常因胸闷、早饱感、腹胀等不适而不愿进食或进食较少。你还可以参照下面的药膳，从饮食上来调理自己的肠胃功能。

白果莲子乌鸡汤

● 功效：

促进消化、清心安神、消除疲劳、缓解紧张。

● 功效详述：

本药膳可促进消化、清心宁神，消除疲劳、倦怠和紧张情绪，常食用消脂效果明显，适宜减肥者食用。本品还可用于治疗带下量多、尿频或遗尿、遗精等症。

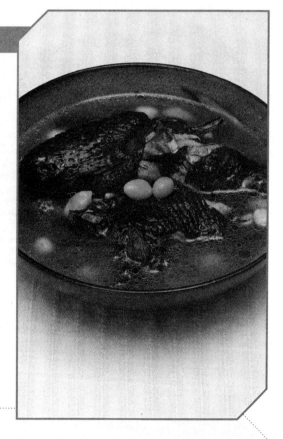

药材：
新鲜莲子 150 克。

食材：
罐头装白果 30 克，乌鸡 300 克，盐 5 克。

制作：
① 乌鸡洗净，余烫后捞起，用清水冲净。
② 乌鸡盛入煮锅后加水至盖过材料，以大火煮开，转小火煮 20 分钟。
③ 莲子洗净，放入锅中续煮 15 分钟，再加入白果煮开，加盐调味即可。

清心莲子田鸡汤

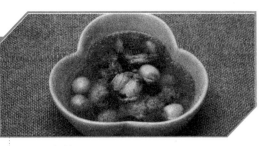

药材：

人参、黄芪、茯苓、柴胡各10克，姜、地骨皮、麦门冬、车前子、甘草各5克。

食材：

田鸡3只，鲜莲子150克，盐适量。

制作：

① 将莲子淘洗干净，所有药材放入棉布包中扎紧；两者都放入锅中，加700毫升水以大火煮开，再转小火熬煮约30分钟。

② 将田鸡用清水冲洗干净，剁成块，放入汤中一起煮沸。

③ 捞出装药材的棉布包，加盐调味即可。

● **功效：**

健脾开胃、帮助消化、清心安神、增进食欲、消除疳积。

● **功效详述：**

此汤选用健脾而且易于消化吸收的田鸡肉为主，可以补益脾胃、增进食欲。莲子补而不燥，可以健脾胃、止泄泻。姜则能够和胃调中，与田鸡一起煮汤食用可健脾开胃以助消化。

草莓小虾球

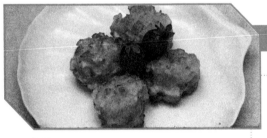

● **功效：**

养肝柔肝、补血润肠、增强免疫、生津解渴。

● **功效详述：**

本药膳具有润肠道、补气血的功效。草莓中所含的果胶和丰富的膳食纤维，可以帮助消化、通导大便。且草莓的营养成分容易被人体消化、吸收，是老少皆宜的健康食品。

药材：

芍药10克，当归5克。

食材：

草莓3个，虾仁300克，鲜山药50克，土司3片，莲藕粉10克，料酒10毫升，盐少许。

制作：

① 芍药、当归洗净，加水煮滚，适时取药汁备用；土司切成小丁；草莓去蒂洗净，切成4片。

② 虾仁洗净和料酒同腌20分钟，拭干，与山药一同剁碎，加调味料，拍打成泥。用虾泥、土司丁包裹草莓，炸至金黄色，起锅，用准备好的药汁勾芡即可。

8

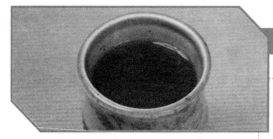

消脂金橘茶

● 功效：

理气解郁、生津止渴、健脾消食、润肠通便。

● 功效详述：

本药膳具有消食健胃、行气散淤的功效，应用于治疗胃肠消化不良等症。药膳中金橘的药用价值很高，具有补脾健胃、清热化痰、行气活络的功效。

药材：
山楂 6 克，决明子 9 克，红枣 10 颗。

食材：
金橘 5 颗，话梅 2 颗，红茶包 1 包，冰糖适量。

制作：
① 将决明子、山楂、话梅、红枣、金橘皆洗净备用。
② 决明子、红枣加水，以大火煮开后，加入山楂、话梅、冰糖煮 15 分钟，将所有药材捞起丢弃，放入红茶包稍微泡过拿出。
③ 将切半的金橘挤汁带皮丢入稍浸，捞起丢掉，装壶饭后饮用。

蒲公英银花山楂茶

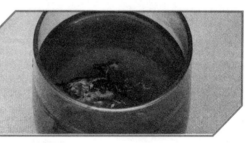

药材：
蒲公英 50 克，山楂 30 克，金银花 50 克。

食材：
白糖少量。

制作：
① 将蒲公英、金银花、山楂冲净、沥干，备用。
② 砂锅洗净，倒入 1000 毫升清水至盖满材料，以大火煮开后转小火慢煮 20 分钟。
③ 在熬煮的过程中，需定时搅拌，以免粘锅。最后，在起锅前，加入少量白糖，拌匀，去渣取汁当茶饮。

● 功效：

清热解毒、消暑利尿、帮助消化。

● 功效详述：

本药膳具有清热解毒、帮助消化的功效。蒲公英是较常用的药材，具有很好的清热解毒功效；山楂能消食化积，能有效促进消化。

杨桃紫苏梅甜汤

● 功效：

　　清心降火、促进消化、滋阴润肺。

● 功效详述：

　　本药膳具有生津液、润心肺、助消化的功效。新鲜杨桃和紫苏梅味酸甜，对人体有促进消化的功能，还可以解渴消暑。麦门冬和天门冬尚有润肺清心的功效。

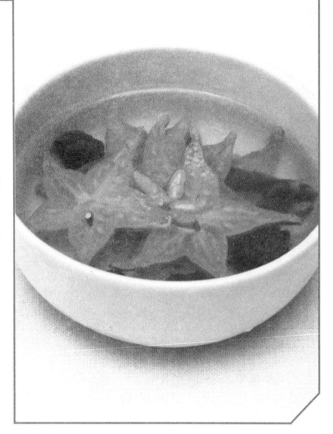

药材：
麦门冬 15 克，天门冬 10 克。

食材：
杨桃 1 个，紫苏梅 4 颗，紫苏梅汁 10 毫升，冰糖 10 克。

制作：
① 全部药材放入棉布袋；杨桃表皮以少量的盐搓洗，切除头尾，再切成片状。
② 药材包与杨桃、紫苏梅放入锅中，加水以小火煮沸，加入冰糖搅拌溶化。
③ 取出药材包，加入紫苏梅汁拌匀，待降温后即可食用。

8

9 清热解毒

清热，是清除体内热毒的一种方法；解毒，是将体内毒素进行分解的过程。由于发病原因不一、病情变化不同、患者体质有异，故里热证有热在气分、血分之分，同时有实热、虚热之别。以下是清热解毒的药膳推荐。

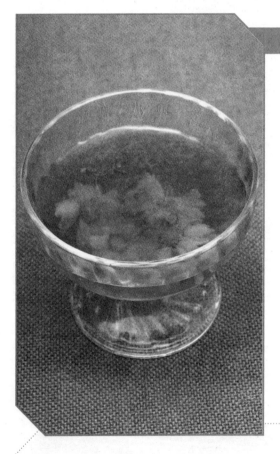

银花白菊饮

● 功效：

清肝明目、清热解毒、疏风解表。

● 功效详述：

白菊花善于清热解毒；金银花善于祛风散热。两味煎茶合用，能更好地发挥其消炎解毒的作用，适用于发热头痛、风热感冒、咽喉肿痛、目赤肿痛者饮用。

药材：
金银花、白菊花各10克。

食材：
冰糖适量。

制作：
① 金银花、白菊花分别洗净、沥干水分，备用。
② 将砂锅洗净，倒入清水500毫升。用大火煮开，倒入金银花和白菊花，再次煮开后，转为小火，慢慢熬煮。
③ 待花香四溢时，加入冰糖，待冰糖完全溶化后，搅拌均匀即可饮用。

玄参萝卜清咽汤

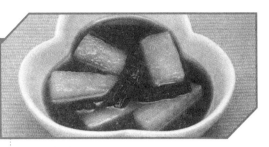

药材：
玄参 15 克。

食材：
白萝卜 300 克，蜂蜜 80 毫升，料酒 20 毫升。

制作：
① 白萝卜、玄参洗净切成片，用料酒浸润备用。
② 用大碗，放入 2 层萝卜，再放 1 层玄参，淋上 10 毫升蜂蜜、5 毫升料酒。按照此种方法，放置 4 层。
③ 将剩下的蜂蜜，加 20 毫升冷水倒入大碗中，大火隔水蒸 2 个小时即可。

● **功效：**
清热解毒、凉血滋阴、下气消食。

● **功效详述：**
玄参具有清热、凉血、散淤的作用；白萝卜则能清热生津。二者合用，能有效解热毒、清虚热，适合咽喉肿痛、斑疹隐隐、肠胃积热者食用。

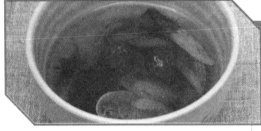

茵陈甘草蛤蜊汤

● **功效：**
清热利湿、滋阴利尿、化痰软坚。

● **功效详述：**
茵陈具有清热利湿的功效；蛤蜊性味咸寒，能滋阴利水；甘草具有缓急止痛的作用。本品适用于咽喉疼痛、肝胆湿热、湿疹湿疮、尿频尿涩者食用。

药材：
甘草 5 克，茵陈 2.5 克，红枣 6 颗。

食材：
蛤蜊 300 克，盐适量。

制作：
① 蛤蜊用水冲净，以薄盐水浸泡吐沙，随后用清水冲洗 1 遍。
② 茵陈、甘草、红枣洗净，放入锅中，倒入 500 毫升水，熬成高汤，熬到约剩 400 毫升，去渣留汁。
③ 将吐好沙的蛤蜊，加入汤汁中煮至开口，酌加盐调味即成。

⑨

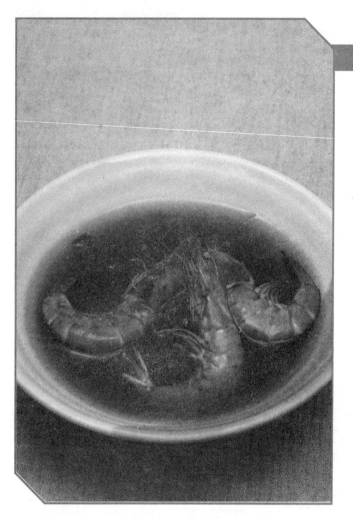

地黄虾汤

● 功效：

　　清热生津、凉血润燥、滋补肝肾。

● 功效详述：

　　本品有清热生津、凉血润燥的作用，用于治疗热病口渴、身发斑疹、阴虚火盛、咽喉肿痛、肠燥便秘等症。虾味甘性温，入肝、肾经，含有丰富的蛋白质，有滋补及美肤的功效。

药材：
生地黄 30 克。

食材：
虾 3 只，盐适量。

制作：
① 生地黄洗净后，放在盘中备用。将虾洗净后，放入沸水中余烫去腥、杀菌，然后捞起放在盘中备用。
② 净锅加水，将水烧开后，把事先准备好的虾和生地黄放入锅中，炖大约 30 分钟。
③ 加入盐调味，将地黄虾汤盛入碗中，即可食用。

熟地排骨煲冬瓜汤

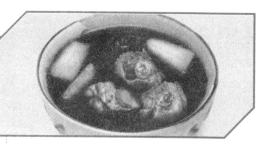

药材：
熟地黄 50 克。

食材：
冬瓜 100 克，姜片 10 克，盐 3 克，鸡精 1 克，胡椒粉 2 克，排骨 300 克。

制作：
① 将所有食材洗净，排骨剁成块，冬瓜切片。烧油锅，炒香少量姜片，放适量清水用大火煮开，放入排骨余烫，滤除血水。
② 砂锅上火，放入备好的排骨，加入剩余姜片、熟地黄，大火炖开后，转小火炖约 40 分钟，再加入冬瓜煲至熟，调味拌匀，即可食用。

● 功效：

清热利尿、补血安神、补益肝肾、滋阴润燥。

● 功效详述：

此汤可清热解毒，老少皆宜，具有滋阴补血、补益肝肾的功效，可用于治疗阴虚血少、腰膝萎弱及劳嗽骨蒸、遗精、崩漏、月经不调、消渴溲数、耳聋目眩等症。熟地黄可治阴虚火旺所引起的烦躁失眠、潮热盗汗、头晕目眩等症。

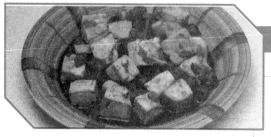

西红柿肉酱烩豆腐

● 功效：

生津止渴、健胃消食、滋阴凉血。

● 功效详述：

本品适合高血压、高脂血症、冠心病等患者食用。西红柿中的葡萄糖、有机酸易被人体直接吸收。另外，西红柿中丰富的维生素C由于有有机酸的保护，不易因加热而遭到破坏。本品还有促进消化的作用，可改善食欲。

药材：
石斛 10 克，白术 10 克，甘草 5 克。

食材：
豆腐、西红柿各 150 克，蘑菇 50 克，猪绞肉 200 克，食用油适量，洋葱末 10 克。

制作：
① 将各种药材洗净，放入锅中，加 750 毫升水，煮滚后转小火，熬煮至水量剩 500 毫升后，过滤汤汁备用。
② 豆腐放入盐水中余烫后，捞起切块；西红柿、蘑菇分别洗净后，切末备用。
③ 热油锅，加入适量食用油，放洋葱末炒香，再倒入猪绞肉、药汁及做法②的材料，翻炒片刻即可出锅。

提神醒脑

提神醒脑的方法有很多，比如：喝茶、喝咖啡，还可以通过按摩穴位来振奋精神。其实我们还可以通过日常生活中调节饮食的方法来提神，这样既滋补又健康。在此，我们推荐以下膳食给大家。

本草纲目对症养生全书

养眼鲜鱼粥

● 功效：

提神醒脑、消除疲劳、养肝明目、延缓衰老。

● 功效详述：

本品具有消除疲劳、提神醒脑、延缓衰老、平肝清热等功效。经常食用能降压、安神、醒脑，是高血压、动脉硬化等心血管疾病患者的佳肴，并且适合于脑力工作者。但过敏体质、尿酸过高及痛风患者不宜多吃。

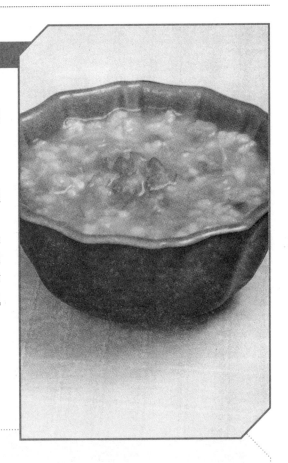

药材：
枸杞子 15 克。

食材：
大米 80 克，三宝米 50 克，鲑鱼 150 克，鸡胸肉 60 克，玉米 200 克，芹菜末 15 克，香菜少许。

制作：
① 枸杞子洗净，备用；大米洗净，和三宝米一起用水浸泡 1 个小时，沥干水分，备用。
② 鲑鱼洗净切小丁；鸡胸肉洗净剁细后，用少许盐腌渍；玉米洗净，保留玉米芯备用。
③ 加水熬煮玉米芯，水开后，加所有米煮 1 个小时转为小火，加入做法②的材料及剩余材料，煮 7 分钟即可。

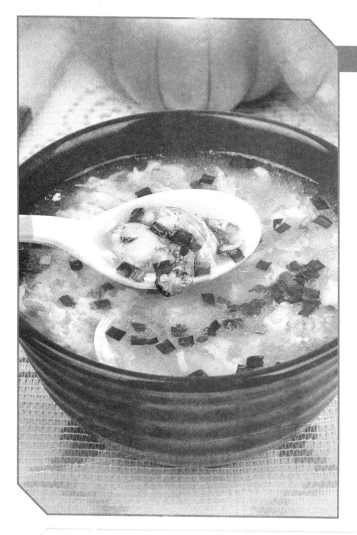

太子参莲子羹

● 功效：

　　健脾益气、清心宁神、开胃生津。

● 功效详述：

　　太子参健脾益气、可治精神疲乏；莲子具有清心安神的作用，可使人心情平静；菠萝健脾开胃。三者同食，可滋阴益气、安神宁心，能使人精力充沛。

药材：
莲子 300 克，太子参 10 克。

食材：
菠萝 150 克，冰糖、水淀粉各适量。

制作：
① 太子参泡软，洗净切片；菠萝去皮切块。
② 莲子洗净放碗中，加水后上蒸笼蒸至熟烂后取出。
③ 锅内加清水，放入冰糖搅拌，下入菠萝、莲子、太子参，烧开后用水淀粉勾芡，盛入碗内即可食用。

10

11 缓解体虚

现代人由于工作和生活压力大的原因，经常会感到疲惫。很多人会出现一些身体问题，如记忆力下降、精神不振、血压升高、失眠等，使身体处于亚健康的状态。平时只要注意多休息和合理饮食，这些问题就会得到改善的。以下是我们为你推荐的扶正补虚，增强体质的药膳。

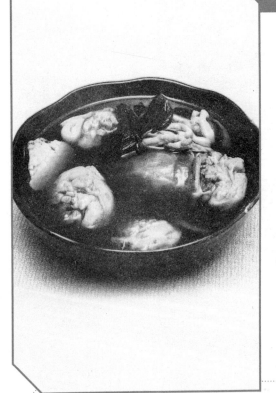

茯苓灵芝炖龟

● 功效：

　　健脾养胃、益气安神、增强体力、提高免疫、滋阴养颜。

● 功效详述：

　　常食用本品，能有效增强体质、增强免疫力，适合体虚食少、全身乏力、头晕眼花者食用。其中的灵芝含有多种人体必需的氨基酸，主治虚劳、咳嗽、气喘、失眠、消化不良等。另外，草龟有滋阴凉血、清解虚热的作用。

药材：
灵芝 200 克，茯苓 50 克。

食材：
草龟 1 只，猪瘦肉 200 克，家鸡半只，大干贝 3 个，姜片 5 克，盐 3 克，味精 3 克，料酒少许。

制作：
① 草龟宰杀洗净，家鸡洗净，猪瘦肉洗净切小块，干贝放入水中泡发 2 个小时。
② 把以上准备好的材料放入沸水中氽透，捞出，洗净。
③ 把做法②的材料和药材放入炖盅中，加入调味料，入蒸锅蒸 3 个小时即可。

本草纲目对症养生全书

益气鲜饭团

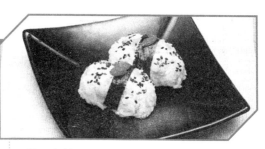

药材：
黄芪 10 克，党参 10 克，枸杞子 6 克。

食材：
黑芝麻 5 克，昆布 30 克，大米 200 克，紫菜 1 张，白糖 10 克，沙拉酱 20 克。

制作：
① 将黄芪、枸杞子分别洗净，用棉布袋包起，加水熬煮出汤汁；再放入昆布煮片刻，过滤出汤汁备用。
② 大米洗净，放入备好的汤汁中浸泡 30 分钟后一起放入电饭锅，煮成米饭，趁热拌入白糖溶化，将米饭做成饭团备用。
③ 将切成小片的紫菜贴在饭团上，撒上枸杞子和黑芝麻，食用时蘸沙拉酱即可。

● **功效：**

健脾益气、滋补肝肾、补气养血。

● **功效详述：**

本品能健脾益气、滋补肝肾、养肝明目。其中的黄芪具有升阳举陷、补中益气的作用，与党参搭配，益气补虚的功效明显增强。适合体虚乏力、精神不振、免疫力低下的人食用。

山药排骨汤

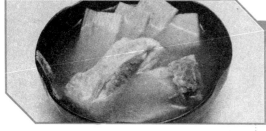

● **功效：**

健脾益气、补益肺肾、强筋壮骨。

● **功效详述：**

本品有益气补虚、健运脾胃、补肾壮骨的作用。经常食用，能有效增强体质、补充体力、增强脾胃消化功能。

药材：
山药 100 克。

食材：
排骨 500 克，盐 5 克。

制作：
① 排骨入开水中余烫，去浮沫洗净。新鲜山药削去外皮洗净，切成片或以药用山药代替亦可。
② 将以上材料加 700 毫升水煮，以大火烧开后，转小火煮至待排骨熟透，加盐调味即可。

11

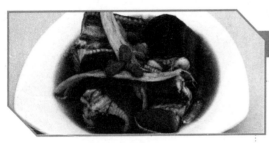

枸杞子黄芪蒸鳝片

● 功效：

祛风通络、益气养血、消除疲劳。

● 功效详述：

鳝鱼味咸性温，有祛风活血之功效。体倦乏力、产后虚赢者服食，具有很好的补益作用。将鳝鱼与黄芪、枸杞子相搭配，更增强其益气、滋补之效果，对于女性常见的体虚乏力、四肢酸软、虚寒易冷等病症有很好的改善作用。

药材：
枸杞子、麦门冬、黄芪各10克。

食材：
鳝鱼350克，姜10克，盐3克，味精2克，蚝油4毫升，酱油1毫升，胡椒粉少许。

制作：
①鳝鱼洗净去头剁段；黄芪、麦门冬洗净；枸杞子洗净泡发；姜洗净切片。
②将鳝鱼用盐、味精、酱油腌渍5分钟至入味。
③将以上所有材料和剩余的调味料一起拌匀，入锅中蒸熟即可。

黑豆青梅糕

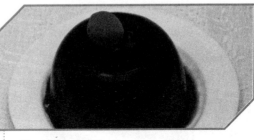

药材：
黑豆500克。

食材：
白糖100克，琼脂12.5克，青梅、碎冰糖各少许。

制作：
①先将黑豆在石磨上磨一下，除去皮，再磨成粗粉，加白糖和适量的水拌匀，上笼蒸熟。
②将琼脂加少许水调和，倒入蒸熟的黑豆中，放上少许青梅、碎冰糖；冷却后，放入冰箱冻成糕，取出切成小块，做成一道甜点，可随意食用。

● 功效：

强身健体、滋补肾阴、促进消化、增强免疫。

● 功效详述：

据分析，黑豆中蛋白质含量可与猪瘦肉、鸡蛋媲美，还含有丰富的氨基酸。此外，黑豆还含有多种微量元素，对人体的生长发育、新陈代谢、内分泌功能、免疫功能等均具有重要的作用。

党参煲牛蛙

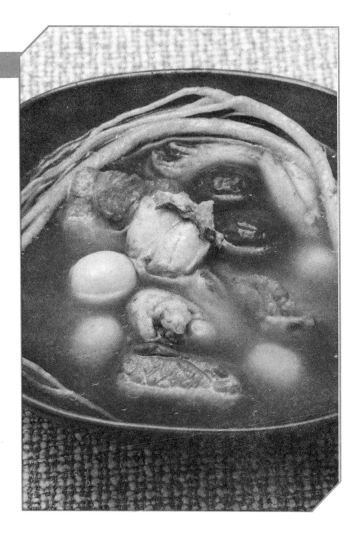

● 功效：

养心安神、健脾补气。

● 功效详述：

牛蛙的营养价值非常高，是一种高蛋白质、低脂肪、低胆固醇的营养食品，备受人们的喜爱。牛蛙有滋补解毒的功效，消化功能差或胃酸过多、体质弱的人都可以用来滋补身体。党参及莲子有养心、安神、补气之功效，可以促使人体气血旺盛、精力充沛，有利于病后康复。

药材：
党参 15 克，红枣 10 克，莲子 10 克。

食材：
牛蛙 200 克，排骨 100 克，姜、葱各 10 克，盐 6 克，味精 2 克，白糖 3 克，胡椒粉少许。

制作：
①将牛蛙处理干净，剁成块；排骨洗净剁块，氽烫捞出；姜洗净切片；葱洗净切段；红枣泡发备用。
②在锅中注入适量清水，再放入牛蛙、排骨、党参、红枣、莲子。
③用中火先煲 30 分钟，再加入盐、味精、白糖、胡椒粉，煲 10 分钟即可。

11

12 滋阴补虚

肾阴虚，即肾脏阴液不足。临床表现为腰膝酸痛、眩晕耳鸣、失眠多梦、男性阳强易举、遗精、女性经少经闭，或见崩漏、形体消瘦、潮热盗汗、五心烦热、咽干颧红、溲黄便干、舌红少津、脉细数等。

养生黑豆奶

● **功效：**

滋阴生津、补肾清心。

● **功效详述：**

本道药膳中的黑豆是一种有效的补肾食品，主治肾虚之症，具有健脾胃、消水肿、滋肾阴的功效。此外，本品还搭配了生地黄、玄参及麦门冬等滋阴之药，对于肾阴虚者有很好的补益作用。

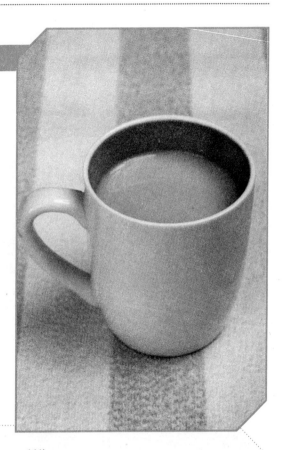

药材：
生地黄 8 克，玄参 10 克，麦门冬 10 克。

食材：
黑豆 200 克，白糖 30 克。

制作：
① 黑豆洗净，浸泡约 4 个小时至膨胀，沥干水分备用。
② 全部药材放入棉布袋，置入锅中，加 1000 毫升水以小火加热至沸腾约 5 分钟后，滤取药汁备用。
③ 将黑豆与药汁混合，放入果汁机内搅拌均匀，过滤出黑豆浆倒入锅中，以中火边煮边搅拌至沸腾，最后加白糖，即成养生黑豆奶。

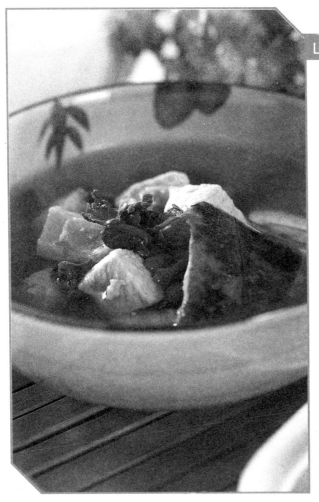

山茱萸枸杞子瘦肉汤

● 功效：

　　滋补肝肾、滋阴潜阳、益肾壮骨。

● 功效详述：

　　本品具有补益肝肾、滋阴潜阳的功效，其中的山茱萸有很好的补肾涩精功效；龟板则能滋阴潜阳、养心补血。适合肝肾阴虚引起的腰膝酸软、潮热盗汗、五心烦热、尿频者食用。

药材：
山茱萸 10 克，枸杞子 30 克，龟板 20 克。

食材：
猪瘦肉 100 克，盐适量。

制作：
① 猪瘦肉洗净，切块。
② 山茱萸、枸杞子、龟板洗净，加适量水煎 40 分钟，去渣取汁。
③ 将药汁与猪瘦肉同煮至肉熟，加盐调味即可。

12

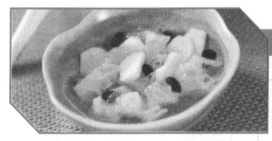

银耳荸荠糖水

药材：
银耳 150 克，枸杞子 10 克。

食材：
荸荠 10 个，冰糖 30 克。

制作：
① 将银耳放入冷水中泡发后，洗净；荸荠去皮洗净，切小块。
② 锅中加水烧开，下入银耳、荸荠煲 30 分钟。
③ 待熟后，再加入枸杞子，下入冰糖拌匀即可。

● **功效：**

　　滋阴养颜、养肝明目。

● **功效详述：**

　　本品能滋阴润燥、养肝明目，适合便秘、皮肤粗糙、小便不利、咽喉干燥肿痛、口腔溃疡者食用。其中的银耳具有很好的滋阴补虚作用，搭配枸杞子更能增强滋阴的功效。

何首乌黑豆煲鸡脚

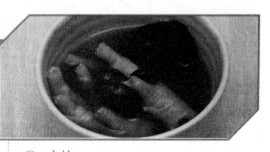

药材：
何首乌 10 克，红枣 5 颗。

食材：
鸡脚 8 只，黑豆 20 克，猪瘦肉 100 克，盐适量。

制作：
① 鸡脚剁去趾甲洗净备用；红枣、何首乌洗净备用。
② 猪瘦肉洗净、黑豆洗净，放锅中炒至豆壳裂开。
③ 将做法①、做法②的材料放入锅内，加适量清水煲 3 个小时，加盐调味即可。

● **功效：**

　　补肾益精、强筋壮骨、益气养血。

● **功效详述：**

　　这道菜具有补肾阴、益气血、壮筋骨的功效，可以治疗肾虚阴亏、口渴多饮、肝肾阴虚、头晕目眩、视物昏暗、腰酸乏力或须发早白等症状。同时对湿痹拘挛、腰痛腰酸、下肢无力、饮酒过多等都有很好的疗效。

洛神杨桃汁

● 功效：

清热利尿、生津解渴、滋阴养液。

● 功效详述：

杨桃性寒，味甘、酸，具有清热、生津、解渴的作用，搭配滋阴养血的桑葚，其滋阴生津之功更为明显。本品适合咽喉干痛、口渴心烦、小便不利者饮用。

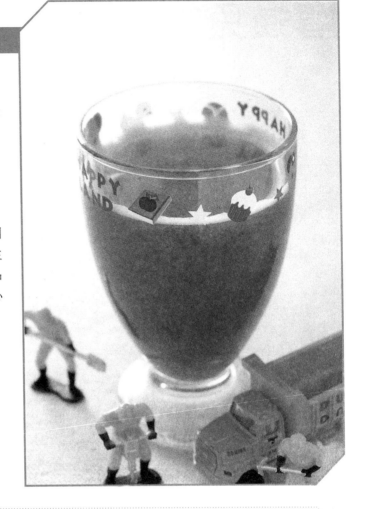

药材：
干洛神花 15 克，桑葚 15 克。

食材：
杨桃 1 个，冰糖 20 克。

制作：
① 干洛神花洗净，沥干，放入锅中，加水，以小火煮至沸腾。
② 然后加入冰糖搅拌至溶解后熄火，用细滤网滤出纯净的洛神花汤汁，待降温备用。
③ 将杨桃表皮洗净后擦干水分，切成长条，与桑葚一起放入榨汁机内榨成汁，与洛神花汁搅拌均匀即可。

12

增强免疫力

　　免疫力低下者易受病菌感染，免疫力反应过强者也会引起如过敏反应、自身免疫疾病等。各种原因使免疫系统不能正常发挥保护作用时，人体极易受细菌、病毒、真菌等感染。因此免疫力低下最直接的表现就是容易生病。

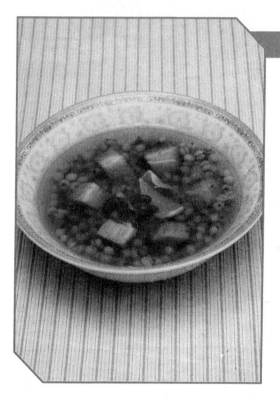

四宝鲜甜汤

● 功效：

　　补肾、养肝、健脾、润肺、祛湿、安神。

● 功效详述：

　　本品具有补中益气、补肾养肺、健脾祛湿的功效。其中的山药能健运脾胃、百合养心安神、枸杞子养肝明目。搭配使用，适合食欲不振、消化不良、免疫力低下的患者食用。

药材：
山药 10 克，新鲜百合 1 个，薏苡仁 100 克，枸杞子 15 克。

食材：
冰糖适量。

制作：
① 山药削皮、冲净、切丁；百合剥瓣、削去老边、冲净。
② 砂锅洗净，薏苡仁淘净盛入煮锅，加 500 毫升水以大火煮开后，再转小火煮 20 分钟，加入山药续煮 10 分钟。
③ 放入枸杞子和百合，煮至百合变透明，加冰糖调味即成。

虫草红枣炖甲鱼

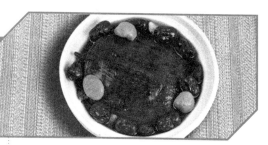

药材：
冬虫夏草 10 枚，红枣 10 颗。

食材：
板栗 5 颗，甲鱼 1 只，料酒、盐、味精、葱、姜片、蒜、鸡汤各适量。

制作：
①将甲鱼洗净，备用；冬虫夏草洗净；板栗去壳去皮；红枣用开水浸泡透后备用。
②将备好的甲鱼放入砂锅中，加水煮沸，捞出备用。
③在锅中放入甲鱼、冬虫夏草、红枣、板栗，然后加入料酒、盐、味精、葱、姜、蒜、鸡汤炖 2 个小时左右，取出即可。

● 功效：

温补肾气、滋阴生髓。

● 功效详述：

这道菜可以益气补血、调补阴阳，对久病体虚所导致的气血不足者来说，是极好的滋补佳品，能有效增强免疫力。

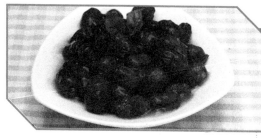

糯米甜红枣

● 功效：

补气养血、健脾养胃、滋补强身。

● 功效详述：

此药膳健脾益胃，适合脾胃虚弱、腹泻、倦怠无力的人食用。常食能补中益气、健脾养胃、补益气血，达到增加食欲、增强免疫的功效。

药材：
红枣 200 克。

食材：
糯米粉 100 克，白糖 30 克。

制作：
① 将红枣洗净、泡好，用刀切开枣腹，去核。
② 糯米粉用水搓成细团，放在切开的枣腹中，装盘。盘中可放 1 片荷叶，既能提味，又能避免粘盘。
③ 用白糖加水，将其搅拌成糖水，均匀倒入糯米红枣中，再将整盘放入蒸笼，蒸 5 分钟即可出笼。

本章看点

● **补血养心**

宜吃红枣、桑葚、桂圆等滋阴、补血的食物

● **滋阴润肺**

宜吃梨、沙参、百合、白萝卜、玉竹等食物

● **养肝明目**

宜吃动物肝脏、枸杞子、菊花、决明子等食物

● **温肾固精**

宜吃肉苁蓉、羊肉、猪腰、芡实、羊腰等食物

● **健脾除湿**

宜吃茯苓、赤小豆、薏苡仁、冬瓜、白扁豆等食物

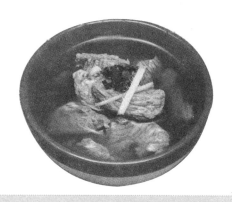

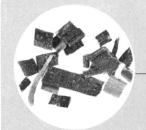

第三章
调养五脏滋补药膳

　　调养五脏，这里所说的就是通过药膳调理养护我们的心、肝、肺、脾、肾。现代人生活及工作压力大，生活节奏紧张，因而往往忽略了对自身五脏的调养，从而出现各种病症，如白领族的消化不良、学生族的头晕头痛等。该如何调理我们的五脏呢？下面我们向你推荐了一些简便有效的对症药膳。

补血养心

心悸怔忡、面色苍白、爪甲发白、头晕目眩、失眠健忘等都是心血不足的表现。心血不足者，往往容易注意力不集中、做事丢三落四、头昏眼花。补养心血，不是一朝一夕便能完成的事，是需要通过药膳来慢慢调理的。下面我们为你推荐以下补血药膳。

红枣鸡肉汤

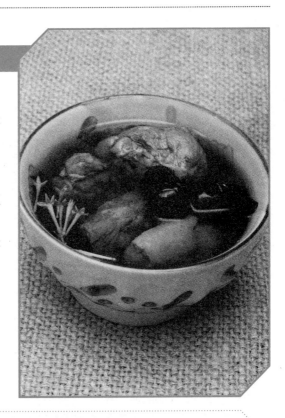

● 功效：

益气补血、养心安神、增强体力和脑力。

● 功效详述：

合欢皮具有安神解郁之效，红枣能养血安神，鸡肉能补益气血。本品适合心血不足，症见心悸、失眠、健忘、面色苍白者食用。

药材：
合欢皮 30 克，红枣 30 克。

食材：
鸡腿 150 克、盐 3 克、味精 2 克，姜片 5 克。

制作：
①将鸡腿、合欢皮、红枣洗净，并将红枣泡发，备用。
②锅置火上，倒入适量清水，待锅中水煮沸，放入鸡腿去除血水。
③锅中另放水，放入姜片、鸡腿、合欢皮、红枣，煲 4 分钟后，放入盐、味精调味即可。

红枣乌鸡汤

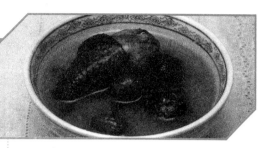

药材：
红枣 20 颗，枸杞子 5 克。

食材：
乌鸡半只，绿茶 10 克，香菜 20 克，盐和香油各适量。

制作：
① 先将红枣泡软；鸡洗净、剁块；绿茶用布袋装好备用。
②将剁好的鸡块放入锅中，接着放入茶包、枸杞子、红枣，并加水至盖过鸡块为止。
③以大火煮沸后转小火慢熬 1 个小时，放入盐调味即熄火，食用前撒上香菜、淋入香油即可。

◉ **功效：**

补血养颜、养心安神。

◉ **功效详述：**

甜甜的红枣不仅好吃，还具有多种功效，主治心腹邪气，还可养脾气、平胃气，同时津液不足、身体虚弱、四肢酸麻者，长期服用本品，还能轻身延年。需要注意的是，红枣因加工的不同，有红枣、黑枣之分，入药一般以红枣为主。

熟地黄双味肠粉

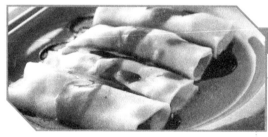

◉ **功效：**

滋补肝肾、滋阴养血、养心安神。

◉ **功效详述：**

本品适合血虚萎黄、眩晕心悸、月经不调、肝肾阴亏、腰膝酸软、耳鸣耳聋、头目昏花、须发早白等症患者食用，具有很好的补益功效。

药材：
熟地黄 5 克，枸杞子 3 克，红枣 2 克。

食材：
虾仁 20 克，韭菜 80 克，猪肉丝 40 克，香菜 10 克，河粉 100 克。

制作：
① 枸杞子、熟地黄、红枣加水煎汁。
②虾仁、韭菜、猪肉丝处理干净，1 片河粉包入猪肉丝和韭菜，另 1 片河粉包入虾仁和韭菜。
③置蒸笼中蒸熟，淋上药汁，撒上香菜。

14

15 滋阴润肺

　　肺阴虚是指阴液不足而不能润肺，多由久咳久咯耗伤肺之阴液，或因痨虫袭肺、燥热之邪犯肺灼伤肺阴；或是汗多不固，阴津外泄等导致。此症主要表现为干咳、口燥、痰少、手足心热、盗汗、便秘、舌红苔少、脉细而数或咳血等。

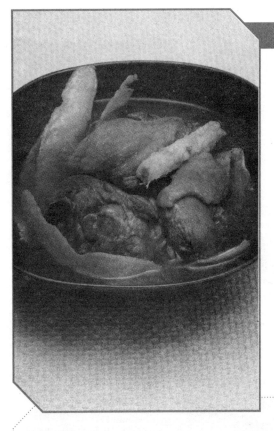

玉竹沙参焖老鸭

● **功效：**

　　滋阴清肺、生津润燥。

● **功效详述：**

　　本药膳是常用的滋阴补品，可滋阴润肺、生津止渴。沙参能滋阴清肺，玉竹能养阴润燥，二者结合在一起，滋补养阴的功效更强。老鸭可益胃生津、清热止渴。

药材：
玉竹 50 克，沙参 50 克。

食材：
老鸭 1 只，葱花、姜、盐各适量。

制作：
①将老鸭洗净，切块后放入锅中；姜去皮，切片。
②再放入沙参、姜、玉竹，加水适量用大火煮沸。
③转用小火煨煮 1 个小时后，加入盐，撒上葱花即可。

白果玉竹煲猪肚

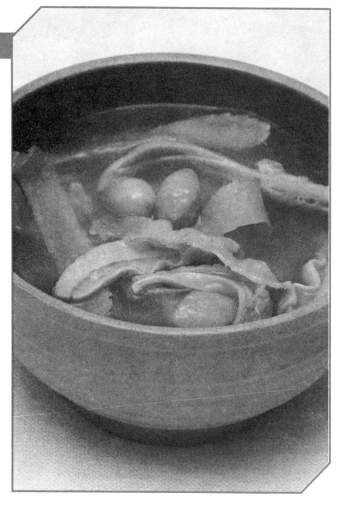

● 功效：

滋阴润肺、生津润燥、健脾养胃。

● 功效详述：

本药膳具有滋润肺阴、健脾益胃的功效。本品的制作采取了猪肚这一材料。猪肚即猪胃，为补脾胃的重要食材。另外，白果具有促进血液循环、改善心脑血管、增强人体免疫力的功效。玉竹为滋阴润肺的重要食材，搭配白果，能清肺止咳、润肺养阴，是很好的滋补药材。

药材：
白果 50 克，玉竹 10 克。

食材：
猪肚 1 个，姜片 10 克，葱 5 克，盐、鸡精各 3 克。

制作：
①锅上火，注入适量清水，放入适量姜片煮沸，再加入猪肚煮约 10 分钟，捞出洗净晾干。
②将猪肚切成片，玉竹泡发切片，白果洗净，葱切段，备用。
③倒入适量清水，放入姜片、葱段，待水沸后放入猪肚、玉竹、白果，大火炖开，转小火煲约 2 个小时，加入盐、鸡精调味即可。

15

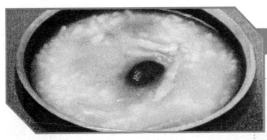

沙参白果瘦肉粥

药材：
白果 10 克，山药 20 克，沙参 10 克，红枣 4 颗。

食材：
猪瘦肉 30 克，姜 8 克，盐 1 克，味精 2 克，大米适量。

制作：
① 山药洗净去皮，切片；红枣泡发，切碎；猪瘦肉洗净剁碎；白果、大米淘洗净。
② 姜切丝，葱切花，香菜切末备用。
③ 砂锅注水烧开，放入大米，煮成粥；放入沙参、白果、山药煮 5 分钟后，加入红枣、猪瘦肉、姜丝煮烂，放适量盐和味精拌匀即可。

● **功效：**

润肺阴、强身体、健脾胃、养气血。

● **功效详述：**

本药膳具有养肺阴、健脾胃、安心神的功效，可用于肺燥干咳、身体虚弱、气血不足、食少体倦等病症；另外，山药含有淀粉酶、多酚氧化酶等物质，有利于增强脾胃消化吸收的功能。

麦芽乌梅饮

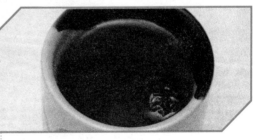

药材：
山楂 10 克。

食材：
麦芽 15 克，冰糖 10 克，乌梅 2 颗。

制作：
① 乌梅用水洗净，将水沥干；山楂洗净，切成片状，备用。
② 锅置火上，倒入清水 1000 毫升，待烧开后，放入山楂和乌梅，大火改为小火，煮 30 分钟左右，加入麦芽。
③ 再煮 15 分钟，即可加入冰糖。此时，汤汁有明显的酸味，可根据个人口味酌量增减冰糖。

● **功效：**

消积化食、滋阴生津。

● **功效详述：**

本药膳具有滋阴生津等功效。乌梅具有敛肺止咳、涩肠止泻、生津止渴、安蛔止痛的功效，可用于肺虚所致的自汗不止、久咳少痰或无痰，或久泻、久痢等症。

养肝明目

拥有一双健康、明亮的眼睛是所有人都希望的。学生族和上班族经常看书和使用电脑，用眼强度太大，而上了年纪的人则会出现视物不清等眼部症状。想让眼睛恢复活力和明亮，我们可以通过多吃以下几道养眼药膳来改善。

桑杏菊花甜汤

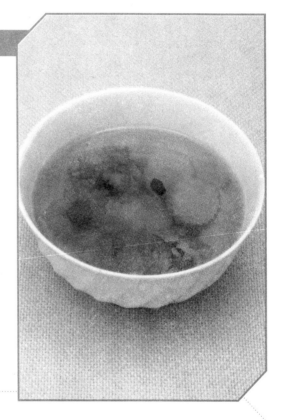

● 功效：

疏风散热、平肝明目。

● 功效详述：

桑叶具有发散风热、平肝明目之效；菊花则具有清热解毒、清肝明目之效。二者搭配使用，更能增强明目的作用，特别适合经常用眼的上班族、学生族饮用。

第三章 调养五脏滋补药膳

药材：
桑叶 10 克，菊花 10 克，枸杞子 10 克。

食材：
杏仁粉 50 克，琼脂 15 克，白糖 25 克。

制作：
① 桑叶洗净入锅中，加水，以小火加热至沸腾，约 1 分钟后关火，滤取药汁备用。
② 杏仁粉与琼脂倒入药汁中，以小火加热搅拌，沸腾后倒入碗中待凉，入冰箱冷藏。
③ 菊花、枸杞子放入锅中，倒入清水，以小火煮沸，加入白糖搅拌溶化备用；将凝固的杏仁冻切块倒入药汁中即可食用。

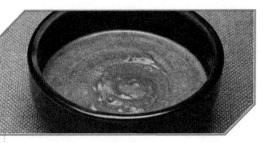

桑叶芝麻糊

药材：
桑叶 15 克，芝麻糊适量。

食材：
牛奶 50 毫升，桑葚汁 10 毫升。

制作：
① 先将桑叶洗净，放入锅中，用大火煮开后，捞出桑叶，晾干，备用。
② 随即在桑叶汁中，冲入芝麻糊及牛奶，搅拌均匀。
③ 转入小火，调成糊状，并加入桑葚汁，即可食用。

● 功效：
祛风散热、补益肝肾、益精养血、润肠通便。

● 功效详述：
本品中的桑叶具有平肝明目、润肺止咳之效；芝麻则具有滋阴补肾、润肠通便的作用。尤其适合便秘、视力疲劳、热咳、头发花白的人食用。

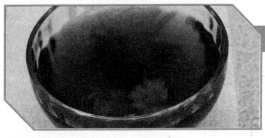

菊花决明子茶

● 功效：
平肝明目、润肠通便。

● 功效详述：
本品中的菊花和决明子都具有明目的效果。另外，菊花能清热解毒，决明子还能润肠通便。尤其适合便秘、目赤肿痛、视力疲劳的人饮用。

药材：
决明子 15 克，红枣 15 颗。

食材：
红糖 10 克，菊花 10 克。

制作：
① 红枣洗净，切开去除枣核；决明子、菊花各自洗净，沥水，备用。
② 决明子与菊花先加水 800 毫升，以大火煮开后，加入红枣转小火再煮 15 分钟。
③ 待菊花泡开、决明子熬出药味后，用滤网滤净残渣，加入适量红糖，搅拌调匀即可。

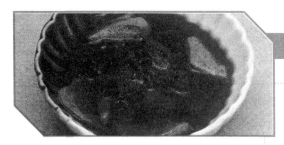

玄参炖猪肝

功效：

清热凉血、滋阴解毒、降火利咽、养肝补血。

功效详述：

本品清热凉血、养肝明目、滋阴解毒。主治温邪入营、内陷心包、温毒发斑、热病伤阴、舌绛烦渴、津伤便秘、骨蒸劳嗽、目赤、咽痛、瘰疬、白喉、痈肿疮毒等。使用注意：脾胃虚寒、食少便溏者不宜服用。

药材：
玄参片 20 克。

食材：
猪肝 500 克，食用油、淀粉、白糖、酱油、料酒、葱、姜、盐、味精各适量。

制作：
①取玄参片洗净，与猪肝同煮 1 个小时后，取出猪肝，汤汁备用。
②猪肝切片，将油锅烧热，加入姜、葱煸炒，再放入猪肝片，加酱油、白糖、料酒少许。
③加入猪肝原汤，以淀粉勾芡，加入盐、味精调味即可。

天麻枸杞子鱼头汤

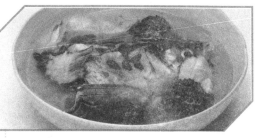

药材：
天麻 10 克，当归 10 克，枸杞子 15 克。

食材：
鲑鱼头 1 个，西蓝花 150 克，蘑菇 3 朵，盐 5 克。

制作：
①鱼头去鳞、鳃，洗净；西蓝花撕去梗上的硬皮，洗净切小朵；蘑菇洗净，对切为两半。
②将天麻、当归、枸杞子以 600 毫升水熬至约剩 500 毫升水，放入鱼头煮至八分熟。
③将西蓝花、蘑菇加入煮熟，加盐调味即成。

功效：

平肝止眩、养肝明目、补血养血、健脾益胃。

功效详述：

此汤有益气养血、平肝养肝的功效，对于缓解眩晕、补充体力有良好作用，适用于眼部疾病、肝病、脾胃不和等症。对于保护肝肾、调理气血方面也有很好的作用。

16

17 温肾固精

肾阳虚者多表现出如下症状：小便频数、遗尿、阳痿、遗精、腰膝冷痛，辨证属肾阳虚、命门火衰。现代人压力很大，在平时生活中，应多注意保养身体，缓解紧张和焦虑的情绪，多食用一些能温肾固精的药膳来增强体质，保持身体健康。

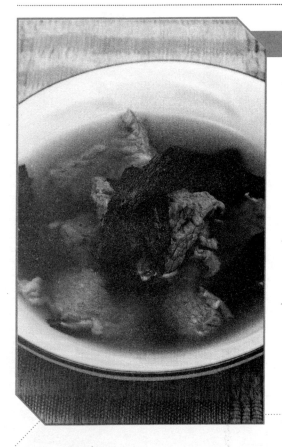

三味羊肉汤

● 功效：

补益肝肾、延缓衰老、温经祛寒、补益精血。

● 功效详述：

杜仲具有补肝肾、强筋骨的作用；附子能温补肾阳；熟地黄则能补肾益精，搭配羊肉，温肾之功更为明显。本品尤为适合肾阳不足所致的腰酸冷痛、腹冷痛、筋骨无力等患者食用。

药材：
杜仲15克，制附子20克，熟地黄9克。

食材：
羊肉250克，葱、姜、盐各适量。

制作：
① 将羊肉洗净，切成小块，备用；将杜仲、附子、熟地黄洗净。
② 将做法①的所有材料放入锅中，加入适量的水，大约盖过所有材料。
③ 用大火煮沸，再转成小火慢慢炖煮至肉熟烂，加入适量调味料调味即可。

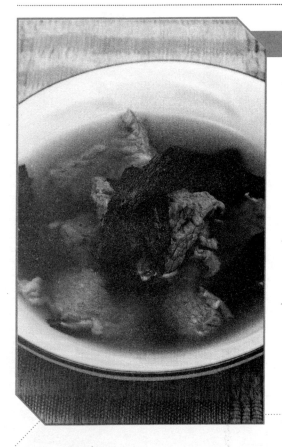

本草纲目对症养生全书

川乌粥

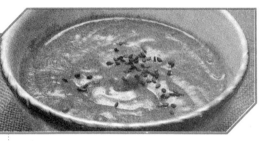

药材：
川乌、桂枝、杜仲各 10 克，肉桂 5 克。

食材：
葱白 2 根，粳米 100 克，红糖适量。

制作：
① 将川乌洗净，沥干，煎 90 分钟；粳米洗净。
② 下洗净的桂枝、肉桂、葱白、杜仲，再煎 40 分钟。
③ 取汁与粳米煮粥，待粥熟后，调入红糖稍煮即成。

● 功效：

温经散寒、补肾壮阳、活血通络。

● 功效详述：

川乌、肉桂均有温经、止痛、散寒的作用。本品具有活血通络、祛风除湿的功效，适合风寒湿痹以及脾肾阳虚所致的腰膝冷痛、体虚无力者食用。

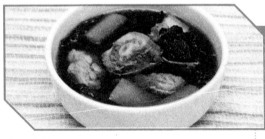

苁蓉黄精骶汤

药材：
肉苁蓉 15 克，黄精 15 克。

食材：
猪骶尾骨 1 副，罐头白果 10 克，胡萝卜半个，盐 5 克。

制作：
① 猪骶尾骨洗净，放入沸水中余烫，去掉血水，备用；胡萝卜削皮、冲净、切块备用。
② 将做法①的材料和药材一起放入锅中，加水至盖过所有材料。大火煮沸，再转用小火续煮约 30 分钟，加入白果再煮 5 分钟，加盐调味即可。

● 功效：

温补肾阳、益气填精、改善性功能、刺激精液分泌和精子的产生。

● 功效详述：

此汤可以补肾健脾、益气填精，适用于阳痿早泄、性欲减退、风湿酸痛、筋骨无力等症。肉苁蓉可促进性欲、刺激精子生长和精液分泌，并可调节男性生殖系统的功能，还可使人体保持正常的内分泌功能。黄精则可以补脾益气、补肾益精。

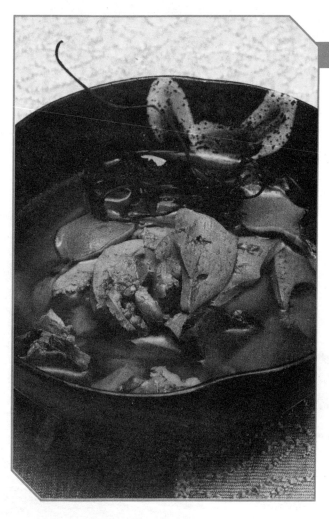

温肾四子汤

● 功效：

调理肾气、温肾固精、清热利湿。

● 功效详述：

此汤能补肾固精，治疗阳痿遗精、腰酸肢冷等病症，对强健筋骨有很好的效果。另外，此汤还可以通利小便、清热利湿，从根本上调整肾脏功能、滋补元气、刺激性激素分泌，对于提高活力、防止疲劳及维持中枢神经的正常功能都很有帮助。

药材：
沙苑蒺藜、覆盆子、车前草、菟丝子、芫蔚子各10克。

食材：
鸡内脏（含鸡肺、鸡心、鸡肝）适量，盐适量。

制作：
① 将所有鸡内脏洗净、切片备用；姜洗净、切丝；葱去根须，洗净，切丝。
② 将药材放入纱布包中，扎紧，放入锅中；锅中加适量水，至水盖住所有材料，用大火煮沸，再转成小火继续炖煮约20分钟。
③ 转中火，放入鸡内脏、姜丝、葱丝，待汤沸后，加入盐调味即可。

鹿茸炖乌鸡

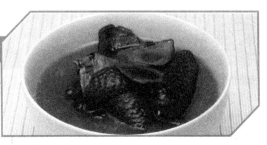

药材：
鹿茸 10 克。

食材：
乌鸡 250 克，盐适量。

制作：
① 将乌鸡洗净切块备用。将备好的乌鸡块与鹿茸一齐置炖盅内。
② 再加适量开水，用小火隔水炖熟，最后用盐调味后即成。

● 功效：

温肾壮阳、补精益血、强壮筋骨。

● 功效详述：

本药膳能补养精血、强筋健骨。适用于月经不调、小腹冷痛、腰膝酸软、面色苍白、手足冰冷者。鹿茸的补阳作用很强，所以推荐在冬季食用本药膳，有祛寒暖身的功效。

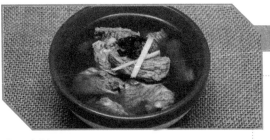

附子蒸羊肉

● 功效：

温肾壮阳、祛寒除湿。

● 功效详述：

本品温肾壮阳，适用于肾阳不足所致的阳痿滑精或阳虚水泛所致的尿少水肿等症。附子具有回阳救逆、补火助阳、散寒祛湿的功效，主治虚脱、四肢厥冷、脘腹冷痛、肾虚水肿等。与羊肉同食，其补益的效果更为显著。

药材：
附子 30 克。

食材：
鲜羊肉 1000 克，葱、姜丝、料酒、葱段、肉清汤、盐、熟猪油、味精、胡椒各适量。

制作：
① 将羊肉洗净，放入锅中，加适量清水煮至七分熟，捞出。
② 取大碗依次放入羊肉、附子、姜丝、料酒、熟猪油、葱段、肉清汤、胡椒、盐等调味料。
③ 再放入有沸水的锅中隔水蒸熟即可。

健脾除湿

食欲不振、消化不良、水肿、腹胀、便溏等，都是脾胃湿盛的表现。脾胃素虚的人，平时不注意调节饮食，嗜食肥甘厚味、辛辣刺激则会导致痰湿、湿浊内盛，从而出现上述症状。想祛除脾胃的湿浊，让脾胃活得轻松自在？你可以通过以下药膳来调理脾胃、健脾除湿。

芡实莲子薏苡仁汤

● 功效：

涩精固肾、健脾益气、养心安神、利水消肿。

● 功效详述：

本品具有健脾祛湿、清心安神、固肾涩精之效。其中的薏苡仁具有利水渗湿、健脾止泻、清热排脓的作用；莲子具有健脾益气之功；芡实除湿止带。适合食欲不振、脾虚泄泻、带下增多者食用。

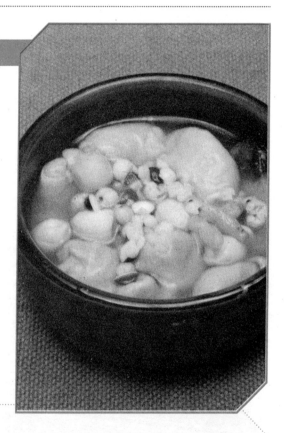

药材：
芡实 100 克，茯苓 50 克，山药 50 克，干品莲子 100 克，薏苡仁 100 克。

食材：
猪小肠 500 克，盐 5 克，料酒 30 毫升。

制作：
① 将猪小肠洗净，处理干净，放入沸水中氽烫，捞出，剪成小段，备用。
② 将芡实、茯苓、山药、莲子、薏苡仁洗净，与备好的猪小肠一起放入锅中，加水至盖过所有材料。
③ 用大火煮沸，再用小火炖煮约 30 分钟。快熟时加入盐调味，淋上料酒即可。

党参黄芪排骨

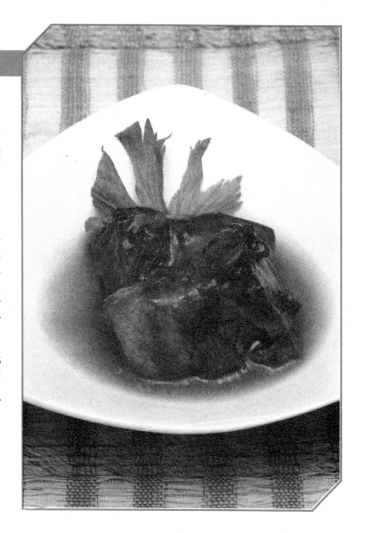

● 功效：

益气补虚、升阳
举陷、强筋健骨、健
脾渗湿。

● 功效详述：

本品能补中益
气、健运脾胃，尤其
适合脾胃虚弱者食
用。党参能补气、生
津、养血；黄芪能补
气升阳、利水消肿。
对于脾胃运化功能低
下、脾虚水肿者而
言，是很好的消肿补
益药膳。

药材：
党参 5 克，黄芪 5 克，八角 1 克。

食材：
小排骨 120 克，葱段 5 克，姜片 3 克，食用油、料酒、豆腐乳、酱油、冰糖各适量，淀粉少许。

制作：
① 排骨洗净，腌渍后入油锅炸至金黄色。党参、黄芪、茯苓、八角放入锅中，加 150 毫升水以小火煎煮 20 分钟，再加入豆腐乳、酱油、料酒、冰糖、姜片后转大火煮沸。
② 在蒸锅底铺上葱段，加入排骨，然后放入蒸笼蒸 1 个小时，蒸熟后倒出汤汁，加淀粉勾芡，淋在小排骨上即可。

18

本章看点

● **咳嗽**

咳嗽时，应忌食一切甜腻之品，宜多吃新鲜的蔬果

● **感冒**

感冒时，需多摄入富含维生素 C 的食物，补充充足的水分

● **哮喘**

哮喘者，饮食以清淡、易消化为主，同时多喝水以稀释痰液

● **心悸**

心悸者，应避免咖啡、浓茶、巧克力、烟、酒等刺激性食物

● **失眠**

易失眠者，睡前不宜饮浓茶及含有咖啡因的兴奋性饮料

● **焦虑**

焦虑者，宜保持心情的舒畅，避免咖啡、浓茶等刺激性饮品

● **抗压**

压力过大者，宜食用能舒缓压力及平复情绪的食物

● **食欲不振**

食欲不振者，宜少食多餐，定时进餐，以易消化食物为主

……

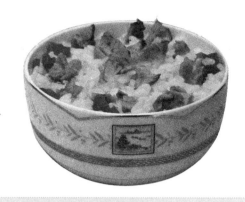

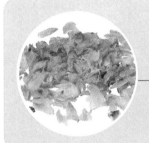

第四章
对症祛病美味药膳

　　咳嗽、感冒、失眠、心悸、食欲不振等是生活中常见的病症。当遇到这些疾病时，很多人的第一反应就是自己去药店买西药服用，等症状自行缓解就好了。然而，这样草草了事的态度是很难彻底治愈疾病的，反而可能会使病程延长，甚至引起并发症。其实药膳在治疗疾病方面，功效是十分显著的，且不会有任何副作用，还能起到调理身体的保健功效。下面，就来看看我们为你推荐的对症药膳吧。

19 咳嗽

● 症状简述

咳嗽是呼吸系统疾病的主要症状，如咳嗽无痰或痰少干咳。咳嗽是人体清除呼吸道内的分泌物或异物的保护性呼吸反射动作，可促进痰液和异物排出，但剧烈而频繁的咳嗽会使人痛苦，甚至引发严重的并发症。

● 首选药材：川贝母

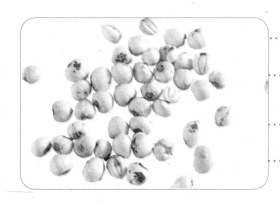

属性 味微苦、甘，性微寒。

功效 润肺止咳、化痰平喘、清热化痰。

存放 干燥、阴凉处。

挑选 坚硬且脆，断而白色，富有粉性。

● 调理指南

对症药材：沙参、知母、麦门冬、百合、新鲜橘皮、松子仁。
对症食材：梨、白萝卜、银耳。

● 日常饮食宜忌

1. 忌酸甜：咳嗽应忌糖及一切甜食、冷饮等，咳嗽剧烈时，连一些酸甜的水果，如苹果、香蕉、橘子等也不宜多吃。

2. 忌盐：咳嗽患儿在饮食上，应减少盐的摄入。

3. 忌鱼腥：小儿咳嗽期间不宜吃鱼腥，尤其是风热咳嗽时，对某些鱼、蛋过敏的小儿更应注意，忌食鲑鱼和带鱼。

4. 饮食清淡：应以新鲜蔬菜为主，适当添加豆制品、少量猪瘦肉和禽蛋，少食荤菜。菜肴要以蒸煮为主，不宜吃油、炸、煎食物。

中医推荐的止咳药膳有如下几种。

川贝蒸梨

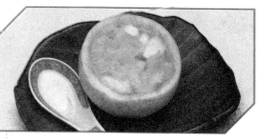

药材：

川贝母 6 克，银耳 3 克。

食材：

新鲜梨 1 个。

制作：

① 将银耳泡软，去蒂，切成细块。
② 梨洗净从蒂柄上端平切，挖除中间的核。
③ 将川贝母、银耳置入梨心，并加满清水，置于碗盅里移入电饭锅，外锅加 150 毫升，蒸熟即可吃梨肉、饮汁。

◉ **功效：**

润肺止咳、清热化痰。

◉ **功效详述：**

本药膳将川贝母和梨两者的优点合在一处，可养阴润肺，用于肺热燥咳、阴虚久咳、干咳无痰、咽干舌燥等症。川贝母具有清热润肺、化痰止咳的功效，多用于肺热燥咳、干咳少痰等病症。

松子仁烩鲜鱼

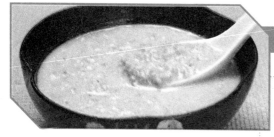

◉ **功效：**

润肺止咳、扶正补虚、润肠通便。

◉ **功效详述：**

本药膳具有润肺止咳、滑肠通便、益气补虚的功效，可以治疗口干、干咳无痰的肺燥咳嗽。另外，核桃仁所含的不饱和脂肪酸有降低胆固醇、甘油三酯的作用。

药材：

核桃仁、花生仁各 40 克，白果、杏仁各 20 克。

食材：

鸡蛋 2 个，白糖适量。

制作：

① 白果洗净，去壳、去皮；杏仁、核桃仁、花生仁洗净。
② 将白果、杏仁、核桃仁、花生仁共研成粉末，用干燥的瓶罐收藏，放于阴凉处。
③ 每次取 20 克加水煮沸，冲入鸡蛋，成一小碗，加白糖搅拌均匀即可。

19

感冒

● 症状简述

　　感冒是一种自愈性疾病，可分为普通感冒和流行性感冒两种。当人体受凉、淋雨、过度疲劳时，都会使全身或呼吸道局部防御功能降低，病毒、细菌就会趁机迅速侵犯人体，引起本病。

　　治疗上西药、中药皆可，亦可采用食疗，不但可以辅助治疗疾病，而且还有保健功效。

● 首选药材：桑叶

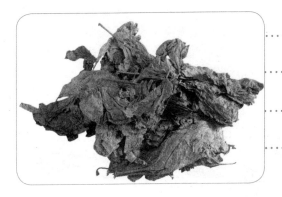

(属性) 味甘、苦，性寒。

(功效) 疏散风热、清肺止咳、清肝明目。

(存放) 去除杂质后，晒干；密封后置于阴凉处。

(挑选) 最好选自然风干的桑叶，以免其有效成分损失。

● 调理指南

　　对症药材：麻黄、桂枝、菊花、薄荷。

　　对症食材：葱白、姜。

● 日常饮食宜忌

　　1. 宜选择容易消化的流质食物，如菜汤、稀粥、蛋汤、蛋羹、牛奶等。

　　2. 宜食清淡、少油腻，但能满足营养的需求，且能增进食欲的食物。可以喝粥或吃些榨菜、豆腐乳等小菜，以清淡、爽口为宜。

　　3. 保证水分的供给，可多喝酸性果汁，如山楂汁、猕猴桃汁、红枣汁、鲜橙汁、西瓜汁等。

　　4. 多食含维生素 C、维生素 E 及红色的食物，如西红柿、苹果、葡萄、红枣、草莓、橘子、西瓜及牛奶、鸡蛋等。

　　预防和治疗流行性感冒和普通感冒，中医为大家推荐了以下药膳，供你参照。

柴胡绿茶饮

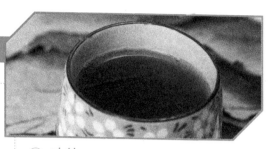

药材：
柴胡、绿茶各 6 克。

食材：
蜂蜜适量。

制作：
① 将柴胡、绿茶放入砂锅内，加适量水。
② 置大火上烧沸 5 分钟后，取茶液 1 次，再加水煎熬 1 次，取汁。
③ 将 2 次茶液合并，稍冷却，加蜂蜜搅匀即可。

◉ 功效：
疏散解热、疏肝解郁。

◉ 功效详述：
本品具有疏散退热、疏肝行气、疏解肝郁等功效，可用于风热感冒、抑郁烦闷、高血压等症。适合外感发热、肝郁气滞、气虚下陷者饮用。

桑菊薄荷饮

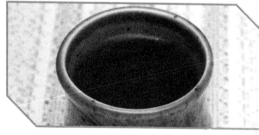

◉ 功效：
清肝明目、清热解毒、祛风散热。

◉ 功效详述：
本饮品具有疏散风热、清利头目、利咽透疹、疏肝解郁之功效。桑叶、菊花疏散上焦风热、清肺止咳；薄荷疏风解表、清咽利膈，杏仁、桔梗宣肺止咳。

药材：
桑叶 8 克，菊花 8 克，薄荷 5 克。

食材：
蜂蜜 10 毫升。

制作：
① 将桑叶、菊花分别洗净，沥水，备用。将薄荷、桑叶、菊花分别用棉布袋装起来，备用。
② 砂锅洗净，倒入清水 500 毫升，烧开后，备用。
③ 稍凉后，将棉布袋放入热开水里，10 分钟后，倒入适量蜂蜜搅匀即可。

20

哮喘

症状简述

哮喘是由多种细胞，特别是肥大细胞、嗜酸性粒细胞和 T 淋巴细胞参与的慢性气道炎症，此炎症可引起反复发作的喘息、气促、胸闷和咳嗽，发作性伴有哮鸣音的呼气性呼吸困难，严重者可被迫采取坐位或呈端坐呼吸，干咳或咯大量白色泡沫痰，甚至出现紫绀等。

首选药材：白果

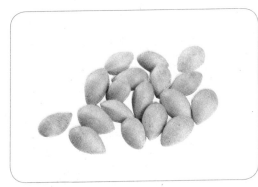

属性 味甘、苦、涩，性平，有毒。

功效 敛肺气，定喘嗽、止带浊等。

存放 冷藏或放在阴凉通风处。

挑选 自然本色的本白，而不是雪白、新鲜饱满。

调理指南

对症药材：苏子、百部、紫菀、葶苈子。

对症食材：西芹、豆腐、香菇、小黄瓜、白萝卜。

日常饮食宜忌

1. 忌牛肉、巧克力、海鱼、虾、蟹、羊肉等发物。

2. 在饮食方面，婴幼儿应警惕异体蛋白，老年人应少吃生痰的食物，如鸡蛋、肥肉、花生、油腻的食品。

3. 在哮喘发作期，应注意多补充水分，以清淡流质饮食为主，避免脱水或痰稠难以咳出而加重呼吸困难。

另外，中医为大家推荐的对症药膳有如下几种。

西芹百合炒白果

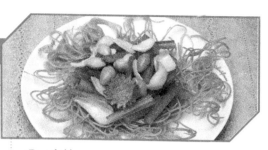

药材：
百合 300 克，白果 50 克。

食材：
西芹 500 克，姜、葱、盐、味精各 2 克，
鸡蛋面 200 克，食用油适量，鸡精 2 克，
淀粉 10 克。

制作：
① 西芹、少许百合切好洗净，鸡蛋面用
开水煮熟，沾上淀粉，油炸成雀巢备用。
② 白果过水后放入砂锅，加油和调味料
炒熟，用剩余淀粉勾芡。
③ 把炒好的西芹、百合装入雀巢，将白
果放在上面即可。

● 功效：

敛肺气、缩小便、止哮喘、润心肺。

● 功效详述：

白果具有敛肺气、定喘嗽、止带浊的
作用。西芹是芹菜的一种，可用于高血
压、血管硬化、神经衰弱等疾病的辅助治
疗。此外，常食西芹还有利于清咽利胆、
祛风散热。

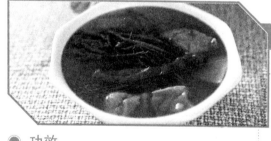

紫菀款冬猪肺汤

● 功效：

止咳定喘、补肺祛痰。

● 功效详述：

本品具有补肺定喘、止咳祛痰作用，
适合咳逆喘息、痰多阻肺而见嘴唇青紫、
呼吸困难等患者食用。在哮喘缓解期，常
吃本品，能补益肺气，有效增强抵抗力。

药材：
紫菀 10 克，款冬花 15 克。

食材：
猪肺 300 克，盐 5 克，姜片 4 克。

制作：
① 将猪肺用清水洗净，切块。
② 猪肺与洗净的紫菀、款冬花加水共置
锅内，用大火煮沸。
③ 煮至熟时，加入盐、姜片调味即可。

心悸

● 症状简述

  若发生心悸，却没有被查出有器质性病变时，即可认为是单纯的功能差异。心悸多半是阵发性的，心率逐渐增加，然后逐渐恢复，不过较易变动。心悸发生时，很多人无明显自觉症状，有些人则感觉心慌、气促及胸骨后疼痛。自主神经功能紊乱的人，特别容易有心率的变动，症状亦较明显，但常伴有其他自主神经功能紊乱的症状，如头痛、失眠、心烦等。

● 首选药材：黄精

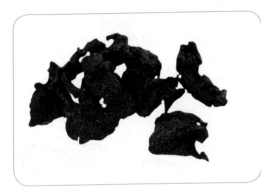

  属性 味甘，性平。

  功效 补中益气、滋肾润肺、补精益髓。

  存放 低温保存，制后晒干保存。

  挑选 形状呈姜形、有香味者为佳。

● 调理指南

  对症药材：冬虫夏草、海马、黄芪、甘草、桂圆、红枣。

  对症食材：猪心、松子仁、鱼。

● 日常饮食宜忌

  1.脂肪的摄入不超过总热量的30％，少吃或不吃蔗糖、葡萄糖等糖类食品。

  2.多食富含维生素C的食物，如水果、蔬菜。

  3.适当摄入富含纤维素的食物，包括谷类、淀粉类。

  4.西红柿等食物对镇静神经、缓解症状能起到积极作用。

  在平时的饮食保健中，我们可以尝试制作并食用中医推荐的药膳，来加以调理。

桂圆煲猪心

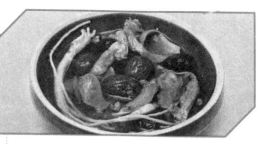

药材：
桂圆 35 克，党参 10 克，红枣 15 克。

食材：
猪心 1 个，姜片 15 克，盐、鸡精、香油各适量。

制作：
① 猪心洗净，去肥油，切小片；红枣洗净去核；党参洗净备用。
② 净锅上火，放入适量清水，待水沸放入切好的猪心汆烫去除血水，捞出沥干水分。
③ 砂锅上火，加入 2000 毫升清水，将猪心及药物、姜片放入锅内，大火煮沸后改用小火煲约 2 个小时，最后加调味料即可。

● 功效：

补气养血、养心安神。

● 功效详述：

桂圆有补心养血的作用，搭配猪心一起烹煮，补养心脏的功效倍增，适合心悸、失眠、神经衰弱者食用。

桂圆红枣茶

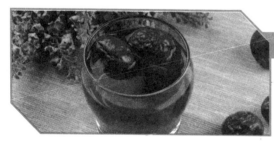

● 功效：

补气养血、养心益肝、安神定悸。

● 功效详述

红枣能健脾补血，桂圆能安神益心，百合能滋阴润肺，酸枣仁能补益心肝。此汤对气血不足的患者，症见心悸、失眠多梦、倦怠无力、面色苍白等有很好的食疗作用。

药材：
酸枣仁 5 颗，红枣 10 颗，百合 5 克，桂圆肉 20 克。

食材：
冰糖 20 克。

制作：
① 红枣和酸枣仁洗净，以刀背微微拍裂，并去核。
② 锅内加 200 毫升清水，放入红枣和酸枣仁，煮到呈润状。
③ 加入桂圆肉、百合和冰糖，待桂圆肉释出甜味、冰糖溶化后即可熄火。

22

失眠

● 症状简述

　　失眠多梦常由精神紧张、思虑过度、苦恼忧虑、心事重重等引起。多梦并不是做梦次数的增多，而是对梦的记忆次数的增加。失眠会使人产生疲劳感、不安、无精打采、反应迟缓、头痛、记忆力不集中等症状。

● 首选药材：天麻

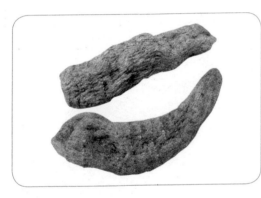

· · · · · · · （属）（性） 味甘，性平。

· · · · · · · （功）（效） 能息风定惊、平抑肝阳、祛风通络，治眩晕眼黑、头风头痛。

· · · · · · · （存）（放） 密封冷藏。

· · · · · · · （挑）（选） 体结实、比重大，个均匀，呈半透明状、芽白色。

● 调理指南

　　对症药材：灵芝 、党参、人参、当归、红枣。

　　对症食材：蓬莱米、鸡肉、猪瘦肉、桂圆、蜂蜜、荞麦。

● 日常饮食宜忌

　　1. 失眠多梦者忌食辛辣、刺激等食物，忌油炸、油煎、油腻食品。

　　2. 晚饭不宜过饱，以免影响胃肠功能，导致失眠。

　　3. 临睡前不宜饮浓茶、咖啡及含有咖啡因的兴奋性饮料。

　　4. 如果喝参汤或服用洋参丸以及含人参的食疗菜肴，宜在上午进行。

　　5. 睡前饮用 1 杯牛奶，可达到放松神经的效果。

　　失眠多梦者还可以服用以下药膳，来改善睡眠。

天麻鸡肉饭

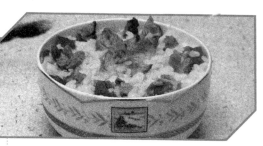

药材：
天麻5克。

食材：
蓬莱米100克，鸡肉50克，竹笋、胡萝卜各50克。

制作：
① 将鸡肉、竹笋、胡萝卜均切成粒。
② 将蓬莱米、天麻、鸡肉、竹笋、胡萝卜洗净，放入有水的砂锅内。
③ 以小火煨煮，煮成稠饭即可。

● **功效：**
息风定惊、健脑强身、镇静安眠。

● **功效详述：**
本药膳有健脑强身、镇静安眠的功效，可治疗顽固性失眠、头晕眼花、失眠多梦等病症。天麻可治眩晕眼黑、头风头痛、肢体麻木、半身不遂、语言蹇涩、小儿惊风等症。

灵芝炖猪尾

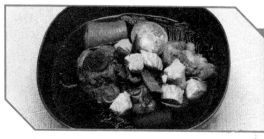

● **功效：**
补气养心、养神安眠。

● **功效详述：**
本道药膳具有补气、养心、安神等功效，适宜中年女性们长期食用。猪尾能补肝肾、强腰膝，其胶原蛋白丰富，含钙较多，常服可治产后女性的腰酸背痛及风湿腰痛。

药材：
灵芝5克，陈皮3克。

食材：
猪尾1条，鸡200克，猪瘦肉50克，鸡汤1000毫升，姜、葱、料酒、白糖、盐各适量。

制作：
① 将猪尾洗净剁成段，猪瘦肉洗净切成块，鸡洗净切块，灵芝洗净切成细丝。
② 锅中加水，放入猪尾段、猪瘦肉、鸡块余烫，去除血水。
③ 将鸡汤倒入锅内，煮沸后加入猪尾、猪瘦肉、鸡块、灵芝，炖熟后加调味料即可。

23

焦虑

● 症状简述

　　焦虑，就是我们常说的心情烦躁，多表现为坐立不安、忧心忡忡，常伴有头痛、头晕、心悸气短、易出汗、口干、尿频等全身不适。烦为心热、郁闷；躁为躁急、躁动。若长期处于焦虑、紧张、愤懑不平的状态，可引发高血压、冠心病、支气管哮喘、胃溃疡等疾病，影响生活质量。

● 首选药材：朱砂

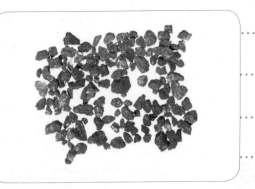

（属性） 味甘，性寒，有毒。

（功效） 镇心安神、清热解毒。

（存放） 于阴凉通风处贮藏。

（挑选） 具光泽，体重，质脆，无味。

● 调理指南

　　对症药材：合欢皮、酸枣仁、党参、远志、山药、甘草、红枣。
　　对症食材：薏苡仁、鸡肉、猪肉、猪心。

● 日常饮食宜忌

　　1.烦躁焦虑者应避免碳酸饮料、油炸食物、辛辣刺激类食物等易刺激神经的食品。
　　2.饮食上应多吃新鲜蔬菜。
　　3.避免咖啡、香烟、酒精、药物、浓茶等。
　　4.应少吃腌肉、肥甘厚味的食物。
　　烦躁焦虑者除了要注意饮食外，还可以通过服用下列药膳来减轻焦虑症状。

鸡丝炒百合金针菇

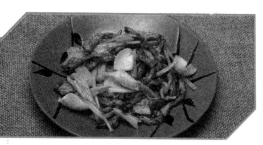

药材：
新鲜百合 1 个，新鲜金针菇 200 克。

食材：
鸡胸肉 200 克，盐 5 克，黑胡椒末、食用油各少许。

制作：
① 鸡胸肉洗净，去除血水，切丝备用。百合剥瓣，处理干净，去除老边。
② 金针菇洗净，放入开水中烫一下，捞起备用。
③ 油锅加热，陆续下鸡丝、金针菇、百合、调味料、适量水一起翻炒，炒至百合呈半透明状即可。

◉ 功效：
清心安神、改善精神紧张、增强抵抗力。

◉ 功效详述：
这道菜可以增强人体抵抗力，改善精神紧张、焦虑的症状，还能够维持神经系统功能的正常运作，有效缓解偏头痛、心悸等。

金针菇木耳肉片

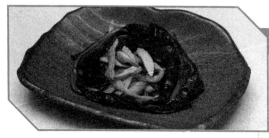

◉ 功效：
宁心安神、润肠通便、缓解疲劳。

◉ 功效详述：
金针菇不但营养价值高，还有抗氧化、帮助发育成长、忘忧解愁之功效。黑木耳是一种天然的滋补剂，具有强心补脑、润肠通便的功效，可改善心浮气躁、思绪紊乱、口臭、便秘、痤疮等症。

药材：
金针菇干 100 克，黑木耳 1 朵。

食材：
猪肉片 200 克，青江菜 1 棵，盐 3 克。

制作：
① 金针菇去硬梗打结，以清水泡软，捞起，沥干。
② 黑木耳洗净，泡发至软，切粗丝；青江菜洗净切段。
③ 锅中加 150 毫升水煮沸后，放入金针菇、黑木耳、肉片，待肉片将熟，加入青江菜，加盐调味，待水再沸腾 1 次即成。

24

抗压

● 症状简述

　　压力不是一种想象出来的疾病而是身体"战备状态"的反应，是环境中的刺激所引起的人体的一种非特异性反应。症状多表现为心理紧张、精神状态不佳、面色萎靡、心事沉重，甚至痛苦不堪。一般学生压力大的时候，家长都会选择给孩子补脑，可以选择食疗来补脑减压。

● 首选药材：核桃仁

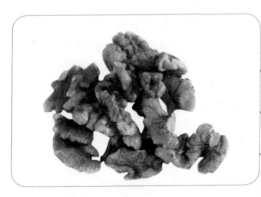

属性　味甘，性温。

功效　补肾、润肺、润肠。

存放　阴凉、干燥处保存。

挑选　干品为干燥、无霉、无虫蛀、质脆。

● 调理指南

　　对症药材：西洋参、红枣、莲子、百合、枸杞子、当归。

　　对症食材：无花果、甲鱼、排骨、猕猴桃、胡萝卜、小白菜、香菇、芹菜、鸡肝。

● 日常饮食宜忌

　　1. 对大脑生长发育有重要作用的营养物质主要有以下几种：脂肪、钙、维生素 C、糖、蛋白质、维生素 A、维生素 E。豆芽、鱼虾类、海藻类、蜂蜜、豆类等，都是很好的健脑食品。

　　2. 下列食物也是很好的健脑抗压食品：鱼头、猪肝、猪脑、猪瘦肉、牛肉、鸡肉、鸭肉、猪骨髓、海参等。

　　以下是中医推荐的健脑抗压药膳，供大家参照。

西洋参甲鱼汤

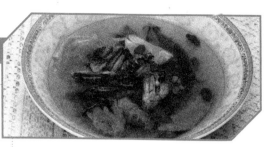

药材：

西洋参 10 克，红枣 3 颗，枸杞子适量。

食材：

无花果 20 克，甲鱼 500 克，盐适量。

制作：

① 甲鱼血放净，并与适量清水一同放入锅内加热至水沸；西洋参、无花果、红枣均洗净备用。

② 将甲鱼捞出剥去表皮，去内脏洗净，剁成小块，略汆烫后备用。

③ 将 2000 毫升清水放入锅内煮沸后，加入无花果、药材、甲鱼，大火煮开后改用小火煲 3 个小时，加盐调味即可。

● **功效：**

益气养阴、清火润燥、健脾养胃。

● **功效详述：**

此汤特别适合那些工作繁忙、压力过大的白领女性，可以益气养阴、清火除烦，而且养胃。西洋参由于性温和，适合大多数人进补之用，而且四季皆宜。

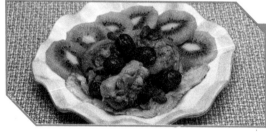

红枣当归鸡腿

● **功效：**

增强体力和脑力、缓解紧张情绪、补血安神、延缓衰老、美容养颜。

● **功效详述：**

本菜品可以补血安神，帮助脑力工作者补充脑力；帮助工作紧张的上班族缓解沉重的压力，舒缓紧张的情绪。红枣和当归在一起搭配使用，滋补效果更佳。

药材：

红枣 5 克，当归 8 克。

食材：

鸡腿 100 克，猕猴桃 80 克，食用油、料酒、酱油各适量。

制作：

① 红枣、当归放入碗中，倒入料酒，浸泡 3 个小时左右。

② 鸡腿用酱油抹匀，放置 5 分钟，入油锅中炸至两面呈金黄色；取出、切块。

③ 鸡腿块放入锅中，倒入浸泡过的红枣，转中火煮 15 分钟，取出装盘，猕猴桃洗净、削皮、切片，装盘即可食用。

25

食欲不振

● 症状简述

　　食欲不振是指人进食的欲望降低，严重者甚至会厌食。引起这一症状的原因有：暴饮暴食、精神紧张、饥饱不均、酗酒吸烟等。

● 首选药材：藿香

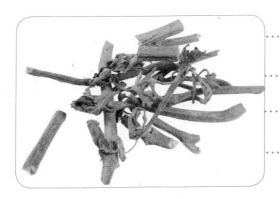

········ 属性　味辛，性微温。

········ 功效　化湿和胃、祛暑解表。

········ 存放　晒干后置于干燥阴凉处。

········ 挑选　气味芳香，须黄。

● 调理指南

　　对症药材：红枣、黑枣、沙参、莲子、新鲜山药、茯苓、芡实、薏苡仁。
　　对症食材：莲藕、排骨、猪肚。

● 日常饮食宜忌

　　1. 食欲不振的人一定要忌烟、酒、咖啡、浓茶及生冷、辛辣性食物。

　　2. 少吃含淀粉类的食物，如土豆、芋头、粉丝、粉条、红薯等。

　　3. 少食多餐，定时进餐，不要吃过于坚硬和不易消化的食物。

　　4. 宜食清淡、易于消化的食物。

　　5. 养成良好的饮食习惯，不要使肠胃负担过重。

　　以下是中医推荐的开胃消食的对症药膳，供大家参照。

双枣莲藕炖排骨

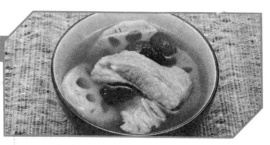

药材：

红枣、黑枣各 10 颗。

食材：

莲藕 2 节（约 600 克），排骨 250 克，盐 5 克。

制作：

① 排骨洗净，在沸水中余烫一下，去除血水。

② 将莲藕冲洗一下，削皮，再切成块；红枣、黑枣洗净，去掉核，备用。

③ 将所有的材料放入锅中，加适量的清水至盖过所有的材料（约 700 毫升水），煮沸后转小火炖约 40 分钟，起锅前加入盐调味即可。

● **功效：**

健脾益气、清热凉血、开胃消食、散淤止泻。

● **功效详述：**

本药膳的主要功效是健胃消食。莲藕具有清热凉血、散淤止泻、开胃消食等功效，可用于治疗烦躁口渴、脾虚腹泻、食欲不振等症状。

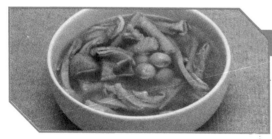

四神沙参猪肚汤

● **功效：**

补虚益气、健脾益胃、帮助消化。

● **功效详述：**

本药膳适合脾胃功能不好的人，常服可以适当地改善体质、增加食欲。猪肚具有补虚损、健脾胃的良好功效，可以补充体力，改善消化功能。

药材：

沙参 25 克，莲子 200 克，新鲜山药 200 克，茯苓 100 克，芡实 100 克，薏苡仁 100 克。

食材：

猪肚半个，盐 5 克。

制作：

① 猪肚洗净余烫，切成大块；芡实、薏苡仁淘洗干净，清水浸泡 1 个小时后沥干；山药削皮、洗净、切块；莲子、沙参冲净。

② 将除莲子和山药外的材料放入锅中，煮沸后再转小火炖 30 分钟，加入莲子和山药，续炖 30 分钟，煮熟烂后加盐调味即可。

26

中暑

⊙ 症状简述

　　夏天是容易中暑的季节。中暑是以出汗减少、身体散热不足、体温较高、脉搏迅速、皮肤干热、肌肉松软、虚脱及昏迷为特征的一种病症，由暴露于高温环境过久而引起身体体温调节机制障碍所致。在夏天里，我们应该多注意预防中暑。

⊙ 首选药材：冬瓜皮

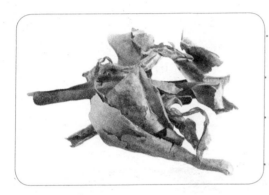

(属 性) 味甘，性凉。

(功 效) 利水消肿、清热解暑、生津解渴。

(存 放) 置于阴凉干燥处避光、避高温。

(挑 选) 无暗色和腐烂者为佳。

⊙ 调理指南

　　对症药材：薏苡仁、板蓝根、车前草、陈皮、藿香。
　　对症食材：绿豆、鸭肉、黄瓜、苦瓜、西瓜。

⊙ 日常饮食宜忌

1. 不宜食辛辣、肥腻之食品。
2. 宜食清淡食物，如绿豆、苦瓜、莲子、银耳、黄瓜及各种绿色蔬菜。
3. 宜食的水果有西瓜、柚子、葡萄、梨等消暑食物。
4. 平时注意补充饮水量。
5. 鲜藕汁能清热解烦、解渴止呕，在暑季能起到消暑的良好功效。
以下是几道消暑药膳，供大家参照。

荷叶鲜藕茶

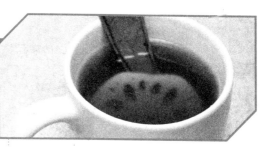

药材：
荷叶 1/2 片。

食材：
鲜藕 150 克，冰糖适量。

制作：
① 将买来的鲜藕、荷叶洗净。荷叶余烫去涩；鲜藕削皮、切片。
② 将鲜藕、荷叶放入锅中，加水至盖过材料，用大火烧开，搅拌均匀，以大火煮开后转小火，煮约 20 分钟。
③ 起锅前，加冰糖调味即可，也可根据个人喜好，将冰糖改为蜂蜜。

● **功效：**

凉血散淤、益胃生津、清热润肺。

● **功效详述：**

荷叶具有很好的消暑、生津、通便作用；鲜藕则能益胃生津。本品对于外感暑湿或者中暑的患者而言，是一道很好的夏季消暑茶饮。

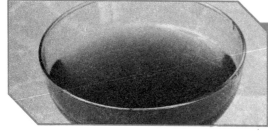

车前草红枣汤

● **功效：**

补血安神、利尿通淋、清肝明目、清热解毒。

● **功效详述：**

车前草具有清热利湿、利尿通淋的功效，适合暑热季节，症见小便不通、小便赤热、大便稀烂、口干口黏者饮用。

药材：
车前草（干）50 克，红枣 15 颗。

食材：
冰糖 10 克。

制作：
① 将红枣洗净、泡发，备用；车前草洗净，备用。
② 砂锅洗净，倒入 1000 毫升的清水，以大火煮开后，放入车前草，大火改为小火，慢熬 40 分钟。
③ 待熬出药味后，加入红枣，待其裂开后，加冰糖搅拌均匀即可。

27

便秘

● 症状简述

便秘是多种疾病的一种症状，而不是一种病。便秘的主要表现是大便次数减少，间隔时间延长或正常，但粪质干燥，排出困难；或粪质不干，排出不畅。有时伴见腹胀、腹痛、食欲减退、嗳气反胃、大便带血等症状。

● 首选药材：火麻仁

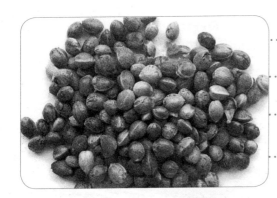

属性　味甘，性平。

功效　润肠通便。

存放　阴凉干燥处，防高温、防虫蛀。

挑选　色黄、无皮、果实饱满者为佳。

● 调理指南

对症药材：百合、黑木耳、红枣、松子仁、柏子仁、郁李仁、决明子。

对症食材：梨、豌豆荚、玉米、青椒、南瓜。

● 日常饮食宜忌

1. 便秘者宜少吃精白米和精白面粉。

2. 多食用糙米和胚芽米，以及玉米、小米、大麦、小麦和麦粉等杂粮。

3. 根菜类和海藻类中含纤维素较多，如牛蒡、胡萝卜、四季豆、红豆、豌豆、薯类和裙带菜等，可适当多吃。

3. 适当地服用蜂蜜可起到润肠通便的功效。

便秘患者除了饮食消淡，多食纤维素较多的食物外，还可以服用下列药膳来改善便秘，润肠通便。

梨豌豆炒百合

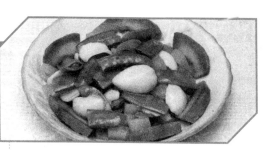

药材：
鲜百合 30 克。

食材：
梨 1 个、豌豆荚、南瓜、柠檬、食用油、
盐、味精、淀粉各适量。

制作：
① 梨削皮切块，豌豆荚洗净，鲜百合剥
开洗净，南瓜去皮切薄片，柠檬挤汁备用。
② 将梨、豌豆荚、鲜百合、南瓜过水后
捞出，锅中加油烧热后，放入上述材料、
盐、味精和柠檬汁炒 1～2 秒。
③ 用淀粉勾芡后即可起锅。

● **功效：**

生津润燥、益气安神、养阴清热。

● **功效详述：**

此药膳中梨具有生津润燥、清热化
痰的功效，可治热病津伤、烦热口渴、
便秘等症。百合还有养阴清热、润肺止
咳等功效。

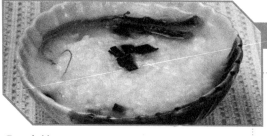

人参蜂蜜粥

● **功效：**

补益元气、润肠通便、润泽肌肤、止
痛、解毒。

● **功效详述：**

此粥有调中补气、润肠通便、润泽肌
肤的作用，适用于因气虚而导致的面色苍
白，以及由气血两虚而导致的大便秘结等
患者食用。蜂蜜具有补中、润燥、止痛、
解毒等功效，可治疗肺燥咳嗽、肠燥便
秘、胃肠急痛、咽喉痛等症。

药材：
人参 10 克。

食材：
蜂蜜 50 毫升，姜 5 克，韭菜 5 克，蓬
莱米 100 克。

制作：
① 将人参放入清水中泡一夜，姜切片，
韭菜洗净切末。
② 将泡好的人参连同泡参水，与洗净的
蓬莱米一起放入砂锅中，以中火煨粥。
③ 待粥将熟的时候，放入蜂蜜、姜、韭
菜末调匀，再煮片刻即可。

28

腹泻

◉ 症状简述

　　腹泻是指排便次数明显超过平日习惯的频率，且粪质稀薄、水分增加，每日排便量超过 200 克，或含未消化食物或脓血、黏液。腹泻常伴有排便急迫感、肛门不适、大便失禁等症状。

◉ 首选药材：五味子

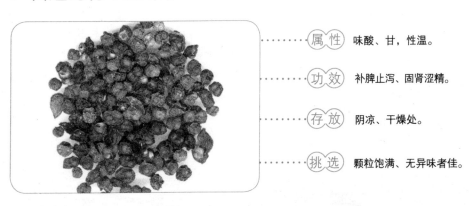

属性　味酸、甘，性温。

功效　补脾止泻、固肾涩精。

存放　阴凉、干燥处。

挑选　颗粒饱满、无异味者佳。

◉ 调理指南

　　对症药材：土茯苓、白芍、陈皮、党参、白术、红枣、莲子、车前草、薏苡仁、茯苓。

　　对症食材：鳝鱼、蘑菇、鸡腿、姜、紫米、猪肚、猪肠。

◉ 日常饮食宜忌

　　1. 虚寒腹泻者忌食各种性寒凉的水果和蔬菜。

　　2. 忌食富含纤维素的食物，因为纤维素有促进肠道蠕动的作用，多吃会加重腹泻。

　　3. 腹泻者宜吃苹果、石榴等有止泻作用的食物。

　　4. 小米等温性食物可起到保养和温暖肠胃的作用，可适量多吃。

　　下列药膳可缓解腹泻症状，供大家参照。

土茯苓鳝鱼汤

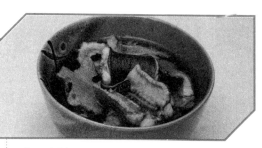

药材：

当归 8 克，土茯苓 10 克，赤芍 10 克。

食材：

鳝鱼 100 克，蘑菇 100 克，盐 5 克。

制作：

① 鳝鱼洗净，切小段，可适当撒些盐腌渍 10 分钟，再用清水洗净；再将剩余材料用清水洗净。
② 全部材料、药材与清水共置锅中，以大火煮沸，再转小火续煮 20 分钟。
③ 加入盐搅拌均匀，即可食用。

● **功效：**

利湿解毒、补益虚损、祛风除湿、强筋壮骨。

● **功效详述：**

本药膳具有缓急止痛、清热利湿、解毒之效。其中土茯苓具有解毒除湿之功；白芍能柔肝止痛。适用于湿热泄泻、里急后重、湿疹、热淋者食用。

丁香多味鸡腿

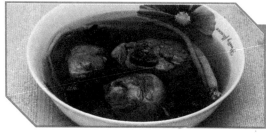

● **功效：**

暖脾胃、促消化、理脾气、行气滞。

● **功效详述：**

本药膳既芳香又暖胃，具有促进消化的功能，可治疗肠胃虚寒所导致的腹部冷痛、呕吐或腹泻等症。

药材：

丁香、陈皮各 6 克，党参、白术各 9 克。

食材：

鸡腿 2 只，姜 3 片。

制作：

① 将药材、鸡腿分别洗净，将陈皮泡发；鸡腿汆烫，去血丝，备用。
② 把药材放于锅底，将鸡腿放在药材上，水盖过药材和鸡肉，再放入姜片，上方封一层保鲜膜，使其药味及肉味能够保存较久。
③ 在电饭锅中加 300 毫升水，按下开关，等开关跳起即可。

29

贫血

● 症状简述

　　贫血是指血液中红细胞的数量或血红蛋白的含量不足，是一种常见病。贫血的程度，主要由红细胞或血红蛋白减少的程度反映出来。贫血有缺铁性贫血、先天性贫血、造血器官功能障碍性贫血、有毒物质引起的贫血等。

● 首选药材：桂圆

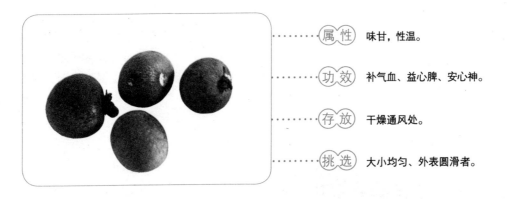

属 性　味甘，性温。

功 效　补气血、益心脾、安心神。

存 放　干燥通风处。

挑 选　大小均匀、外表圆滑者。

● 调理指南

　　对症药材：当归、生地黄、酸枣仁、熟地黄、何首乌、红枣。
　　对症食材：动物肝脏、樱桃、菠菜。

● 日常饮食宜忌

　　1. 应少食煎、炸的食物。
　　2. 贫血患者宜食高热量、高蛋白、高维生素、含丰富无机盐的食物。
　　3. 贫血者要注意及时补充铁质。动物内脏和海带、紫菜、芹菜、油菜、西红柿、红枣等均含有丰富的铁质。缺铁性贫血者也可多吃牛肉、鸡蛋黄、大豆、菠菜、黑木耳、黑豆等。
　　4. 忌烟酒，烟酒会损伤内脏功能。
　　贫血者还可服用下列药膳来养血，增强体质。

当归生地烧羊肉

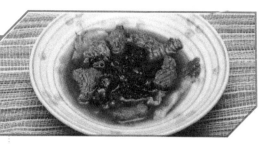

药材：
当归、生地黄各 15 克。

食材：
羊肉 500 克,干姜 10 克,盐、白糖、料酒、酱油各适量。

制作：
① 将羊肉用清水冲洗,洗去血水,切成块状,放入砂锅中。
② 放入当归、生地黄、干姜、酱油、盐、白糖、料酒等调料。
③ 加入适量清水,盖过材料即可,开大火煮沸,再改用小火煮至肉熟烂即可。

⦿ **功效：**

养血通脉、滋阴生津、缓解疲劳。

⦿ **功效详述：**

当归养血通脉,血虚时使用尤为适当。生地黄可以滋阴养血,有强身健体的功效。这两种药材搭配羊肉同食可以增强体力,提高身体抗疲劳的能力。

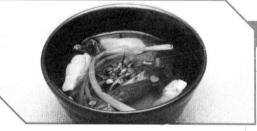

双仁菠菜猪肝汤

⦿ **功效：**

补肝明目、养血健脾、增强免疫。

⦿ **功效详述：**

此汤可补肝、养血、补虚,对于提升人体的免疫力和体力具有很好的效果,还可以增加人体对铁的摄取,有补血健脾、养肝明目的功效。

药材：
酸枣仁 10 克,柏子仁 10 克。

食材：
猪肝 200 克,菠菜 2 棵,盐 5 克。

制作：
① 将酸枣仁、柏子仁洗净放在棉布袋内,扎紧;猪肝洗净,切成片;菠菜去头,洗净切成段。
② 将棉布袋放入锅中加约 500 毫升水,用小火熬成高汤,煮至剩 400 毫升水。
③ 将猪肝余烫捞起,和菠菜一起放入高汤中,水沸后即可关火,最后,适当加入盐调味即可。

脱发

● 症状简述

　　精神压力过度是导致脱发的常见病因。精神紧张、忧郁、恐惧或严重失眠等均能致使神经功能紊乱，毛细血管持续处于收缩状态，毛囊得不到充足的血液供应，而头皮位于人体的最上端，因而头发最易脱落。如果压力持续，再加上心理素质较差，就易发生断发(毛)癣、食发(毛)癣、拔毛癣等。头部外伤，脊髓及脑部的病变，均可以引起头发脱落。

● 首选药材：黑芝麻

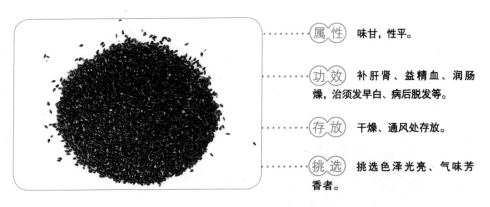

属性　味甘，性平。

功效　补肝肾、益精血、润肠燥，治须发早白、病后脱发等。

存放　干燥、通风处存放。

挑选　挑选色泽光亮、气味芳香者。

● 调理指南

　　对症药材：当归、何首乌、黄芪、女贞子、墨旱莲。

　　对症食材：猪脑、黑豆、黑木耳。

● 日常饮食宜忌

　　1.应少吃过于油腻和燥热的食物，特别是患脂溢性脱发的男性，更是不宜吃油炸、动物性脂肪过多的食物。

　　2.平时可多食何首乌、黑豆、红枣等。

　　3.忌烟酒等刺激之物。

　　4.含骨胶原较多的食物对治疗脱发有很好的功效。

　　脱发者还可食用下列药膳来改善脱发症状。

何首乌猪脑汤

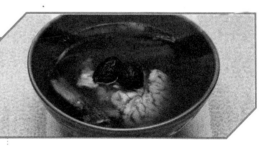

药材：
何首乌 30 克，黄芪 10 克，红参须 3 克，红枣 4 颗。

食材：
猪脑 2 副，盐少许。

制作：
① 将猪脑浸于清水中，撕去表面薄膜，放入开水中稍滚后取出；清水洗净各种药材，红参须切片，红枣去核，备用。
② 猪脑与全部药材放入炖盅内，加入适量清水，盖上盅盖，放入锅内，隔水炖 1 个小时，加盐调味即可。

● **功效：**

滋养肝肾、安神益智、补益精血。

● **功效详述：**

这道菜具有滋养肝肾、补益精血、安神益智的功效，对失眠、眩晕、贫血、腰肌劳损等症十分有效。何首乌具有治疗脱发的功效；猪脑则可以滋肾补脑。本菜同样适合肾虚脱发者长期食用，直至新发长出为止。

何首乌芝麻茶

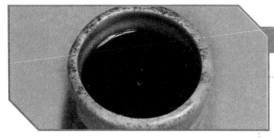

● **功效：**

补肝肾、益精血、润肠道、解毒、乌发。

● **功效详述：**

此汤具有促进造血功能、增强免疫功能、降血脂与抗动脉粥样硬化、延缓衰老、防止脱发的功效。现代调查显示，黑芝麻富含维生素E，常食也可以使发色乌黑亮丽。

药材：
制何首乌 15 克。

食材：
黑芝麻粉 10 克，白糖少许。

制作：
① 何首乌洗净，沥干，备用。
② 砂锅洗净，放入何首乌，加清水 750 毫升，用大火煮滚后，转小火再煮 20 分钟，直到药味熬出。
③ 当熬出药味后，用滤网滤净残渣后，加入黑芝麻粉搅拌均匀后，加入适量白糖，即可饮用。

31

胃病

● 症状简述

　　慢性胃炎系指不同病因引起的各种慢性胃黏膜炎性病变，是一种常见胃病。慢性胃炎缺乏特异性症状，症状的轻重与胃黏膜的病变程度并不一致。很多患者没有症状或有程度不同的消化不良等症状，如上腹隐痛、食欲减退、餐后饱胀、反酸等。

● 首选药材：白扁豆

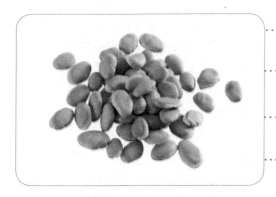

属性　性微温、味甘。

功效　健脾化湿、和中消暑、调理脾胃、促进食欲。

存放　干燥、阴凉处。

挑选　色泽光亮者、颗粒饱满者为佳。

● 调理指南

　　对症药材：山楂、甘草、人参、红枣、茯苓、白术、山药、薏苡仁。
　　对症食材：猪肉、香菇、大米、猪肚。

● 日常饮食宜忌

　　1. 少吃油炸和腌渍食物。

　　2. 少吃生冷食物和刺激性食物。

　　3. 有规律地进餐，定时定量，细嚼慢咽。要注意胃部保暖，多吃富含维生素C的蔬菜和水果。

　　4. 选择饮水的时间，最佳的饮水时间是晨起空腹时及每次进餐前1个小时。餐后立即饮水会稀释胃液，用汤泡饭也会影响食物的消化。

　　以下还有中医推荐的对症药膳，供大家参照。

猪肚白术黄芪粥

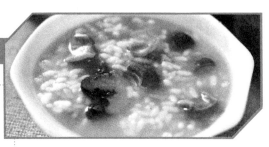

药材：
白术 30 克，黄芪 15 克。

食材：
猪肚 500 克，粳米 150 克，姜片 6 克，盐适量。

制作：
① 将猪肚翻洗干净，煮熟后切成小块。
② 白术、黄芪洗净，一并放入锅中加清水适量，用大火烧沸后改用小火煎煮。
③ 约煮 1 个小时后，加入洗净的粳米、姜片、猪肚煮粥，至粥熟后调入盐即可。

◉ **功效：**

健运脾胃、利水消肿、补中益气。

◉ **功效详述：**

本品具有健脾、益气、祛湿的功效，适合脾胃虚弱的胃病患者，症见舌苔白腻或白滑、口淡、头身困重、肢体水肿、食欲不振等。

人参红枣粥

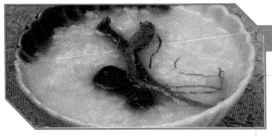

◉ **功效：**

补气养血、健脾养胃、养心安神。

◉ **功效详述：**

本药膳的功效是健脾胃、补气血。人参可治劳伤虚损、食少倦怠、反胃吐食、大便滑泄、虚咳喘促及久虚不复等一切气血津液不足之症。红枣主治脾虚腹泻、气虚乏力等症。

药材：
人参 3 克，红枣 10 克。

食材：
大米 50 克，冰糖适量。

制作：
① 将药材洗净，大米盛碗加水泡软，红枣同样泡发。
② 将砂锅洗净，放入人参，再倒入适量的清水，用大火煮沸，转入小火煎煮，滤去残渣，保留人参的汤汁备用。
③ 随后，加入大米和红枣续煮，待汤汁变稠即可熄火。起锅前，加入适量冰糖即可。

高血压

● 症状简述

　　高血压是指在静息状态下动脉收缩压大于等于 140 毫米汞柱和或舒张压大于等于 90 毫米汞柱，常伴有脂肪和糖代谢紊乱以及心、脑、肾、视网膜等器官功能性或器质性改变的全身性疾病。

● 首选药材：玉米须

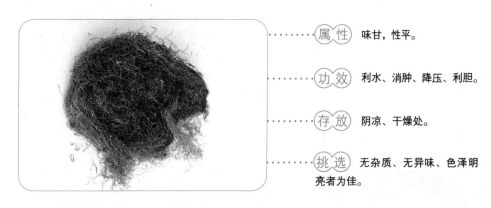

属性	味甘，性平。
功效	利水、消肿、降压、利胆。
存放	阴凉、干燥处。
挑选	无杂质、无异味、色泽明亮者为佳。

● 调理指南

　　对症药材：罗布麻、枸杞子、羚羊角、钩藤、川芎、天麻、薏苡仁。
　　对症食材：黄瓜、西芹、冬瓜、蜂蜜、蚯蚓。

● 日常饮食宜忌

　　1.高血压患者需限制盐的摄入量。
　　2.高血压患者宜适量摄入蛋白质；多吃含钾、钙丰富而含钠低的食品，如土豆、茄子、海带、莴笋、牛奶、虾皮等。
　　以下是中医推荐药膳，供大家参照。

西芹多味鸡

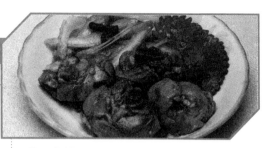

药材：
红枣、川芎、当归各5克。

食材：
鸡腿100克，西芹10克，姜片、话梅各5克，胡萝卜片10克，料酒适量。

制作：
①全部药材入锅，加水煮沸后滤取汤汁，备用。
②鸡腿去骨、洗净，用棉线扎紧，与姜片一同入锅煮沸，以小火焖煮5分钟，取出后与汤汁、料酒拌匀，冷藏1天待用。
③将余烫好的胡萝卜片、西芹、话梅等辅料放在鸡腿上。

● 功效：
　　养血益气、祛风止痛、活血行气、降血压。

● 功效详述：
　　川芎活血行气、祛风止痛，西芹则具有很好的降压作用，当归补血活血。本品尤其适合高血压患者食用。

山楂玉米须茶

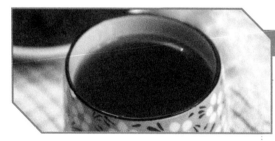

● 功效：
　　消积化食、活血化淤、利尿降压。

● 功效详述：
　　本品具有清热利尿、消食化积、降脂瘦身、调节血压的功效，可用于小便短赤、食积不化、高脂血症、肥胖、高血压等病症。

药材：
山楂、荠菜花、玉米须各8克。

食材：
蜂蜜适量。

制作：
①将山楂、荠菜花、玉米须洗净，装入纱布袋，入锅加水煎汁。
②去掉纱布包，取汁；待药茶微温时，加入蜂蜜拌匀即可饮用。

33

高脂血症

● 症状简述

　　高脂血症是一种全身性疾病。脂肪代谢异常使血浆中的一种或多种脂质高于正常数值称为高脂血症。高脂血症通常分为高胆固醇血症和高甘油三酯血症。症状一般表现为：头晕、神疲乏力、失眠健忘、肢体麻木、胸闷、心悸等。

● 首选药材：决明子

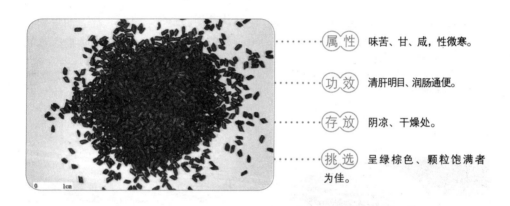

属性　味苦、甘、咸，性微寒。

功效　清肝明目、润肠通便。

存放　阴凉、干燥处。

挑选　呈绿棕色、颗粒饱满者为佳。

● 调理指南

　　对症药材：熟地黄、山楂、荷叶、牡丹皮、茯苓、车前子。
　　对症食材：黄瓜、绿豆、苦瓜、冬瓜、豆芽。

● 日常饮食宜忌

　　1.高脂血症患者宜减少糖类的摄入量，少吃蜂蜜、蜜饯等甜食和点心。
　　2.要控制脂肪和胆固醇的摄入量，限制盐的摄入量，饮食宜清淡。
　　3.宜增加含钾和钙丰富的食物的摄入量。
　　4.多吃新鲜蔬菜和水果，多饮水，多吃富含维生素、无机盐和纤维素的食物。
　　以下是中医推荐的对症药膳，供大家参照。

玉竹西洋参茶

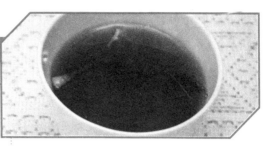

药材：
西洋参 3 片，玉竹 20 克。

食材：
蜂蜜 15 毫升。

制作：
① 将买来的西洋参、玉竹洗净，沥干水分，备用。
② 砂锅洗净，放入西洋参和玉竹，先将玉竹与西洋参用沸水 600 毫升冲泡 30 分钟，到药味完全熬出。
③ 用滤网滤净残渣，待药汁温凉后，加入蜂蜜，搅拌均匀即可。

◉ **功效：**

滋阴润燥、除烦止渴、益肺生津。

◉ **功效详述：**

玉竹具有养阴、止渴、除烦之功效，还有降血脂的作用。西洋参具有抗老、防癌、祛斑之功效。这道茶对于各种血虚及病后气血不足的患者均适宜。

草本调脂茶

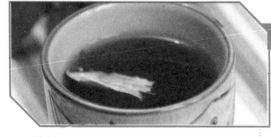

◉ **功效：**

疏肝解郁、调节血脂、消积化食。

◉ **功效详述：**

本品可清肝明目、行气解郁、消食化积、降压降脂，可用于治疗食后腹胀、烦躁易怒、目赤肿痛、便秘、高血压、肥胖、高脂血症等症。

药材：
玫瑰花、决明子、山楂、陈皮、甘草、薄荷叶各 6 克。

食材：
白糖少量。

制作：
① 药材分别洗净。
② 放入水中煮 10 分钟，然后用细网滤去药渣。
③ 取药汁，加入适量白糖拌匀即可饮用。

糖尿病

● 症状简述

　　糖尿病是由各种致病因子作用于机体导致胰岛功能减退、胰岛素抵抗等而引发的糖、蛋白质、脂肪、水和电解质等一系列代谢紊乱综合征，临床上以高血糖为主要特点。临床表现为"三多一少"的症状，即多食、多尿、多饮、身体消瘦。同时可能伴有其他症状，如眼睛疲劳、视力下降；手脚麻痹、发抖，夜间小腿痉挛，神疲乏力、腰酸等。

● 首选药材：苍术

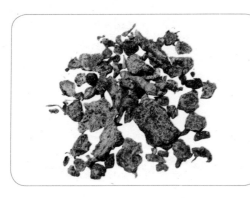

　(属性) 味苦、辛、性温。

　(功效) 调节血糖、燥湿健脾、祛风除湿。

　(存放) 阴凉、干燥处存放。

　(挑选) 质坚实、气香特异、断面黄白或灰白色。

● 调理指南

　　对症药材：枸杞子、白术、荷叶、山药、鸡内金、白茅根。

　　对症食材：虾仁、韭菜、猪肉丝、香菜、鲑鱼、黄鳝、胡萝卜、海带、芹菜、白萝卜、西蓝花。

● 日常饮食宜忌

　　1.糖尿病患者应忌甜食、油炸食品及花生、动物内脏等。

　　2.避免高糖食物，减少脂肪的摄入。

　　3.宜食高纤维食物，如粗粮以及富含纤维素高的蔬菜。

　　4.保证蛋白质的摄入量，选用具有消渴降糖功效的药食兼用品，如山药、枸杞子、黄鳝、泥鳅、玉米须、猪肚、南瓜籽、西瓜皮、冬瓜皮、苦瓜等。

　　5.水果可选木瓜、苹果、火龙果、柚子等。

　　以下是中医推荐的对症药膳，供大家参照。

银耳西红柿汤

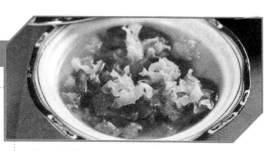

药材：
干银耳 20 克。

食材：
西红柿 150 克。

制作：
① 将银耳用温水泡发，去杂质洗净，撕碎。
② 西红柿洗净，切块。
③ 在锅内加适量水，大火煮开，再放入银耳、西红柿块，煮熟即成。

● 功效：

清热生津、滋阴润燥。

● 功效详述：

本品具有清热生津、益气补虚、润燥解渴的功效，很适合糖尿病患者食用，能有效缓解口渴、心烦、尿多等症状。

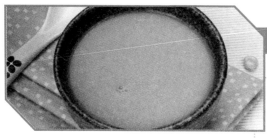

玉米须燕麦黑豆浆

● 功效：

利尿降压、滋阴补肾、促进肠胃蠕动。

● 功效详述：

本品具有丰富的纤维素，同时具有促进胰岛素分泌、降低血糖的功效，糖尿病患者经常食用，可有效调节血糖。

药材：
玉米须 10 克。

食材：
黑豆 50 克，燕麦 20 克。

制作：
① 将黑豆、燕麦用清水泡软，捞出洗净；玉米须洗净，剪碎。
② 将上述材料一起放入豆浆机中，加水搅打成豆浆。
③ 烧沸后，滤去渣即可饮用。

经期护理

● 症状简述

　　女性在月经期间，抵抗力下降，若身体受寒，则寒凝血淤，可导致月经失调或痛经，因此经期不宜吹风受寒、冒雨涉水、用冷水洗脚或洗冷水浴，也不宜吃生冷食物。经期喝些红糖水，可让身体温暖，加快血液循环，月经也会排得较为顺畅。

● 首选药材：当归

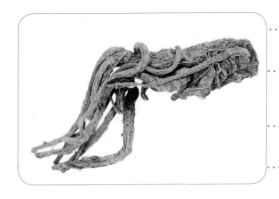

属性　味甘辛，性温。

功效　补血活血、调经止痛。

存放　干燥、阴凉处。

挑选　质柔韧，断面黄白色或黄棕色，皮部厚。

● 调理指南

　　对症药材：阿胶、熟地黄、艾叶、川芎、三七。
　　对症食材：乌鸡、樱桃、鸡蛋、红枣、红豆。

● 日常饮食宜忌

　　1. 经期不宜食用寒凉食物，经期若嗜食辛辣的食物，或过度饮酒，会导致月经过多等症状发生。
　　2. 可以食用一些温补类食物，如红糖、红枣等。
　　3. 养成良好的饮食习惯，保证摄入充足的营养。
　　4. 多吃能活血止痛的食物，如山楂、玫瑰花等。
　　以下是中医推荐的对症药膳，供大家参照。

花旗参炖乌鸡

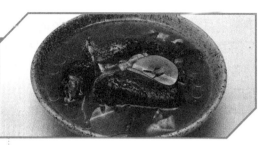

药材：
花旗参 10 克，海底椰适量。

食材：
乌鸡 1 只，猪肉 200 克，姜片、盐、味精、白糖各适量。

制作：
① 乌鸡去肠杂，洗净后入沸水中余烫去除血水；再将猪肉洗净。
② 将乌鸡、猪肉、花旗参、海底椰放入炖盅，加适量清水，炖 3 个小时。
③ 放入姜片及调味料，略煮至入味即可。

● 功效：
滋阴养血、生津止渴、延缓衰老。

● 功效详述：
花旗参能补气养阴、清热生津。乌鸡含有人体不可缺少的赖氨酸、蛋氨酸和组氨酸，有相当高的滋补药用价值，有滋阴、养血、补虚和抗衰老的作用。

阿胶牛肉汤

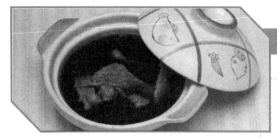

● 功效：
调经止痛、补血止血、滋阴养血。

● 功效详述：
此汤能滋阴养血、温中健脾，适用于痛经、经期延后、头昏眼花、心悸不安者。阿胶质地黏腻，因此消化能力弱的人不宜多食；内热较重，或有口干舌燥、潮热盗汗等症者也不适宜服用此药膳。

药材：
阿胶 15 克。

食材：
牛肉 100 克、料酒 20 毫升，姜 10 克，盐适量。

制作：
① 将牛肉洗净去筋切片。
② 将切好的牛肉片与姜、料酒一起放入砂锅，加入适量的水，用小火煮约 30 分钟。
③ 最后加入阿胶及盐，搅拌均匀即可。

36

图书在版编目（CIP）数据

本草纲目对症养生全书 / 谭兴贵, 吴剑坤主编. —
南京：江苏凤凰科学技术出版社, 2016.6（2021.1 重印）
（含章·健康养生堂书系）
ISBN 978-7-5537-3841-3

Ⅰ.①本… Ⅱ.①谭… ②吴… Ⅲ.①《本草纲目》
－养生（中医）Ⅳ.①R281.3②R212

中国版本图书馆CIP数据核字(2014)第219582号

本草纲目对症养生全书

主 编	谭兴贵	吴剑坤	
责 任 编 辑	樊 明	祝 萍	
助 理 编 辑	曹亚萍	冼惠仪	
责 任 校 对	郝慧华		
责 任 监 制	方 晨		

出 版 发 行	江苏凤凰科学技术出版社
出版社地址	南京市湖南路 1 号 A 楼，邮编：210009
出版社网址	http://www.pspress.cn
印 刷	文畅阁印刷有限公司

开 本	718 mm × 1 000 mm 1/16
印 张	22
字 数	250 000
版 次	2016年6月第1版
印 次	2021年1月第2次印刷

标 准 书 号	ISBN 978-7-5537-3841-3
定 价	45.00元

图书如有印装质量问题，可随时向我社出版科调换。